Inovações em terapia cognitivo-comportamental

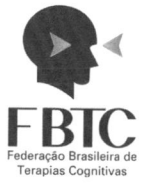

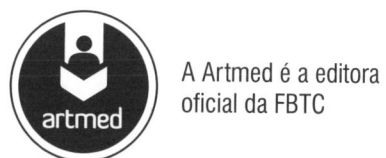

A Artmed é a editora oficial da FBTC

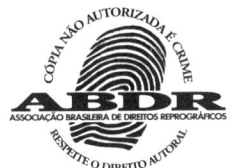

TW482i   Wenzel, Amy.
           Inovações em terapia cognitivo-comportamental:
       intervenções estratégicas para uma prática criativa / Amy
       Wenzel ; tradução: Daniel Bueno ; revisão técnica: Carmem
       Beatriz Neufeld. – Porto Alegre : Artmed, 2018.
           xv, 216 p. ; 23 cm.

           ISBN 978-85-8271-501-7

           1. Psiquiatria. 2. Terapia cognitiva. I. Título.

                                                      CDU 616.89

       Catalogação na publicação: Karin Lorien Menoncin – CRB-10/2147

Inovações em terapia cognitivo-comportamental

intervenções estratégicas para uma prática criativa

Amy Wenzel

Tradução:
Daniel Bueno

Revisão técnica:
Carmem Beatriz Neufeld
Livre-Docente pela Faculdade de Filosofia, Ciências e Letras de Ribeirão Preto da Universidade de São Paulo (FFCLRP/USP). Pós-doutorado em Psicologia pela Universidade Federal do Rio de Janeiro (UFRJ).
Mestre e Doutora em Psicologia pela Pontifícia Universidade Católica do Rio Grande do Sul (PUCRS). Professora Associada do Programa de Pós-graduação em Psicologia da FFCLRP/USP. Vice-presidente da Associação Latino-americana de Psicoterapias Cognitivas (ALAPCO; gestão 2015-2018).

Reimpressão

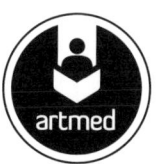

2018

Obra originalmente publicada sob o título *Innovations in Cognitive Behavioral Therapy: Strategic Interventions for Creative Practice, 1st Edition*
ISBN 9781138779839

All Rights Reserved. Authorised translation from the English language edition published by Routledge, a member of the Taylor & Francis Group LLC.
Copyright © 2017, Routledge.

Gerente editorial: Letícia Bispo de Lima

Colaboraram nesta edição:

Coordenadora editorial: Cláudia Bittencourt
Capa: Paola Manica
Leitura final: André Luís Lima
Editoração: Kaéle Finalizando Ideias

Reservados todos os direitos de publicação em língua portuguesa à
ARTMED EDITORA LTDA., uma empresa do GRUPO A EDUCAÇÃO S.A.
Av. Jerônimo de Ornelas, 670 – Santana
90040-340 – Porto Alegre – RS
Fone: (51) 3027-7000 Fax: (51) 3027-7070

SÃO PAULO
Rua Doutor Cesário Mota Jr., 63 – Vila Buarque
01221-020 – São Paulo – SP
Fone: (11) 3221-9033

SAC 0800 703-3444 – www.grupoa.com.br

É proibida a duplicação ou reprodução deste volume, no todo ou em parte, sob quaisquer formas ou por quaisquer meios (eletrônico, mecânico, gravação, fotocópia, distribuição na Web e outros), sem permissão expressa da Editora.

IMPRESSO NO BRASIL
PRINTED IN BRAZIL

Autora

AMY WENZEL, PhD, ABPP, é proprietária da Wenzel Consulting, LLC, professora-assistente de psicologia clínica em psiquiatria da University of Pennsylvania School of Medicine e membro docente adjunta do Beck Institute for Cognitive Behavior Therapy. Autora de 20 livros, já publicou cerca de cem artigos e capítulos de livros científicos revisados por pares. É instrutora na Academy of Cognitive Therapy e treina e orienta clínicos internacionalmente em sua aquisição de competências em terapia cognitivo-comportamental. Sua pesquisa tem sido financiada pelo National Institute of Mental Health, pela American Foundation for Suicide Prevention e pela National Alliance for Research on Schizophrenia and Depression (hoje chamada Brain and Behavior Research Foundation). Ela participa de diversos vídeos da American Psychological Association demonstrando a terapia cognitivo-comportamental para depressão e ansiedade.

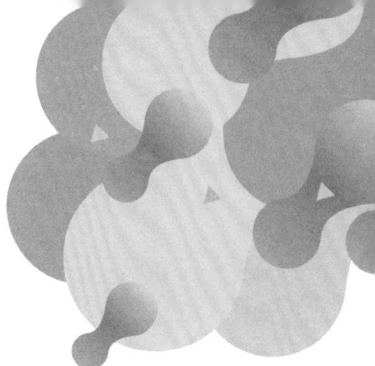

Agradecimentos

Como na maioria dos projetos deste porte, muitas pessoas contribuíram para esta obra desde sua origem até sua conclusão.

Em primeiro lugar, gostaria de agradecer o auxílio de vários colegas que pacientemente responderam às perguntas e apresentaram suas perspectivas sobre diversas questões enquanto eu redigia este livro. Pamela Hays, Jennifer Lish, Deborah Van Horn, Irismar Reis de Oliveira, Alicia Meuret, Donald Meichenbaum, Aaron T. (Tim) Beck e Judy Beck, seu tempo e sua consultoria especializada foram inestimáveis.

Em segundo lugar, gostaria de reconhecer o tremendo apoio e a paciência da editora sênior Anna Moore. Eu adiei a submissão deste livro em (ao menos) duas ocasiões, quando "a vida atrapalhou" e quando percebi o quão extensa se tornara a atual literatura da terapia cognitivo-comportamental (TCC) na qual eu precisava mergulhar. Você nunca duvidou que eu fosse concluir o projeto, e nunca questionou meu progresso. Por isso, sou grata. E ainda me contratou para escrever outro livro para a Routledge! Estou ansiosa para continuar nossa produtiva relação de trabalho. Também gostaria de agradecer o talento e a paciência da assistente editorial Nina Guttapalle, cujo trabalho neste projeto aprimorou significativamente sua qualidade.

Em terceiro lugar, gostaria de agradecer aos muitos especialistas no vasto campo da TCC, incluindo Aaron T. Beck, Albert Ellis, Donald Meichenbaum, Joseph Wolpe, Isaac Marks, Marvin Goldfried, Steven Hollon, Steven Hayes, David Barlow, Richard Heimberg, Edna Foa, Keith Dobson, Michelle Craske, Marsha Linehan, Arthur Nezu, Lars-Goran Öst, David M. Clark, Paul Salkovskis, Mark Williams, Zindel Segal, John Teasdale, Stanley "Jack" Rachman, Arthur Nezu, James Herbert, Jacqueline Persons e Christine Padesky, entre outros. Da mesma forma, gostaria de agradecer aos muitos especialistas na área de entrevista motivacional, incluindo William Miller, Steven Rollnick, Teresa Moyers, Hal Arkowitz e Henny Westra, entre outros. Que prazer e deleite foi ler (e, em muitos casos, reler) suas obras seminais e atualizar-me a respeito de seus estudos minuciosos e inovadores. É sobre seus ombros que nos apoiamos, e seu trabalho realmente preparou o cenário para as inovações hoje testemunhadas nesse campo.

Em quarto lugar, gostaria de agradecer a meus clientes, muitos dos quais ensinei sobre essas inovações à medida que as conheci e com os quais apliquei estratégias e intervenções criativas com base em seus princípios. Tenho um grupo de clientes que procurou a TCC após uma pesquisa cuidadosa sobre os tratamentos de saúde mental disponíveis, ávidos pelos últimos desenvolvimentos que ajudarão a prevenir recaídas e recorrência.

Todos vocês me inspiram a continuar a avançar rapidamente com meu conhecimento, e estou empenhada em usá-lo para fornecer o melhor em atendimento clínico.

Por fim, gostaria de agradecer ao meu marido, Tim Von Dulm. Por meio de seu cargo como chefe de um departamento de referência em uma das principais bibliotecas da University of Pennsylvania, ele teve papel essencial ao ajudar-me a adquirir os recursos necessários para escrever o livro. Agradeço também a minha mãe, Dotti Wenzel, por seu apoio e por querer uma cópia autografada de cada livro que eu escrevo, independentemente do número de exemplares vendidos. Por último, mas igualmente importante, gostaria de agradecer a minha querida filha, Vanessa. Ela não sabia que eu estava escrevendo este livro (e, com muita honestidade, não acredita totalmente que eu seja uma escritora publicada), mas, mesmo assim, serve de inspiração diária para que eu seja a melhor mãe, modelo, membro da comunidade e pessoa possível.

Prefácio

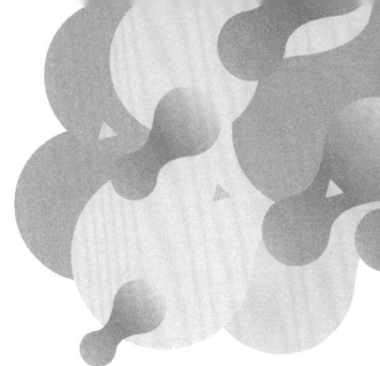

Foi um grande desafio escrever este livro. Educativo, revigorante e promotor de crescimento, mas também desafiador. Talvez este seja o livro mais "confuso" que já escrevi, levando em conta as diferenças substanciais na forma como o conhecimento evoluiu em cada um dos tópicos que escolhi abordar. Ao mesmo tempo, tornei-me, graças a ele, uma pesquisadora e especialista clínica melhor. E espero que esse sentimento se estenda aos meus leitores, e que eles também se tornem melhores pesquisadores e especialistas clínicos.

Minha ideia original para este livro era a de que fosse uma compilação de estratégias de terapia cognitivo-comportamental (TCC) e técnicas correspondentes novas, criativas e emocionantes – em outras palavras, que seu foco se distanciasse das estratégias e técnicas comprovadas descritas em inúmeros livros didáticos e se aproximasse do que está acontecendo de *inovador* no campo. Eu esperava seguir um formato em que dedicaria aproximadamente um quarto de cada capítulo a um resumo das estratégias e técnicas de TCC tradicionais ou padrão e, então, concentraria o restante de cada capítulo nas inovações. Na maioria dos casos, creio que o que se segue corresponde a essa visão.

No entanto, quando comecei a aprofundar meu pensamento sobre os temas propostos, bem como sobre as avaliações acadêmicas e os dados empíricos, em praticamente todos os momentos críticos deparei-me com questões fundamentais que eu precisava resolver para mim e, em última análise, para meus leitores.

Por exemplo, o que é inovador? Para mim, a palavra *inovador* implica que alguma coisa é nova e criativa. No entanto, à medida que o trabalho se desenrolava, vi a necessidade de dar a devida atenção a algumas abordagens de TCC muito criativas que existem há décadas e resultam de tanto pensamento original que, ao não reconhecê-las como inovadoras, o livro seria extremamente incompleto. Assim, a abordagem da formulação de caso, de Jacqueline Persons; a terapia do esquema, de Jeffrey Young; a terapia comportamental dialética, de Marsha Linehan; e a terapia cognitiva baseada em *mindfulness*, de Mark Williams, Zindel Segal e John Teasdale (para citar apenas algumas), são exemplos de abordagens bem estabelecidas que, neste livro, são consideradas inovações, mesmo que já existam há anos e tenham elas próprias gerado trabalho inovador no campo. Inclusive a ativação comportamental, com suas raízes nas abordagens comportamentais para o tratamento da depressão descritas na década de 1970, é considerada inovadora com base na atenção renovada que recebeu a partir do fim dos anos 1990.

Eu sou uma pesquisadora que valoriza a prática baseada em evidências. Assim, presto muita atenção aos dados empíricos quando escrevo sobre estratégias e técnicas específicas, e utilizo-os para orientar minhas decisões clínicas na prática. Eu teria acolhido um critério objetivo para decidir sobre a inclusão de uma técnica específica neste livro (p. ex., "Eu só incluirei esta técnica em meu livro se pelo menos dois estudos empíricos tiverem demonstrado que ela é eficaz na redução de sintomas de problemas de saúde mental e de adaptação."). Pensamento ilusório. Houve muita inconsistência quanto ao grau em que os novos protocolos de TCC, consistindo em estratégias e técnicas inovadoras, foram submetidos a exame empírico. Por exemplo, a abordagem contemporânea da ativação comportamental (Cap. 6) recebeu tanta atenção na literatura empírica que, no momento, é seguro dizer que, por si só, ela pode ser considerada um tratamento independente para transtorno depressivo maior. Por sua vez, embora exista um impressionante e sofisticado arcabouço de conhecimentos sobre a lógica de uma aprendizagem inibitória baseada na aprendizagem para a aplicação de exposição para transtornos relacionados à ansiedade, um verdadeiro tratamento de aprendizagem inibitória baseado em exposição não foi avaliado usando um estudo randomizado controlado (ERC). Não obstante, os princípios do paradigma da aprendizagem inibitória baseiam-se em muita pesquisa empírica – não apenas pesquisa em psicologia clínica, mas também pesquisa em psicologia cognitiva e experimental. Consequentemente, ela recebeu muita atenção neste livro (Cap. 7). Outros protocolos de tratamento baseados em TCC apresentam evidências empíricas preliminares que sustentam sua eficácia com base em estudos abertos (p. ex., terapia de regulação emocional; Caps. 8 e 9) ou um ou mais ERCs pequenos (p. ex., treinamento respiratório; Cap. 8). Ainda outras inovações descritas neste livro têm base na experiência clínica, como minha aplicação de monitoramento e agendamento de atividades para um cliente adito em jogos de azar (Cap. 6). Algumas das inovações às quais faço referência são realmente adaptações das técnicas tradicionais de TCC, como muitas das sugestões que faço para incorporar a inovação na reestruturação cognitiva (Cap. 4). Embora os terapeutas cognitivo-comportamentais experientes provavelmente argumentem que implementaram algumas dessas adaptações há anos, eu as incluí na seção sobre inovações para reforçar a noção de que a TCC pode ser aplicada de forma flexível e criativa e que os clínicos não precisam se limitar às formas tradicionais pelas quais essas intervenções são retratadas em textos clássicos.

Na ausência de um padrão consistente para uma base de evidências que pudesse orientar minha seleção de estratégias e técnicas descritas neste volume, optei por adotar uma abordagem "transparente" em todo o livro. Quando existem resultados de ERCs e ensaios abertos, faço menção a eles. Quando uma inovação se baseia em uma extensão da teoria e em dados da literatura empírica, mas ainda não foi submetida a exame empírico, eu assinalo isso. Em alguns pontos, descrevo uma inovação que se baseia apenas na experiência clínica e, novamente, sou clara a respeito disso. Inovações precisam começar em algum lugar. Assim, minha decisão de incluir até as estratégias e técnicas inovadoras que ainda não acumulam evidências que sustentem sua eficácia se deve a meu compromisso de respeitar e mostrar a inovação e estimular as orientações para futuras pesquisas.

Além disso, como é declarado em muitas ocasiões ao longo do livro, eu incentivo todos os terapeutas a se comportarem como cientistas praticantes. Isso significa que, na ausência de dados da literatura empírica, como clínicos, podemos coletar nossos próprios "dados" com clientes individuais e usá-los para informar o tratamento. Isso também significa que baseamos nossas intervenções clínicas em princípios estabelecidos do comportamento humano (como fizeram Michelle Craske e colaboradores ao desenvolver sua abordagem de aprendizagem inibitória para a aplicação da terapia de exposição; Cap. 7). Dessa forma, estamos adotando uma abordagem de tratamento estratégica e racional, em vez de sermos dominados nos momentos de crise de nossos clientes ou mudarmos de curso em razão de suposições que podem ser válidas ou não.

Às vezes, foram encontradas inconsistências na terminologia. O exemplo mais saliente disso ocorre no Capítulo 8, onde eu me concentro na regulação emocional e na tolerância ao sofrimento sob a rubrica geral de *manejo do afeto*. A renomada Marsha Linehan, desenvolvedora da terapia comportamental dialética (DBT), faz todo o possível para diferenciar regulação emocional de tolerância ao sofrimento. A primeira diz respeito a técnicas para modular a frequência e a intensidade de experiências emocionais negativas ao longo do tempo, enquanto a segunda diz respeito a técnicas para sobreviver a momentos de extrema angústia sem envolver-se em comportamentos autodestrutivos. Na realidade, contudo, a distinção entre as duas muitas vezes é pouco clara. Para tomar um pequeno exemplo, o relaxamento muscular é considerado uma habilidade específica de tolerância ao sofrimento no manual de treinamento de habilidades de Linehan (2015), mas também é incluído na terapia de regulação emocional de Douglas Mennin e David Fresco para transtorno de ansiedade generalizada (TAG; Mennin & Fresco, 2014). Como conciliamos isso? O relaxamento muscular é mais bem visto como técnica de curto prazo para manejo do sofrimento ou como técnica de longo prazo para alcançar a regulação emocional? Acredito que as duas coisas são verdadeiras. Assim, considero que as estratégias voltadas ao "manejo do afeto" estão em um contínuo, com a regulação emocional em um polo e a tolerância ao sofrimento no outro, a maioria das estratégias situando-se em algum ponto intermediário. O Capítulo 8 é dedicado às estratégias situadas nesse contínuo.

No nível mais básico (e talvez o mais acidentado), comecei a filosofar em torno da pergunta "O que é TCC?". Embora muitos considerem que o protótipo de TCC é a terapia cognitiva de Aaron T. Beck, aceita-se que se trata de uma família de protocolos de tratamento, sendo a terapia cognitiva um exemplo por excelência com, talvez, a maior influência sobre as outras (Greenberg, McWilliams, & Wenzel, 2014). Entretanto, mesmo aceitando essa definição, seus limites externos ainda não estão claros. Por exemplo, Keith Dobson e David Dozois (2010), em seu excelente capítulo sobre a base histórica e filosófica da TCC, indicam claramente que, para um tratamento ser considerado cognitivo-comportamental, a mediação da mudança de comportamento pela cognição deve ser uma premissa básica subjacente ao seu uso, mesmo quando a principal intervenção é de natureza comportamental. Segundo eles, uma abordagem terapêutica como a análise comportamental aplicada ficaria fora da competência da TCC, porque os condicionamentos clássico e operante seriam considerados os mecanismos pelos quais suas intervenções funcionam, em vez da mediação cognitiva. No entanto, a análise comportamental aplicada é cada vez mais incluída nos manuais sobre abordagens cognitivo-comportamentais (como em Nezu & Nezu, 2016, bem como no meu próximo livro, em dois volumes, *Handbook of Cognitive Behavioral Therapy*). Além disso, as evidências que sustentam o modelo mediador são, na melhor das hipóteses, inconsistentes (Longmore & Worrell, 2007). Também, há um grande debate na literatura sobre o grau em que as abordagens de *mindfulness* e aceitação devem ser consideradas membros da família das TCCs ou serem teórica e empiricamente diferenciadas (Hayes, 2004; Hofmann & Asmundson, 2008). O título do livro-texto sobre DBT de Linehan (1993a) (descrevendo uma abordagem baseada em *mindfulness* e aceitação) é *Terapia cognitivo-comportamental para transtorno da personalidade borderline**; contudo, seus fundamentos teóricos estão muito mais alinhados com a análise comportamental e a aceitação aplicada do que com a mediação cognitiva. A terapia de aceitação e compromisso (ACT, ver Cap. 9) foi claramente desenvolvida como alternativa à TCC a partir de uma série de estudos sistemáticos, demonstrando outros fatores, que não a mudança nos conteúdos cognitivos, como mediadores da associação entre situações perturbadoras e sofrimento emocional (Hayes, 2004; Hayes, Strosahl, & Wilson, 2012). No entanto, muitos a consideram pertencente à família das TCCs. No capítulo final deste livro, sobre desafios (Cap. 10), proponho um esquema para dar sentido à tensão inerente a essa questão e oferecer uma recomendação visando um modo de se aproximar de uma conciliação.

No fim, compilei um volume de protocolos, estratégias e técnicas de TCC cujo objetivo é estimular o pensamento crítico e a criatividade na prática clínica, além de oferecer orientações para pesquisa acadêmica. As estratégias e técnicas incluídas neste livro resultam da leitura de literatura acadêmica feita por uma pessoa, com correspondente aplicação a sua prática clínica. Embora eu tenha perseverado até concluir este trabalho, seria impossível ler toda a literatura de TCC (o que eu pretendia fazer quando comecei a escrever este livro, mas, caso insistisse em tal sonho, atrasaria sua publicação por vários anos). Certamente, muitas das estratégias e técnicas incluídas nesta obra não seriam identificadas pelo leitor por conta própria, e certamente ele também se perguntará por que determinada estratégia ou técnica foi omitida (na verdade, um dos principais tipos de estratégia de TCC – resolução de problemas – teve de ser omitida em razão do grande volume de outras inovações que eu acumulara). Encorajo o leitor a abordar o livro de uma perspectiva ampla e dele tirar um desafio: como posso desenvolver ou implementar intervenções de TCC estratégicas com criatividade e inovação e, ao mesmo tempo, manter a integridade da teoria, da estrutura e dos princípios tradicionais da TCC? Em minha opinião, a erudição e a prática conduzidas à luz dessa questão orientarão a próxima geração de intervenções cognitivo-comportamentais.

---

* N. de T. Publicado no Brasil pela Artmed Editora.

Figuras

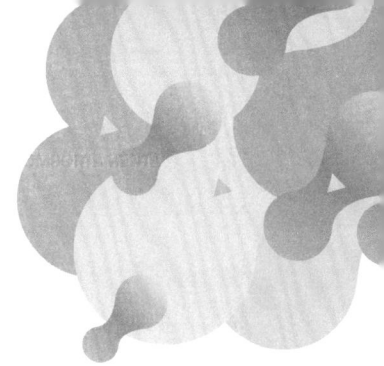

2.1	Premissas básicas da teoria cognitiva	20
2.2	Conceitualização de caso transversal de Ginny	33
2.3	Conceitualização de caso transversal com habilidades e capacidades de Ginny	34
5.1	Viver uma vida valorizada	90
5.2	Gráfico setorial real *versus* ideal	92
8.1	*Continuum* da regulação emocional à tolerância ao sofrimento	133
9.1	Equilíbrio entre aceitação e mudança	148
10.1	Terapia cognitivo-comportamental integrativa	175
10.2	Sobreposição entre as abordagens terapêuticas cognitivo-comportamentais	177

Quadros

2.1	Conceitualização de caso tradicional para Ginny	25
3.1	Técnicas comuns de entrevista motivacional	45
4.1	Manifestações de cognição	63
5.1	Esquemas iniciais desadaptativos de Young	82
7.1	Exemplos de exposições a contratempos sociais	126
8.1	Grupos musculares em relaxamento progressivo	134
8.2	Habilidades de manejo do afeto inovadoras da terapia comportamental dialética	140
9.1	Exercícios e práticas de terapia cognitiva baseada em *mindfulness*	152
9.2	Ferramentas para alcançar a aceitação de emoções	157
9.3	Domínios no exercício de avaliação de valores em Hayes e colaboradores (2012)	160

Sumário

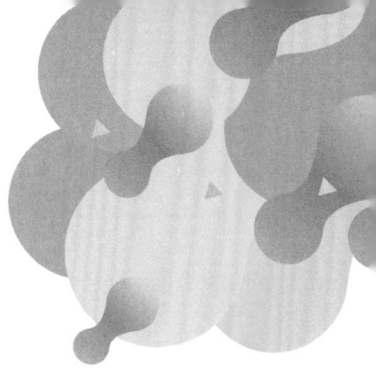

1 Evolução da terapia cognitivo-comportamental 1
2 Conceitualização de caso 19
3 Entrevista motivacional 41
4 Reestruturação cognitiva de pensamentos automáticos 57
5 Reestruturação cognitiva de crenças 75
6 Ativação comportamental 95
7 Exposição 111
8 Manejo do afeto 131
9 Aceitação e *mindfulness* 147
10 Terapia cognitivo-comportamental: revisitada 169
Referências 179
Índice 205

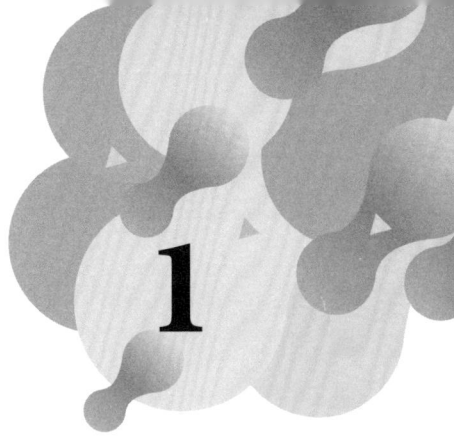

Evolução da terapia cognitivo-comportamental

A *terapia cognitivo-comportamental*, ou TCC, é uma forma de psicoterapia ativa, semiestruturada e limitada em relação ao tempo cujo objetivo é aliviar problemas de saúde mental e de adaptação, abordando padrões cognitivos e comportamentais problemáticos que causam interferência e/ou sofrimento emocional excessivo na vida. Por *ativa*, entende-se que o cliente e o terapeuta chegam preparados para a sessão, contribuem para a discussão e trabalham juntos, cooperativamente, para resolver os problemas de vida do cliente. Por *semiestruturada*, entende-se que o terapeuta normalmente traz algum tipo de esquema flexível, mas organizado, para cada sessão, bem como para o curso do tratamento, a fim de garantir que o trabalho terapêutico seja direcionado e eficiente. Por *limitada em relação ao tempo*, entende-se que os clientes iniciam o tratamento com a perspectiva de que ele em algum momento acabará, que o trabalho realizado em cada sessão visa avançar o tratamento e fazer diferença em suas vidas entre as sessões e que eles poderão implementar ferramentas terapêuticas por conta própria, sem a necessidade de haver um terapeuta treinando-os.

O que significa abordar padrões cognitivos e comportamentais problemáticos? Do ponto de vista cognitivo, os terapeutas ajudam os clientes a reconhecer aspectos de seu pensamento que não os favorecem e podem estar exacerbando seu sofrimento emocional. Esses pensamentos poderiam ser ideias ou imagens que vêm a sua mente em determinadas situações, maneiras pelas quais interpretam os eventos em suas vidas, expectativas que têm sobre si ou sobre outros, ou crenças subjacentes formadas a partir das principais experiências de desenvolvimento. A intervenção no nível cognitivo pode significar muitas coisas, desde ajudar os clientes a modificar suas cognições, ajudá-los a distanciarem-se e viverem suas vidas da maneira que valorizam a despeito delas, até treiná-los a fazer algo habilmente para resolver seus problemas de vida, de modo que uma mudança na cognição venha a ocorrer. Do ponto de vista comportamental, os terapeutas ajudam os clientes a superar a evitação, adotar hábitos saudáveis de autocuidado, responder habilmente a desafios e adversidades e participar de atividades que considerem significativas e lhes deem um senso de reforço positivo.

Muitas estratégias de TCC incluem componentes cognitivos e comportamentais. Por exemplo, para implementar a resolução efetiva de problemas, os clientes devem ter uma orientação cognitiva centrada a partir da qual os abordem, estabelecendo comportamentos efetivos para obter uma solução. Como veremos nos demais capítulos deste livro, é excessivamente simplista limitar as intervenções cognitivo-comportamentais àquelas que intervêm ao nível da cognição e do comportamento, pois, muitas vezes, ambos são atacados simultaneamente ao longo da sessão. Além disso, os terapeutas cognitivo-comportamentais estão cada vez mais trabalhando no nível da emoção (p. ex., Hofmann, 2016; Thoma & McKay, 2015), bem como no nível de forças ambientais em grande escala, tais como a discriminação (p. ex., Hays, 2008).

O termo *terapia cognitivo-comportamental* frequentemente provoca uma reação notável em profissionais de saúde mental. Alguns clínicos, como eu, são apaixonados por ela, acreditando que se trata de uma abordagem terapêutica promotora de alívio rápido e duradouro para o sofrimento emocional, armando as pessoas com estratégias tangíveis de prevenção de futuras recaídas e recorrências. Outros reviram os olhos, indicando as afirmações sobre a eficácia da TCC como exageradas, a abordagem cognitivo-comportamental como muito simplista, não atingindo questões subjacentes "reais", ou a TCC como "antiquada", uma vez que o campo avançou. Evidentemente, como o propósito deste livro é tratar das inovações na TCC, espero convencer o leitor do contrário.

Seja qual for a reação de um clínico à TCC, o fato é que, atualmente, se trata de uma abordagem psicoterapêutica central, se não dominante, tanto na literatura contemporânea de pesquisa em psicoterapia como na prática clínica. Ela é a abordagem psicoterapêutica com a mais ampla base empírica, demonstrando estar associada a desfechos positivos se comparada a não receber nenhum tratamento e receber condições de placebo, tais como mínimo contato com um profissional de saúde mental (Butler, Chapman, Forman, & Beck, 2006). Resultados de estudos investigativos indicam que mais clínicos se identificam com uma orientação cognitivo-comportamental do que com qualquer outra orientação terapêutica (Jaimes, Larose-Hébert, & Moreau, 2015; Norcross & Karpiak, 2012; Thoma & Cecero, 2009) e que as taxas de identificação com a orientação cognitivo-comportamental aumentaram ao longo do tempo, enquanto as taxas de identificação com outras orientações teóricas vêm diminuindo (Norcross & Karpiak, 2012; Norcross & Rogan, 2013). A TCC é a psicoterapia ensinada na maioria das vezes a estudantes de pós-graduação em doutorado de psicologia (Heatherington et al., 2013). Cada vez mais ela está sendo vista como o tratamento de escolha para muitos transtornos psiquiátricos por empresas de seguro em razão de sua natureza limitada em relação ao tempo (e, portanto, com economia de custos). Há também esforços massivos para disseminar a TCC a grandes agências de tratamento, tais como os Veterans Affairs Medical Centers (Karlin, Ruzek et al., 2010; Karlin, Brown et al., 2012; Wenzel, Brown, & Karlin, 2011) e as agências comunitárias de saúde mental em grandes áreas urbanas dos Estados Unidos (p. ex., Stirman, Buchhofer, McLaulin, Evans, & Beck, 2009). Assim, não há dúvida de que a TCC tem um lugar firmemente estabelecido nos campos da psicologia clínica, da psiquiatria e de outras disciplinas relacionadas à saúde mental.

Dito isso, a beleza da ciência e da prática é que elas evoluem, e uma abordagem estagnada corre o risco de se tornar obsoleta. Clínicos de qualquer orientação teórica necessitam de conhecimento atualizado sobre descobertas científicas relevantes e devem traduzir esse conhecimento em sua prática clínica. Eles precisam estar em sintonia com as tendências sociais que têm potencial para afetar as apresentações clínicas de seus clientes. Eles devem ter interação com outros profissionais para obter novas perspectivas sobre a forma como abordam casos complexos. Devem estar abertos à consideração e à avaliação de abordagens terapêuticas à margem da corrente principal de sua prática típica.

Felizmente, os terapeutas cognitivo-comportamentais valorizam esses mesmos pontos. Eles consideram-se cientistas praticantes (ou praticantes de ciências). Isso significa que valorizam a ciência, como evidenciado pelo fato de acompanharem a literatura científica e atuarem de forma condizente com o que a literatura diz ser eficaz. Também significa que usam uma abordagem científica em seu trabalho clínico, de modo que encontram informações quantitativas e formas observáveis para medir o progresso e determinar se ajustes precisam ser feitos. Além disso, os terapeutas cognitivo-comportamentais veem os fatores ambientais como importantes ao desenvolverem conceitualizações das apresentações clínicas dos clientes. Por exemplo, o conhecido terapeuta cognitivo-comportamental Robert Leahy escreveu amplamente sobre a aplicação de princípios dessa forma de terapia para enfrentar e prosperar durante o desemprego em resposta aos problemas econômicos experimentados por muitos durante a recessão mais recente (Leahy, 2014). Ademais, os terapeutas cognitivo-comportamentais atribuem grande valor à consulta com outros profissionais, às vezes vendo-a como parte essencial do protocolo de tratamento para clientes com problemas crônicos de saúde mental ou para aqueles que correm risco de comportamento suicida e autodestrutivo (Linehan, 1993a; Wenzel, Brown, & Beck, 2009). Finalmente, esses profissionais também incorporam técnicas de outras abordagens terapêuticas em sua prática. Um excelente exemplo disso é a abordagem cognitivo-comportamental da terapia do esquema, liderada por Jeffrey Young e colaboradores (Young, Klosko, & Weishaar, 2003), os quais integraram muitas intervenções gestálticas, psicodinâmicas e construtivistas sociais em seu tratamento. Mais sobre a terapia de esquema pode ser encontrado no Capítulo 5.

O objetivo deste livro é destacar as inovações na ciência e na prática da TCC, apresentando um quadro do estudo e da prática flexível e contemporâneo. Como provavelmente é evidente pelo nome, *não* se trata simplesmente de mais uma descrição das estratégias e técnicas cognitivo-comportamentais tradicionais que foram feitas em inúmeras outras obras sobre o assunto. Em vez disso, este livro descreve sucintamente essas estratégias e técnicas tradicionais a fim de preparar o cenário para a consideração das inovações delas decorrentes, pois só podemos apreciar inovações se compreendemos as abordagens tradicionais a partir das quais elas se desenvolveram. No entanto, grande parte do foco aqui está nos novos protocolos de tratamento, estratégias e técnicas que foram avaliadas na literatura de pesquisa, bem como nas ideias de aplicação e adaptação das técnicas tradicionais e inovadoras testadas na prática clínica, mas que devem ser verificadas por pesquisa empírica. Espera-se que, depois de ler este livro, o leitor possa responder às perguntas: Onde esteve a TCC? Onde está agora? Para onde ela está indo? Embora uma descrição prática detalhada de cada técnica esteja além do alcance deste volume, a discussão subsequente fornecerá um arcabouço para entender a forma como são implementadas, avaliando sua eficácia, obtendo informações mais detalhadas quando necessário e pensando de forma ampla e criativa sobre mudanças cognitivo-comportamentais.

O restante deste capítulo introdutório é dedicado a uma consideração do contexto histórico em que a TCC se desenvolveu. Descreve-se o clima predominante que caracterizou os campos da psicologia e da psiquiatria no momento de seu estabelecimento e destacam-se as contribuições independentes de muitos gigantes na história dessa forma de terapia. Descreve-se a expansão da TCC, de um tratamento para depressão e ansiedade a um tratamento para uma grande variedade de transtornos mentais e problemas de adaptação, bem como sua aplicação em variados formatos, configurações e populações. Este capítulo é concluído com um rápido apanhado das estratégias tradicionais e inovadoras que serão discutidas nos demais capítulos deste livro.

ORIGENS DA TERAPIA COGNITIVO-COMPORTAMENTAL

Muitas forças convergiram para formar a "tempestade perfeita" que proporcionou o ímpeto para o desenvolvimento da TCC. Em 1952, Hans Eysenck publicou um documento, agora clássico, criticando um modelo predominante de psicoterapia – a psicoterapia psicodinâmica – e propondo a terapia comportamental como alternativa. Ele levantou provocativamente as noções de que a neurose não precisa resultar de um conflito psicológico profundamente arraigado e que pode ser tratada completamente pela intervenção direta ao nível dos sintomas (Eysenck, 1960; Rachman, 1997). O fim da década de 1950 e os anos 1960 testemunharam, então, um aumento da atenção às abordagens comportamentais que dependiam de princípios de modificação de comportamento. Os pesquisadores britânicos eram focados, principalmente, em abordagens clássicas baseadas em condicionamento para atingir a redução do medo. Os pesquisadores norte-americanos, por sua vez, concentravam-se, principalmente, em técnicas operantes com base em condicionamento para atingir psicopatologias graves em pacientes internados (Rachman, 1997, 2015; Thoma, Pilecki, & McKay, 2015). No entanto, com o passar do tempo, tornou-se evidente que uma conceitualização estritamente comportamental era insuficiente para explicar todo o leque de apresentações clínicas vistas por terapeutas em suas práticas e que intervenções estritamente comportamentais muitas vezes não abordavam importantes componentes dos problemas (p. ex., obsessões, K. S. Dobson & Dozois, 2010; Rachman, 1997, 2015). De acordo com Rachman (2015), "a dependência dos processos de condicionamento [...] gradualmente perdeu a força" (p.4).

Nesse momento, o campo da psicologia também estava passando por uma "revolução cognitiva", de modo que os modelos de processamento de informações estavam sendo promovidos (p. ex., Neisser, 1967), e pesquisas de alta qualidade foram elaboradas para medir muitos aspectos da cognição, tais como aprendizagem e memória. Isso não significa que os inovadores desenvolveram abordagens cognitivo-comportamentais especificamente para aplicar os avanços da psicologia cognitiva na prática clínica; na verdade, uma ligação direta entre a revolução cognitiva e a incorporação de um foco na cognição em intervenção terapêutica é muitas vezes exagerada (Rachman, 2015;

Teasdale, 1993). Mesmo assim, a nova ênfase do campo na cognição criou um clima que estava maduro para a sua inclusão em intervenções comportamentais tradicionais. Em meados da década de 1970, estudiosos começaram a propor um modelo mediador, promovendo as noções de que a cognição afeta a emoção e o comportamento e que intervir no nível cognitivo afetaria a mudança de comportamento (p. ex., Mahoney, 1974). De acordo com Rachman (1997), "a terapia cognitiva [forneceu] conteúdo para a terapia comportamental", e "os conceitos cognitivos ampliaram a gama explicativa da terapia comportamental e ajudaram a preencher o quadro" (p. 18). Nas próximas seções, são descritas as primeiras abordagens de tratamento cognitivo-comportamental.

A terapia racional emotiva comportamental, de Albert Ellis

A partir do fim da década de 1940 e durante os anos 1950, Albert Ellis desenvolveu a terapia racional emotiva comportamental (TREC, formalmente chamada de *terapia racional* e depois terapia racional emotiva) após questionar as premissas básicas do modelo psicanalítico no qual foi treinado, observando que os clientes podiam desenvolver uma visão sofisticada de seus problemas psicológicos, mas ainda tinham dificuldades (Ellis, 1962). A premissa básica da TREC é a de que a cognição irracional desempenha um papel importante na explicação das respostas emocionais e comportamentais das pessoas. Ellis desenvolveu o conhecido modelo ABC, de modo que as (A) inferências feitas sobre eventos *a*tivadores estimulam um (B) sistema de crenças (*belief*) irracionais com (C) *c*onsequências, as quais podem ser de natureza emocional (p. ex., vergonha), comportamental (p. ex., retraimento) ou cognitiva (p. ex., desesperança) (Dryden, 2012). O objetivo da TREC é desafiar o (B) sistema de crenças irracionais da pessoa, caracterizado pela rigidez e pelo extremismo, e formar um sistema de crenças flexíveis e não extremadas, indicativo de saúde psicológica (Dryden, 2011). Uma pessoa, presumia Ellis, experimentaria uma diminuição do sofrimento emocional e se comportaria de forma mais adaptativa se substituísse crenças irracionais por crenças mais realistas. O processo básico pelo qual essa mudança ocorria era a contestação, incluindo questionamentos, desafios e debates (Ellis, 1979). No decorrer desse processo, Ellis ativamente encorajava os clientes a abordar diretamente os obstáculos (em grande parte autoimpostos) que os estavam impedindo de alcançar seus objetivos (Backz, 2011).

Ellis tinha uma personalidade exuberante e era um escritor prolífico cuja percepção clínica teve uma tremenda influência no campo. Em uma época em que no modelo prevalente de psicoterapia o terapeuta era não diretivo, sendo até passivo, ele lançou novas trilhas por meio do desenvolvimento de intervenções ativas e diretas, pedindo a seus clientes que executassem tarefas de casa entre as sessões (DiGiuseppe, 2011). Às vezes, era provocativo e confrontador, características que podem bem ter afastado alguns clínicos da adoção dessa abordagem – a qual, no entanto, seus clientes passaram a apreciar em virtude do árduo trabalho que ele exercia em seu nome e do oportuno progresso que tiveram (Backz, 2011; DiGiuseppe, 2011). É importante assinalar que Ellis reunia em seu instituto clínicos de mentalidade semelhante (muitos deles são descritos nesta seção), os quais acreditavam na importância central da cognição na compreensão e no tratamento de problemas de saúde mental. Como resultado, ele desempenhou um papel importante na solidificação de um movimento que proporcionou alternativa viável às abordagens psicodinâmicas e humanistas dominantes, as quais permearam a prática da psicoterapia na época (DiGiuseppe, 2011). No entanto, ele era sobretudo um clínico e, embora incentivasse a pesquisa de resultados, não a perseguiu com o mesmo vigor que alguns dos outros inovadores descritos nesta seção. Assim, embora a TREC talvez tenha sido a primeira abordagem de TCC descrita na literatura, ela desempenha um papel menor na evolução da TCC moderna do que a terapia cognitiva de Aaron T. Beck, descrita a seguir (Backz, 2011; DiGiuseppe, 2011).

A terapia cognitiva, de Aaron T. Beck

Como Albert Ellis, Aaron T. Beck foi treinado na psicanálise e desiludiu-se com ela, notando que havia poucas evidências empíricas para construtos psicanalíticos não observáveis fundamentais, e que uma maneira mais parcimoniosa de entender o sofrimento emocional dos clientes era examinar o papel do significado atribuído por eles às suas circunstâncias de vida (A. T. Beck, 2006). Beck desenvolveu uma teoria na qual mapeou distorções cognitivas específicas em vários transtornos emocionais (A. T. Beck, 1976) e publicou um manual de tratamento seminal sobre terapia cognitiva para depressão (A. T. Beck, Rush, Shaw, & Emery, 1979). O termo *terapia cognitiva* sugere que A. T. Beck deu importância central ao papel da cognição na compreensão dos problemas emocionais e comportamentais. Na verdade, ele posteriormente afirmou que "a terapia cognitiva é mais bem vista como a aplicação do modelo cognitivo de determinado transtorno com o uso de diversas técnicas destinadas a modificar as crenças disfuncionais e o processamento defeituoso de informações característicos de cada transtorno" (A. T. Beck, 1993, p. 194). Não obstante, o tratamento incluía uma ampla gama de estratégias, muitas de natureza comportamental, a fim de criar mudanças cognitivas e aumentar o bem-estar emocional.

Ao contrário da TREC, a terapia cognitiva foi submetida a rigorosas pesquisas empíricas para estabelecer sua eficácia. Como é descrito na seção subsequente sobre a evolução da TCC, A. T. Beck expandiu a investigação empírica da terapia cognitiva a partir do tratamento da depressão para uma série de outras condições de saúde mental. Além disso, ele também buscou um exame rigoroso dos princípios de sua teoria cognitiva, desenvolvendo simultaneamente teorias cognitivas de várias manifestações de psicopatologia. No momento da redação deste livro, A. T. Beck é um dos estudiosos mais citados em psiquiatria e psicologia.

Outras abordagens cognitivo-comportamentais iniciais

A década de 1970 foi claramente um momento emocionante para os estudiosos que estavam indo além das abordagens psicodinâmicas, humanistas e estritamente comportamentais para o tratamento dos transtornos de saúde mental. Ao mesmo tempo em que Ellis e A. T. Beck moldavam suas abordagens cognitivas, outros inovadores estavam desenvolvendo protocolos de tratamento focados na modificação de comportamento e cognição problemáticos. Embora essas abordagens cognitivo-comportamentais não tenham tido uma influência tão penetrante na área nem tenham sido aplicadas a tantas condições clínicas, elas merecem menção por seu lugar na história desse campo dinâmico. Por exemplo, no início de sua carreira, Donald Meichenbaum descobriu que ensinar pessoas com esquizofrenia a participar de "conversas saudáveis" estava associado a melhoras significativas no comportamento adaptativo, como menor distração e melhor desempenho em tarefas (Meichenbaum, 1969). Ele argumentou que, quando uma pessoa internaliza comandos verbais, ela é mais capaz de exercer controle sobre seu comportamento. Assim, concluiu Meichenbaum, comportamentos ocultos, como a cognição, poderiam ser modificados usando os mesmos princípios de modificação de comportamentos visíveis (Meichenbaum, 1973). Ele desenvolveu sua abordagem criando o *treinamento de autoinstrução* (TAI), envolvendo um processo no qual os clientes aprendiam a gerar declarações de enfrentamento internas, autocorrigir erros e reforçar a si próprios para a conclusão bem-sucedida de tarefas (Kendall & Bemis, 1983; Meichenbaum, 1985). Embora hoje o TAI geralmente não seja usado como uma TCC autônoma, seu enquadramento continua sendo aplicado para ajudar as pessoas, tais como jovens com deficiência, a se concentrar em um senso de autoeficácia (K. S. Dobson & Dozois, 2010). Posteriormente, Meichenbaum continuou sua reflexiva integração de abordagens cognitivo-comportamentais e desenvolveu o *treinamento de inoculação de estresse*, uma abordagem mais complexa de autocontrole, manejo do estresse e desenvolvimento de habilidades gerais de enfrentamento (Meichenbaum, 1985, 1993, 2007). De fato, sua evolução como pesquisador clínico representa um microcosmo da evolução do campo como um todo, pois ele reconhece a sobreposição entre o TAI e o treinamento de inoculação de estresse, mas afirma: "O treinamento de inoculação do estresse vai além do TAI por incluir treinamento psicopedagógico, treinamento por interação com imagens, treinamento comportamental e maior foco em intervenções emocionais e ambientais" (D. Meichenbaum, comunicação pessoal, 27 de julho de 2016). Como veremos na seção a seguir, muitas outras abordagens cognitivo-comportamentais seguiram uma evolução semelhante.

Outras abordagens cognitivo-comportamentais inovadoras também foram publicadas na literatura empírica inicial. Suinn e Richardson (1971) descreveram uma abordagem de *treinamento de manejo da ansiedade,* a qual tinha por objetivo ajudar clientes ansiosos a desenvolver habilidades de enfrentamento (p. ex., relaxamento) que os ajudassem a alcançar um maior senso de competência no manejo de sua ansiedade. Goldfried, Decenteceo e Weinberg (1974) desenvolveram uma abordagem chamada *reestruturação racional sistemática*, a qual combinava reestruturação cognitiva e exposição a situações estimulantes de ansiedade. Segundo eles, a interpretação errônea de estímulos como ameaçadores desempenha um papel fundamental na manutenção da ansiedade, e o objetivo da terapia é ajudar os clientes ansiosos a melhorar sua capacidade de lidar com ela. Rehm (1977) construiu um modelo elaborado de autocontrole da depressão, propondo que esse transtorno está associado a déficits no (a) monitoramento seletivo de eventos negativos, na (b) autoavaliação precisa e na (c) autogratificação (juntamente ao excesso de autopunição). Seu modelo serviu de base à *terapia de autocontrole* para depressão (Fuchs & Rehm, 1977), a qual incorporou uma série de estratégias comportamentais e cognitivas para ajudar os clientes deprimidos a manejar suas emoções. Como implicações desse primeiro conjunto de pesquisas, os ricos protocolos de tratamento poderiam ser montados com base em princípios comportamentais e cognitivos de mudança, sendo muito promissores para o desenvolvimento de tratamentos eficazes para problemas de saúde mental.

Surgimento da TCC

É difícil estabelecer o momento preciso em que o campo da TCC se solidificou. Alguns estudiosos da década de 1970 chamaram sua abordagem de *modificação comportamental cognitiva* (p. ex., Mahoney, 1974; Meichenbaum, 1977), e muitos protocolos de tratamento descritos na seção anterior realmente incluíam componentes cognitivos e comportamentais. De acordo com a análise histórica de Rachman (2015), o verdadeiro campo da "terapia cognitivo-comportamental" foi articulado pela elegante teoria cognitiva do pânico de David M. Clark (1986). Nessa teoria, D. M. Clark enfatizou a centralidade das interpretações trágicas errôneas na conceitualização dos ataques de pânico – uma ideia bastante inovadora na época, quando o pânico era considerado apenas um subproduto da agorafobia e deveria diminuir com seu bem-sucedido tratamento de orientação comportamental. Outras figuras-chave a fundir construções cognitivas e comportamentais em teoria e intervenções no tratamento foram David Barlow, na compreensão e no tratamento cognitivo-comportamental dos transtornos de ansiedade (Barlow, 1988, 2002), e Paul Salkovskis, na compreensão e no tratamento cognitivo-comportamental dos transtornos obsessivo-compulsivos (TOC; Salkovskis, 1985). De acordo com Rachman (2015),

> No processo de fusão entre terapia comportamental e terapia cognitiva, a ênfase comportamental no empirismo foi absorvida pela terapia cognitiva. O estilo comportamental de condução de pesquisa empírica de resultados foi adotado, com suas demandas por controles rigorosos, delineamentos estatísticos, integridade do tratamento e da credibilidade e assim por diante. Por sua vez, os conceitos cognitivos foram absorvidos pela terapia comportamental, e terapeutas cognitivos empregaram mais experimentos comportamentais.
>
> (p. 6)

Em virtude da velocidade com a qual a TCC proliferou, bem como do número de abordagens separadas, mas parcialmente coincidentes, que surgiram rapidamente, pode ser difícil responder à questão "O que torna um tratamento uma terapia cognitivo-comportamental?". K. S. Dobson e Dozois (2010) indicaram como pressuposto central em todas as TCCs que a cognição medeia a mudança de comportamento. Outras semelhanças incluem (a) os alvos de mudança (i.e., cognição e comportamento); (b) a ênfase no autocontrole; (c) a natureza sensível ao tempo do tratamento; (d) a natureza focal no problema; (e) a estrutura; (f) a psicoeducação proporcionada pelos terapeutas aos clientes; (g) o papel central das tarefas de casa; (h) o empirismo colaborativo (ou seja, terapeuta e cliente, juntos, extraindo conclusões com base em evidências e experiências reais); (i) o ecletismo técnico; (j) a aplicação do tratamento objetivando a prevenção; e (k) a ênfase na parcimônia da explicação teórica

(K. S. Dobson, 2012; K. S. Dobson & Dozois, 2010; Herbert & Forman, 2011; Kendall & Kriss, 1983). Herbert e Forman (2011) também indicaram como útil a caracterização do que a TCC *não* é, como o foco primário no desenvolvimento de *insights* sobre conflitos intrapsíquicos ou o foco exclusivo na relação terapêutica como fator curativo, isolado, para os problemas dos clientes. No capítulo final, eu ofereço duas observações adicionais de minha própria pesquisa e prática clínica em relação aos componentes-chave da TCC, como atualmente entendida e praticada. Com base nessa análise, proponho uma definição de *TCC integrativa*, a qual captura a prática contemporânea, estratégica e abrangente com a vasta gama de clientes atendidos todos os dias na prática clínica.

EVOLUÇÃO DA TCC

Desde a década de 1970, a família das TCCs expandiu-se em direção ao tratamento de diversos problemas de saúde mental; à sua aplicação em várias modalidades; a um movimento no qual ela é aplicada com crescente flexibilidade; à sua avaliação, não apenas em laboratórios acadêmicos rigorosamente controlados, mas também em ambientes "reais" com clínicos "reais" e clientes "reais" com dificuldades em apresentações clínicas que não se encaixam perfeitamente em um protocolo de pesquisa; a adaptações culturais que levem em conta importantes diferenças étnicas, religiosas, socioeconômicas e outras diferenças individuais; e a um maior foco na aceitação. Essas expansões são consideradas na seção a seguir.

Expansão no *status* para o tratamento da depressão

A terapia cognitiva de Beck foi recebida com muito ceticismo quando desenvolvida, uma vez que representava um afastamento da visão predominante sobre como a depressão era conceitualizada e tratada (ou seja, as abordagens psicodinâmica, humanística e farmacológica). Entretanto, como estava comprometido com a avaliação empírica, Beck desde cedo realizou estudos clínicos para demonstrar a eficácia desse protocolo de tratamento. Ele causou uma impressão notável com a publicação de seu primeiro estudo clínico (Rush, Beck, Kovacs, & Hollon, 1977), no qual comparou a eficácia da terapia cognitiva e a da imipramina em pacientes ambulatoriais com depressão. Conforme os resultados, quase 80% dos participantes que receberam terapia cognitiva apresentaram melhora acentuada ou remissão completa dos sintomas, comparando-se com aproximadamente 23% dos participantes que receberam imipramina. Mais clientes abandonaram a condição de imipramina do que a de terapia cognitiva. Além disso, 68% dos que receberam imipramina voltaram ao tratamento para a depressão, comparando-se com apenas 16% dos que receberam terapia cognitiva. Pela primeira vez, os profissionais de saúde começaram a considerar a psicoterapia como alternativa (não simplesmente um adjunto) à medicação no tratamento da depressão.

No entanto, o debate sobre ela ser tomada como tratamento de primeira linha para depressão, tal como os medicamentos antidepressivos, continuou. Para melhor abordar essa questão, um amplo programa de pesquisa colaborativa dos tratamentos da depressão (TDCRP, do inglês Treatment of Depression Collaborative Research Program; Elkin et al., 1989) foi iniciado. Nele, foram comparadas a terapia cognitiva, a psicoterapia interpessoal (TIP), a imipramina com manejo clínico e o placebo com manejo clínico; em cinco locais diferentes nos Estados Unidos. Contrariamente aos resultados relatados por Rush e colaboradores (1977), os resultados para a terapia cognitiva foram decepcionantes: apenas 36% dos clientes que a receberam satisfizeram os critérios do estudo de recuperação após o tratamento, comparando-se com 43 e 42% para TIP e imipramina, respectivamente. Além disso, todos os tratamentos, incluindo o tratamento com placebo mais manejo clínico, tiveram desempenho semelhante para clientes menos deprimidos, e o tratamento com imipramina mais manejo clínico superou as demais condições para clientes com depressão severa. Com base nesses resultados, concluiu-se amplamente que a psicoterapia, incluindo terapia cognitiva, era apropriada para pessoas com depressão leve a moderada, mas a medicação antidepressiva era necessária para depressão severa. Essa postura persistiu por muitos anos, apesar da preponderância de estudos com resultados demonstrando a eficácia da terapia cognitiva que foram se acumulando e do fato de ter sido levantada preocupação em relação à qualidade da terapia cognitiva aplicada em alguns dos locais incluídos no TDCRP (N. S. Jacobson & Hollon, 1996).

Essa atitude mudou após a publicação de uma pesquisa por Robert DeRubeis, Steven Hollon e colaboradores (DeRubeis et al., 2005). Nela, os clientes com depressão de moderada a grave foram aleatoriamente designados para receber medicação antidepressiva (paroxetina, com possibilidade de acréscimo de lítio ou desipramina nos casos em que os clientes não satisfaziam os critérios de resposta estabelecidos até a oitava semana), terapia cognitiva ou comprimido de placebo. Na avaliação de oito semanas, tanto os grupos de medicação (50%) como os de terapia cognitiva (43%) apresentaram maiores taxas de resposta do que o de placebo (25%), e no pós-tratamento, tanto os grupos de medicação como os de terapia cognitiva atingiram taxas de resposta de 58%. Ainda mais atraentes são os resultados do período de seguimento de 12 meses, nos quais os pesquisadores acompanharam os clientes que tinham concluído a terapia cognitiva, os que tinham concluído o estudo da medicação e um subconjunto de clientes que continuaram em seu estudo de medicação (Hollon et al., 2005). Os que haviam concluído a terapia cognitiva apresentaram taxas de recaída mais baixas do que os que concluíram seu estudo de medicação (31% contra 71%, respectivamente), e não eram mais propensos à recaída do que os pacientes que continuavam tomando medicações (47%). Conforme sugerem esses resultados, a terapia cognitiva é realmente eficaz para depressão moderada a grave e seus efeitos são muito mais duradouros do que os de tomar medicações (ver Hollon, Stewart, & Strunk, 2006). A terapia cognitiva, ou TCC, agora é vista como alternativa viável à medicação antidepressiva no tratamento da depressão.

Expansão para vários problemas de saúde mental

Como já vimos até aqui neste capítulo, grande parte da avaliação inicial da TCC (a terapia cognitiva de A. T. Beck, em especial) enfatizou especificamente o tratamento da depressão. Tanto a terapia cognitiva de Beck como a TREC de Ellis foram, desde então, expandidas em direção ao tratamento dos transtornos de ansiedade (A. T. Beck & Emery, 1985; Warren & Zgourdies, 1991), raiva (A. T. Beck, 1999; Dryden, 1990), abuso de substâncias (A. T. Beck, Wright, Newman, & Liese, 1993; Ellis, McInerney, DiGieseppe, & Yeager, 1988), transtornos alimentares (Fairburn, 2008), transtornos da personalidade (A. T. Beck, Davis, & Freeman, 2015; Ellis, 1999) e comportamento suicida (Brown et al., 2005; Ellis, 1989; Wenzel et al., 2009). Mais recentemente, a TCC, em termos gerais, tem sido desenvolvida como um tratamento adjunto para condições psiquiátricas graves, como transtorno bipolar (Basco & Rush, 2005) e esquizofrenia (A. T. Beck, Rector, Stolar, & Grant, 2009). A TCC também foi adaptada para o tratamento de clientes cuja característica saliente não é necessariamente um diagnóstico de problema de saúde mental, mas outras dificuldades, incluindo (mas não se limitando a) doenças médicas (Kyrios, 2009), dor crônica (Winterowd, Beck, & Gruener, 2003), obesidade (Cooper et al., 2010) e disfunção sexual (ter Kuile, Both, & van Lankveld, 2010).

Assim, está muito rapidamente se tornando verdade que a TCC foi adaptada para o tratamento de todos os tipos de sofrimento emocional, abordagens de enfrentamento ineficazes e dificuldades de adaptação que se pode imaginar. As semelhanças entre essas abordagens incluem a natureza ativa, com foco no problema de tratamento, a estrutura que os terapeutas cognitivo-comportamentais apresentam em cada sessão e durante o curso geral do tratamento, a integração de estratégias tanto de mudança cognitiva como de mudança de comportamento e algumas das intervenções cognitivo-comportamentais básicas (p. ex., reestruturação cognitiva; ver Cap. 4). Cada uma dessas abordagens é singular, não somente pelo conteúdo focado em sessão, mas também pela inclusão de técnicas específicas adaptadas ao problema em mãos. Por exemplo, clientes com transtornos alimentares que participam de TCC muitas vezes se pesam no início de cada sessão; obviamente, essa prática é desnecessária para quem estiver sendo tratado para ansiedade ou depressão.

Expansão para várias modalidades de aplicação

As primeiras formas de TCC foram aplicadas principalmente no contexto de psicoterapia individual. Entretanto, hoje, essa forma de terapia é aplicada no contexto de uma série de modalidades. Por exemplo, a terapia cognitivo-comportamental em grupo é considerada tratamento de escolha para várias apresentações clínicas (cf. Bieling, McCabe, & Antony, 2006; Norton, 2012a). Uma das adaptações mais rigorosas e criteriosas do tratamento cognitivo-comportamental foi desenvolvida por Richard Heimberg e colaboradores no tratamento de transtorno de ansiedade social (Heimberg & Becker, 2002). É lógico que uma abordagem de tratamento em grupo seria particularmente atraente para clientes socialmente ansiosos, pois o ambiente do grupo, em si, poderia prover uma forma de exposição e experiência de aprendizagem corretiva enquanto eles adquirem outras ferramentas comportamentais cognitivas importantes. No entanto, hoje, abordagens de TCC em grupo podem ser encontradas em praticamente qualquer apresentação clínica; um subconjunto dessas abordagens publicado no momento da redação deste livro inclui, mas não se limita a, TCC em grupo para psicose (Owen, Sellwood, Kan, Murray, & Sarsam, 2015), para comorbidade de transtornos de ansiedade e transtornos da personalidade (Holas, Suszek, Szaniawska, & Kokoszka, 2015), para perfeccionismo (Handley, Egan, Kane, & Rees, 2015), para fobias específicas tão distintas quanto emetofobia (Ahlen, Edberg, Di Schiena, & Bergström, 2015) e com apenados do sexo masculino (Brazão, Rijo, Pinto-Gouveia, & Ramos, 2015).

Há uma série de características de terapia de grupo que a tornam uma modalidade atrativa para TCC. Uma característica evidente é a possível relação custo-benefício, pois grupos podem ser implementados por até metade do preço da terapia individual (Morrison, 2001). Embora análises metanalíticas indiquem que a TCC individual é ligeiramente mais eficaz que a grupal (cf. Bieling et al., 2006), essa diferença é muitas vezes entendida como tendência estatística, e seu significado clínico é questionável. Outro aspecto atraente da TCC em grupo é a capacidade de tirar proveito das características distintivas da modalidade grupal em geral (cf. Yalom & Leszcz, 2005), incluindo a promoção de um sentimento de universalidade, a capacidade de demonstrar altruísmo para com os demais e um fórum para que experiências corretivas de aprendizagem surjam em razão das interações entre companheiros de grupo.

A TCC também é facilmente aplicada no contexto de terapia de casais e familiar (cf. Dattilio, 2010; Ellis, 1993; Ellis & Wilde, 2001). Os processos cognitivos muitas vezes abordados no trabalho cognitivo-comportamental com casais e famílias incluem (a) atenção seletiva, tendência para focar em certos aspectos do comportamento relacional e ignorar outros; (b) atribuições maliciosas, utilizadas para prover uma explicação para o comportamento do parceiro ou de um membro da família; (c) superestimativas da probabilidade de ocorrência de eventos previstos no relacionamento; (d) pressupostos irrealistas sobre características gerais das pessoas e seus relacionamentos; e (e) padrões irrealistas sobre características que "deveriam" atuar nos relacionamentos (Baucom, Epstein, Sayers, & Sher, 1989). Processos comportamentais costumeiramente abordados no trabalho cognitivo-comportamental com casais e famílias incluem (a) déficits na capacidade de comunicação, (b) déficits na capacidade de resolver problemas e (c) excessos no comportamento negativo aliado a déficits no comportamento positivo (Epstein & Baucom, 2002). Dattilio (2010) também enfatizou a importância de focar no afeto durante o trabalho cognitivo-comportamental com casais e famílias, dando espaço para que parceiros experienciem e expressem emoções. A pesquisa de resultados sugere que a terapia cognitivo-comportamental de casais está associada com melhoria significativa pós-tratamento, de modo que os casais desenvolvem comportamentos mais positivos e relatam melhor adaptação no relacionamento (R. L. Dunn & Schwebel, 1995).

Desde a virada do século, um campo de estudo inovador e em rápido desenvolvimento tem sido a aplicação da TCC pela internet (TCCi; Andersson, 2014). A TCCi inclui o conteúdo tradicional, como psicoeducação; "lições" em aumento sequencialmente progressivo para ajudar os clientes a adquirir a habilidade de modificar pensamentos, emoções e comportamentos que não ajudam; e tarefas de casa para consolidar a aprendizagem e permitir a prática do que foi aprendido (Andrews & Williams, 2014, 2015). Normalmente, os programas TCCi são cadenciados para imitar o ritmo de progressão da TCC tradicional. O apoio e a orientação do terapeuta são fornecidos por *e-mail*, bate-papo, vídeo e/ou consultas telefônicas, a fim de promover envolvimento e evitar abandono do tratamento (Andersson, Rozental, Rück, & Carlbring, 2015; Andrews & Williams, 2014). A TCCi tem muitas vantagens, entre as quais disponibilidade permanente quando um indivíduo deseja acessá-la, uma série de características interativas atraentes (Andersson et al., 2015) e fidelidade, ou confiabilidade e validade da abordagem psicoterapêutica, garantida (Andrews & Williams, 2014, 2015). Acumulam-se estudos sugerindo que a TCCi é altamente eficaz; por exemplo, quando comparada com nenhum tratamento ou tratamento com mínimo apoio, os tamanhos de efeito são moderados a grandes e comparáveis aos obtidos em estudos que investigam a eficácia da TCC presencial (Andersson, 2014; Andersson, Cujpers, Carlbring, Riper, & Hedman, 2014; Andrews & Williams, 2014, 2015). A TCCi também se mostrou altamente eficaz para clientes com apresentações clínicas graves, como depressão severa com ideação suicida persistente (A. D. Williams & Andrews, 2013).

Expansão para protocolos flexíveis

À medida que a atenção e os seguidores de TCC foram aumentando, manuais de tratamento descrevendo protocolos passo a passo para vários transtornos mentais foram desenvolvidos. Essa foi uma grande conquista para o campo, pois definiu as intervenções aplicadas por terapeutas cognitivo-comportamentais em problemas de saúde mental específicos para que pudessem ser replicadas e avaliadas usando métodos científicos (Wenzel, Dobson, & Hays, 2016; Wilson, 2007). Contudo, tratamentos manualizados avançaram sem críticas. Por exemplo, apontou-se que os tratamentos descritos nos manuais são estagnados e promovem a aplicação da psicoterapia de forma robótica, deixando pouco espaço para sabedoria clínica e colaboração com o cliente (Gaston & Gagnon, 1996; Westen, Novotny, & Thompson-Brenner, 2004). Além disso, uma vez que a maioria dos manuais focava em determinado diagnóstico de saúde mental (p. ex., depressão, bulimia nervosa), manifestou-se a preocupação de que os clínicos precisariam aprender um número muito grande de protocolos para tratar a ampla gama de clientes normalmente atendidos em sua prática (Beutler, 2000).

Os manuais de tratamento promoveram significativamente a prática da TCC, e eu prevejo que eles servirão como recursos essenciais para os profissionais por muitos dos próximos anos. Contudo, mesmo os protocolos descritos nos manuais irão continuar evoluindo. Por exemplo, muitos protocolos de TCC se afastaram de prescrições para cada sessão e passaram a incluir "módulos" que podem ser administrados com base na conceitualização de apresentação clínica e nas necessidades do cliente (p. ex., Dugas & Robichaud, 2007). Além disso, existe um movimento em direção ao desenvolvimento de protocolos transdiagnósticos, os quais podem ser aplicados aos clientes e focam nos mecanismos subjacentes às apresentações clínicas relacionadas, e não no diagnóstico em si (p. ex., transtornos alimentares, Fairburn & Cooper, 2014; transtornos emocionais, Barlow et al., 2011). Tais desenvolvimentos no campo refletem o reconhecimento dos processos psicológicos semelhantes que fundamentam muitos diagnósticos de transtornos mentais, bem como a importância de personalizar o tratamento segundo a apresentação clínica e as circunstâncias de cada cliente e de incorporar ingredientes essenciais que transpassam as abordagens terapêuticas (p. ex., cultivo de uma aliança terapêutica).

Expansão da eficácia para a efetividade

Eficácia é o grau em que a aplicação de um tratamento resulta em desfechos positivos sob circunstâncias favoráveis e altamente controladas, tais como um elevado grau de homogeneidade entre os clientes inscritos no estudo (p. ex., ausência de comorbidade), o uso de terapeutas altamente treinados com extensa supervisão (p. ex., acadêmicos com pós-doutoramento ou terapeutas experientes com nível de doutorado), ou um cenário como um laboratório de pesquisas de um pesquisador principal altamente qualificado. Por sua vez, *efetividade* é o grau em que a aplicação de um tratamento resulta em desfechos positivos em contextos da vida real, sob circunstâncias do mundo real, tais como um centro de saúde mental comunitário no qual trabalham terapeutas com nível de mestrado, atendendo clientes com uma variedade de necessidades e problemas de saúde mental. Normalmente, em primeiro lugar, os protocolos de psicoterapia são avaliados usando-se métodos de pesquisa que estabelecem sua eficácia, e, depois disso, são submetidos a projetos experimentais voltados à efetividade.

Desde 1970, vem se acumulando um conjunto de pesquisas que claramente estabelecem a eficácia da TCC (ver Butler et al., 2006; Driessen & Hollon, 2010; e Epp & Dobson, 2010, para análises). No entanto, questiona-se o grau em que a pesquisa sobre eficácia se aplica aos clientes da "vida real", argumentando que há uma diferença entre os tipos de clientes inscritos em estudos de eficácia e os tipos de clientes que os terapeutas costumam atender em suas práticas clínicas (Pagato et al., 2007; Persons & Silberschatz, 1998). Assim, observou-se que existe uma lacuna entre pesquisadores de psicoterapia na academia e clínicos praticantes, a qual muitas vezes se manifesta em uma mentalidade do tipo "nós contra eles" (cf. Lilienfeld, Ritschel, Lynn, Cautin, & Latzman, 2013). Para, em parte, resolver essa lacuna, seja ela real ou percebida, os pesquisadores estão cada vez mais voltando sua atenção para a efetividade. Alguns têm comparado dados de resultados obtidos em ambientes ambulatoriais comunitários com resultados divulgados em estudos de eficácia (i.e., uma estratégia de avaliação comparativa) e descobriram que as taxas de ganho com o tratamento e a manutenção do tratamento são comparáveis (Björgvinsson et al., 2014; Merrill, Tolbert, & Wade, 2003; Stuart, Treat, & Wade, 2000; Wade, Treat, & Stuart, 1998). Outros pesquisadores realizaram ensaios clínicos randomizados (ECR) em ambientes de prática clínica para problemas de saúde mental, como depressão em idosos (Serfaty et al., 2009), transtornos alimentares (Byrne, Fusland, Allen, & Watson, 2011) e psicose (Lincoln et al., 2012). Coletivamente, demonstram esses dados, a TCC é generalizável para ambientes clínicos reais com terapeutas e clientes da vida real, o que, por meio de divulgação, aumentará a acessibilidade dessa abordagem psicoterapêutica para os indivíduos em busca de tratamento por todo o mundo. Mais considerações sobre divulgação são feitas no último capítulo deste livro.

Expansão para sensibilidade cultural

Tradicionalmente, os terapeutas cognitivo-comportamentais têm enfatizado a conceitualização de caso e a compreensão singular de cada cliente no contexto de seu ambiente, demonstrando um grande respeito às diferenças individuais. Ao mesmo tempo, alguns observaram que a TCC foi desenvolvida a partir de valores ocidentais individualistas, como autonomia, independência e realização, e questionaram o quanto seus princípios fundamentais são aplicáveis em outras culturas (Hays, 2009). Na verdade, muitos tratamentos de base empírica para transtornos mentais, incluindo a TCC, são avaliados com amostras extraídas de populações predominantemente brancas de classe média, tornando incerta a sua pertinência para indivíduos de minorias étnicas (Bernal & Scharrón-del-Rio, 2001).

A sensibilidade cultural está cada vez mais recebendo atenção no campo da TCC. Por exemplo, Pamela Hays é uma terapeuta cognitivo-comportamental de destaque, cuja pesquisa acadêmica está centrada no tratamento sensível à cultura (p. ex., Hays, 2008; Hays & Iwamasa, 2006). Ela desenvolveu o ADRESSING, um sistema para nos conscientizarmos das múltiplas influências que afetam apresentações clínicas, incluindo influências relativas a idade/geração, deficiências desenvolvimentais e de outros tipos, orientações religiosas e espirituais, identidade étnica e racial, condição socioeconômica, orientação sexual, herança indígena, nacionalidade e gênero (Hays, 2008, 2009). Segundo Hays (cf. Wenzel et al., 2016), os terapeutas cognitivo-comportamentais tomam cuidado para não presumir que as apresentações clínicas dos clientes resultam unicamente de distorções ou anormalidades na cognição e no comportamento, considerando a forma como os fatores ambientais (p. ex., racismo, opressão) externos contribuem para problemas e tensões enfrentados. Ela também incentiva os clínicos a usar histórias e metáforas das origens culturais dos clientes para ilustrar princípios cognitivos e comportamentais fundamentais e maneiras pelas quais eles podem incorporar esses princípios em suas vidas.

O programa de pesquisa desenvolvido por Ricardo Muñoz exemplifica a adaptação das estratégias tradicionais de intervenção de TCC de uma maneira culturalmente sensível à comunidade latina. Muñoz estudou com Peter Lewinsohn na University of Oregon e, como será visto no Capítulo 6, Lewinsohn é uma figura importante no desenvolvimento de ativação comportamental, um componente central no tratamento cognitivo-comportamental da depressão. Muñoz aplicou sua bem estabelecida experiência em TCC ao tratamento de problemas de saúde mental, especialmente depressão e dependência de tabaco, na comunidade latina de São Francisco. Ele desenvolveu manuais de tratamento que foram disseminados nos Estados Unidos para trabalhar com clientes latino-americanos (Muñoz & Mendelson, 2005). Sua abordagem incorpora quatro grandes estratégias de TCC: (a) reestruturação cognitiva, (b) ativação comportamental, (c) resolução de problemas sociais para manejo de relacionamentos pessoais e (d) resolução de problemas sociais para manejo de questões de saúde física (Aguilera, Garza, & Muñoz, 2010).

Digno de nota, muitos construtos entendidos por indivíduos latinos são assimilados em sua abordagem de TCC (ver Muñoz & Mendelson, 2005, para uma discussão mais ampla). Muñoz e colaboradores procuraram *feedback* dos indivíduos latinos quando ele estava desenvolvendo seus manuais de tratamento. O vocabulário foi modificado para corresponder ao nível de instrução típico dos clientes etnicamente diversos que atendia, e imagens, histórias e metáforas relevantes para sua cultura foram incluídas para comunicar os pontos-chave. Por exemplo, a expressão *"la gota de agua labra la piedra"* (traduzida como "gotas de água podem esculpir uma rocha") foi usada para ilustrar o fato de que, ao longo do tempo, os pensamentos podem moldar a forma como vemos o mundo e interagimos com ele, reforçando assim a depressão. Além disso, valores culturais, tais como a importância da família (i.e., familismo), do respeito (ou seja, *respeto*) e a ênfase em espiritualidade e religião, foram reconhecidos e modelados por Muñoz e colaboradores no desenvolvimento do tratamento e por terapeutas que o executaram. É importante salientar que Muñoz demonstra um compromisso com a ciência, e sua abordagem tem sido avaliada em pesquisa clínica. Por exemplo, uma série de estudos têm avaliado seu curso Mães e Bebês (Mamas y Bebés), uma abordagem de TCC para prevenir a depressão pós-parto, mostrando que essa abordagem supera os cuidados habituais na prevenção desse transtorno de saúde mental (Le, Perry, & Stuart, 2011; Muñoz et al., 2007; Tandon, Perry, Mendelson, Kemp, & Leis, 2011).

O conjunto da obra desenvolvida por Muñoz e colaboradores demonstra não apenas que a TCC pode ser amplamente aplicada em diversas etnias, culturas e classes sociais, mas também que os terapeutas podem manter a integridade em relação ao modelo e aos princípios básicos dessa abordagem mesmo quando são feitas adaptações. Dito isso, muitas pesquisas ainda são necessárias para estabelecer a eficácia da TCC com diversos grupos culturais e étnicos, bem como a eficácia de adaptações específicas que hipoteticamente melhorariam seu resultado.

Expansão para TCCs de terceira onda

As TCCs da *terceira onda, ou contextuais*, têm recebido muita atenção ao longo dos últimos 15 a 20 anos, com foco nos princípios de aceitação, *mindfulness* e consciência plena, livre de julgamentos (Hayes, 2004; Hayes, Villatte, Levin, & Hildebrandt, 2011). Exemplos de TCCs de terceira onda incluem a terapia de aceitação e compromisso (ACT; Hayes et al., 2012), a terapia cognitiva baseada em *mindfulness* (MBCT; Segal, Williams, & Teasdale, 2002, 2013), a terapia comportamental dialética (DBT; Linehan, 1993a, 1993b, 2015) e a terapia metacognitiva (Wells, 2009). Uma característica importante que distingue as TCCs da terceira geração das TCCs mais tradicionais é a mudança de foco, do conteúdo para o funcionamento. Em outras palavras, muitos terapeutas que praticam psicoterapias contextuais estão menos preocupados com a modificação explícita de cognições que não ajudam e mais interessados em mudar a relação da pessoa com a própria cognição. As TCCs contextuais geralmente são mais centradas no processo pelo qual uma pessoa vive sua vida do que especificamente em seus pensamentos ou ações (K. S. Dobson & Dozois, 2010). De acordo com Hayes (2004), "As intervenções da terceira geração não são tanto uma rejeição das TCCs da primeira e da segunda geração quanto uma transformação dessas fases anteriores em uma forma nova, mais ampla e mais interconectada" (p. 660).

Especialistas na área discordam sobre o grau em que essas abordagens de fato representam uma nova onda e em que medida devem ser incluídas na família das TCCs, levando em consideração o quão distintas elas são (cf. Hofmann & Asmundson, 2008; Ost, 2008). Mesmo assim, elas têm influenciado significativamente até mesmo os terapeutas cognitivo-comportamentais mais tradicionais. Os debates nas listas de discussão da Academy of Cognitive Therapy e da Association for Behavioral and Cognitive Therapies regularmente focam em aplicações de técnicas de *mindfulness* e aceitação dentro da prática da TCC, bem como na melhor aplicação desses protocolos de tratamentos de terceira geração. O Capítulo 9 descreve abordagens de tratamento da terceira geração concentradas em *mindfulness* e aceitação. No capítulo final, eu proponho minha própria reconciliação da TCC com as abordagens contextuais.

VISÃO GERAL DESTE LIVRO

Este capítulo apresentou um panorama conciso do que é a TCC e de como ela evoluiu. O que ele não forneceu é uma descrição das estratégias e técnicas de tratamento específicas utilizadas por terapeutas cognitivo-comportamentais. Essa é a finalidade dos próximos capítulos deste livro. Todos são estruturados de maneira similar. Em primeiro lugar, eu defino os parâmetros básicos de uma estratégia de intervenção cognitivo-comportamental padrão (p. ex., reestruturação cognitiva). Depois, ilustro a maneira tradicional como a estratégia de intervenção foi traduzida em técnicas específicas de tratamento e implementada com clientes (p. ex., o registro de pensamento que pode ser utilizado para alcançar os objetivos da reestruturação cognitiva). Então, resumo maneiras inovadoras pelas quais a estratégia de intervenção foi adaptada, quer em termos de inovações técnicas que podem ser usadas com os clientes, modalidades contemporâneas para aplicação, modificações inovadoras para determinados tipos de clientes, ou questões inovadoras a considerar ao usar a estratégia. No fim de cada capítulo, proponho rumos para a pesquisa empírica e para a prática clínica.

Vejamos agora as principais estratégias de intervenção apresentadas nos próximos capítulos. No Capítulo 2, abordagens tradicionais e inovadoras para a conceitualização de caso são descritas e aplicadas a um único caso. O Capítulo 3 descreve um empolgante desenvolvimento no campo da utilização de entrevista motivacional antes e durante a administração de estratégias-padrão cognitivas e comportamentais para lidar com a ambivalência do cliente e aumentar a motivação para a mudança. Os Capítulos 4 e 5 são dedicados às abordagens tradicionais e inovadoras para a reestruturação cognitiva – o Capítulo 4 é focado na reestruturação de pensamentos que ocorrem espontaneamente em determinadas situações, e o Capítulo 5 é focado na reestruturação das crenças subjacentes desenvolvidas a partir de experiências-chave de épocas anteriores na vida. No Capítulo 6, abordagens tradicionais e inovadoras para a ativação comportamental são consideradas, concentrando-se em dois protocolos contemporâneos de tratamento de ativação comportamental submetidos a uma avaliação empírica rigorosa. O Capítulo 7 dedica-se à estratégia de intervenção de exposição e descreve a trajetória histórica pela qual a exposição foi incorporada aos protocolos de tratamento cognitivo-comportamental para transtornos de ansiedade, o paradigma teórico dominante que tem sido usado para guiar a implementação da exposição desde o fim dos anos 1980, e um novo paradigma teórico surgido no fim dos anos 2000. O Capítulo 8 centra-se nas abordagens tradicionais e inovadoras do manejo do afeto (que, em minha definição, incorporam estratégias tanto para regulação da emoção como para tolerância ao sofrimento) e introduz maneiras de avaliar o grau em que as estratégias de manejo do afeto são úteis ou prejudiciais em curto e em longo prazo. O Capítulo 9 aborda os construtos populares de *mindfulness* e aceitação. O Capítulo 10 encerra este livro com dois focos principais: (a) desafios enfrentados pelo campo na formação e na disseminação da TCC e (b) uma reconsideração do conceito fundamental dessa forma de terapia, bem como uma nova perspectiva sobre o que poderia ser considerado TCC *integrativa*.

Este livro não é de forma alguma completo. Na verdade, inovações devem ter sido desenvolvidas e publicadas no tempo transcorrido entre a conclusão da escrita deste livro e sua publicação. Eu incentivo os leitores a absorver o conteúdo deste livro com o "espírito" de inovação em mente. Muitas vezes, encontro terapeutas trabalhando a partir de uma orientação teórica diferente, ou apenas começando sua formação em TCC, com a ideia de que essa abordagem deve ser aplicada de maneira prescrita, como em um livro de receitas, e que há uma maneira "certa" e uma maneira "errada" de fazê-lo. No passado, eu argumentei fortemente contra essas noções (p. ex., Wenzel, 2013). Os terapeutas estão, sem dúvida, aplicando TCC se estiverem implementando uma intervenção estratégica (a) decorrente de forma lógica da conceitualização de caso da apresentação clínica do cliente; (b) feita em colaboração com o cliente, levando em consideração suas preferências e desejos; (c) levando o tratamento adiante de maneira sistemática, em vez de prosseguir sem um plano claro ou sem lógica; e (d) percebendo-o em sua totalidade, sem ser solapado por uma discussão estranha da relutância do terapeuta.

Em outras palavras, praticamente qualquer estratégia de intervenção pode ser aplicada por terapeutas cognitivo-comportamentais, e eles ainda estarão "fazendo" TCC. Na verdade, esses terapeutas têm licença para integrar uma imensa quantidade de criatividade em seu trabalho clínico. A cuidadosa consideração dos princípios que subjazem suas estratégias de intervenção é a questão-chave. Convido o leitor a permitir que as ideias apresentadas neste livro estimulem seu pensamento crítico e criativo sobre inovações que pode usar em sua própria prática clínica.

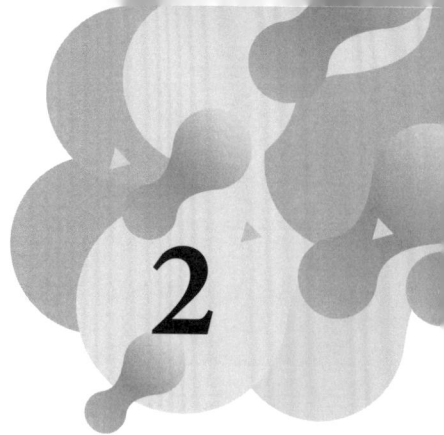

2

Conceitualização de caso

A *conceitualização de caso* (também chamada *formulação de caso*) é a aplicação de um sistema teórico, como a teoria cognitivo-comportamental, para compreender os fatores que precipitam, mantêm e exacerbam o problema de saúde mental ou a perturbação emocional de um cliente (ver Eells, 2007). Ela serve como um modelo para integrar informações colhidas em uma avaliação psicológica e ao longo do tratamento e formar um quadro coerente. Segundo Key e Bieling (2015), "O papel central da formulação de caso cognitiva é traduzir a teoria e a pesquisa cognitiva nomotética em tratamento idiográfico" (p. 223).

A conceitualização de caso tem muitas finalidades. Em primeiro lugar, a maioria dos clientes é caracterizada por apresentações clínicas heterogêneas, de modo que satisfazem critérios para mais de um transtorno mental ou compartilham características de vários deles. Além disso, muitos clientes descrevem estressores e desafios que não são facilmente incorporados aos diagnósticos, como problemas médicos, pobreza e racismo. A conceitualização de caso ajuda o terapeuta na organização dessas informações e na compreensão de como essas diferentes forças influenciam as reações cognitivas, emocionais e comportamentais descritas pelos clientes, bem como de que forma essas reações exacerbam seus problemas de saúde mental, médicos e ambientais. Em segundo lugar, quando uma conceitualização de caso está estabelecida, ela pode ajudar o terapeuta a entender e abordar novas informações ou ocorrências inesperadas, tais como uma ruptura na relação terapêutica. Por fim, ela aponta alvos importantes para as intervenções, pois os terapeutas cognitivo-comportamentais têm por objetivo aplicar ferramentas estratégicas a fim de modificar os fatores psicológicos (ou seja, cognições, emoções, comportamentos) que contribuem para manter e exacerbar problemas de saúde mental e transtornos emocionais.

ABORDAGENS TRADICIONAIS PARA A CONCEITUALIZAÇÃO DE CASO

Conceitualização de caso na abordagem de Beck

Talvez a abordagem cognitivo-comportamental mais usada por terapeutas na conceitualização de caso seja o arcabouço proposto pela Dra. Judith S. Beck, filha de Aaron T. Beck, em seu livro intitulado *Terapia cognitiva: teoria e prática* (1995), posteriormente revisado em 2011 (e renomeado como *Terapia cognitivo-comportamental: teoria e prática**). Sua abordagem da conceitualização decorre diretamente de uma teoria cognitiva de dois níveis de problemas de saúde mental. O primeiro nível do modelo capta o papel central desempenhado pela cognição quando as pessoas enfrentam situações e circunstâncias específicas. A Figura 2.1 representa uma versão modificada do modelo cognitivo básico apresentado por J. S. Beck (1995, 2011). De acordo com esse modelo, em qualquer situação, as pessoas experimentam a cognição na forma de pensamentos, imagens, interpretações, julgamentos, significados e atitudes. Essas cognições específicas da situação são chamadas de *pensamentos automáticos* porque surgem tão rapidamente que muitas ve-

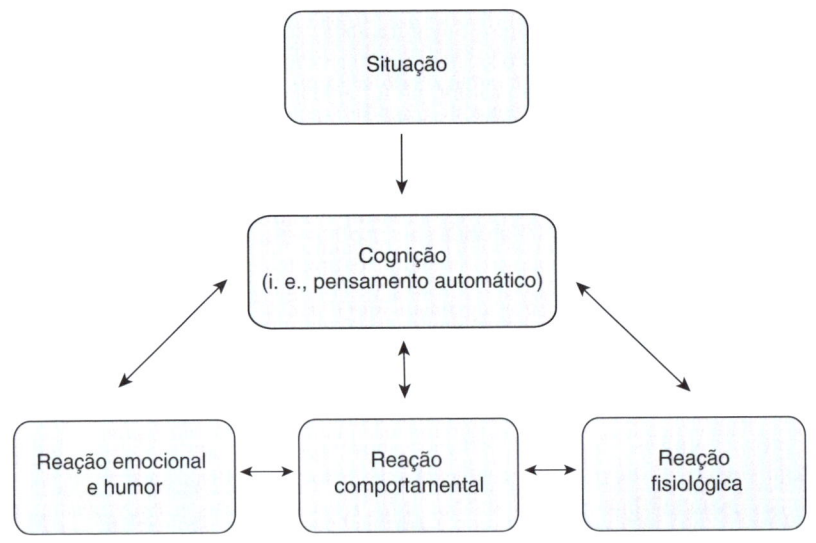

Figura 2.1

PREMISSAS BÁSICAS DA TEORIA COGNITIVA.
Fonte: Adaptada com permissão de L. S. Greenberg, N. McWilliams e A. Wenzel (2014). *Exploring three approaches to psychotherapy*. Washington, DC: APA Books.

---

* N. de T. Publicado no Brasil pela Artmed Editora.

zes não se consegue identificar sua presença. Elas desempenham um papel importante na forma como sentimos (ou seja, emoções), agimos (ou seja, comportamento) e nossos corpos respondem (ou seja, reações fisiológicas). Embora, às vezes, esse modelo cognitivo básico seja articulado simplesmente como "pensamentos causam nossas reações", na realidade, tanto a ciência como a experiência subjetiva dos clientes indicam que não é tão simples. Observe as setas bidirecionais entre construtos na Figura 2.1. Essas setas significam a importante observação de que cognição, emoções, comportamentos e respostas fisiológicas afetam uns aos outros (Clore & Ortony, 2000) e que existem instâncias nas quais a emoção precede a cognição (Zajonc, 1984). Foi proposto que intervir no nível de uma dessas construções pode facilitar a mudança nos outros (Borkovec, Newman, Pincus, & Lytle, 2002). Assim, embora o modelo situação-cognição-reação descrito na Figura 2.1 represente uma abordagem tradicional para conceitualizar as reações dos clientes em dado momento, agora sabemos que as relações entre essas construções são intrincadas e não existe uma única direção de causalidade.

O modelo cognitivo de J. S. Beck (1995, 2011) não parou no nível situacional; ela identificou uma série de camadas de cognição e padrões comportamentais subjacentes às reações apresentadas em qualquer situação. Por exemplo, *crenças nucleares* são as crenças mais fundamentais que as pessoas têm sobre si mesmas, os outros, o mundo e o futuro. Em clientes com problemas de saúde mental, as crenças nucleares frequentemente se enquadram em três domínios: (a) desamor (p. ex., "Eu não sou desejável"), (b) desamparo (p. ex., "Eu sou incompetente") ou (c) desvalor (p. ex., "Eu sou um fardo"). De acordo com esse modelo, as crenças começam a se desenvolver na infância, a partir de experiências fundamentais da vida e das mensagens recebidas de outros. *Crenças intermediárias* constituem regras e pressupostos pelos quais as pessoas vivem suas vidas e muitas vezes são decorrentes de suas crenças fundamentais. Por exemplo, se uma pessoa tem uma crença nuclear de "Vou ser rejeitada", ela pode viver por crenças intermediárias, como "Se eu concordar com tudo o que meu parceiro diz ou faz, então não vou ser rejeitada", ou "Um desacordo com o meu parceiro significa que ele vai me rejeitar". Juntas, essas crenças são às vezes chamadas de *crenças subjacentes*, porque frequentemente fornecem contexto para os tipos de pensamentos automáticos experimentados sob determinadas circunstâncias. Continuando com nosso exemplo de uma pessoa com uma crença central de que será rejeitada, considere uma situação na qual seu parceiro opte por um jogo de beisebol com os amigos, em vez de jantar com ela. Ela fica brava com ele, que, mesmo assim, vai ao jogo. Um pensamento automático lógico para ela nessa situação é "Este é o começo do fim do nosso relacionamento", que é reminiscente de sua crença nuclear de ser rejeitada e de sua crença intermediária de que discordar é um sinal seguro de rejeição. Consequentemente, ela pode experimentar uma reação emocional, como ansiedade, uma reação comportamental, como enviar a ele mensagens de texto incessantes em busca de tranquilização, e uma reação fisiológica, como inquietação.

As pessoas não são caracterizadas por crenças subjacentes uniformemente negativas. Quase todas são caracterizadas por crenças que ajudam ou não ajudam, e as crenças que são ativadas servem como espécie de filtro pelo qual as pessoas interpretam suas experiências. Crenças que ajudam são as benignas e adaptativas, como "Eu sou uma boa pessoa", "Eu sou amado por amigos e familiares" e "Posso cometer erros".

Em momentos de relativa calma, essas crenças predominam e aumentam a probabilidade de as pessoas interpretarem suas experiências através de um filtro equilibrado e geralmente otimista. Contudo, estresse ou adversidade podem ativar crenças que não ajudam, ou seja, crenças negativas e desadaptativas. Quando essas crenças são ativadas, as pessoas interpretam suas experiências de vida através de um filtro que as concentra no negativo e as faz ignorar o neutro ou positivo. Considere mais uma vez a mulher no parágrafo anterior cuja crença nuclear de "rejeição" foi ativada. Se uma crença mais funcional fosse ativada, como "Eu tenho muito a oferecer nos meus relacionamentos", ela poderia ter tido um pensamento automático mais equilibrado quando seu namorado escolheu ir ao jogo de beisebol em vez de jantar fora (p. ex., "Estou desapontada por não vê-lo esta noite, mas estivemos juntos na maioria das outras noites desta semana, e ele realmente gosta de assistir ao beisebol com seus amigos."). Se tivesse esse pensamento mais equilibrado, ela provavelmente não teria sentido ansiedade ou inquietação, nem teria incessantemente enviado mensagens de texto ao parceiro para se tranquilizar enquanto ele estava no jogo.

Pode ser difícil encarar as crenças que não ajudam e, como resultado, as pessoas desenvolvem *estratégias de enfrentamento* (também chamadas de *estratégias compensatórias*) para se proteger do sofrimento emocional quando elas são ativadas. No exemplo seguido até agora, a busca contínua de tranquilização seria uma estratégia de enfrentamento para evitar uma crença nuclear de rejeição, pois a pessoa procura ativamente provas para desmentir a crença central. Entretanto, nem todas as pessoas adotam a estratégia de tentar desmentir a crença nuclear – outras se resignam a essa "verdade" e a compensam desistindo. Por exemplo, uma pessoa com a crença de rejeição poderia, em vez disso, isolar-se e recusar-se a iniciar a interação social, porque presume que será rejeitada. J. S. Beck (2011) observou que as estratégias de enfrentamento são, em sua maioria, comportamentos normais a todas as pessoas ocasionalmente, mas se tornam problemáticas no contexto do sofrimento emocional, quando são excessivamente usadas à custa de estratégias mais adaptativas.

Na seção a seguir, um caso hipotético é apresentado, e essa abordagem tradicional da conceitualização de caso é aplicada. Posteriormente, o mesmo caso será considerado à luz de abordagens inovadoras em relação à conceitualização.

"Ginny" é uma mulher branca de 50 anos de idade que nunca se casou e vive sozinha em uma cidade norte-americana de médio porte. Ela se descreveu como bastante religiosa e observou que tem muitos contatos sociais desenvolvidos em seu intenso envolvimento com sua paróquia. Curiosamente, ela não via esses contatos sociais como amigos íntimos e com frequência tinha a sensação de estar dando mais a eles (p. ex., ouvindo-os falar sobre seus problemas) do que eles lhe davam.

Ginny trabalha como consultora de *marketing* autônoma há cinco anos, depois de ter atuado na indústria por aproximadamente 20 anos. Ela escolheu trabalhar por conta própria quando notou a tendência de mulheres com mais de 40 anos serem demitidas em razão das políticas empresariais de redução de pessoal. Ginny é do tipo que "vai à luta", então, quando tomou a decisão de deixar seu emprego de tempo integral, desenvolveu rapidamente um plano de negócios, montou um *site* na internet e criou uma rede para estabelecer uma base segura de clientes. Ela teve dificuldade para estimar quantas horas por semana trabalha, indicando que atende quase imediatamente os clientes a qualquer hora do dia, não importando o que esteja fazendo, a menos que esteja na missa, quando coloca o telefone celular no modo silencioso.

Ela afirmou que é "extremamente" próxima de sua família de origem. Seus pais, ambos aposentados, moram na mesma casa em que ela foi criada, localizada a cerca de meia hora de sua residência atual. Sua irmã mais velha e seu irmão mais novo moram em grandes áreas metropolitanas. Ginny informou que ela e seus irmãos tentam visitar seus pais uma vez por mês, e ela anseia muito por esses encontros. Relembrou com carinho as interações de sua família enquanto cresciam, dizendo que nunca brigavam e optavam por passar algum tempo juntos, em vez de com amigos ou participando de atividades extracurriculares. Ao ser questionada, contudo, admitiu que seus pais eram um pouco superprotetores e conservadores, embora rapidamente os tenha defendido, afirmando que esse estilo de educação ajuda seu temperamento "na medida certa".

Ginny identificou dois estressores que a levaram ao tratamento. Em primeiro lugar, sentia muita ansiedade em relação a sua futura situação financeira. Embora seu negócio de *marketing* tenha excedido suas projeções em cada um de seus cinco anos, receava não ter dinheiro suficiente para a aposentadoria e, com isso, perder sua casa e ficar desamparada. Assim, ela "se consumia" no trabalho, querendo agradar os clientes a todo custo, por exemplo, excedendo-se a ponto de agendar clientes de fusos horários diferentes a qualquer hora da noite. Esse intenso cronograma interferia em aspectos de autocuidado, como sono, refeições e exercícios regulares. Ginny disse que ganhara peso nos últimos cinco anos e estava tendo pequenos problemas de saúde (p. ex., rigidez articular, fadiga), provavelmente em consequência desse cronograma errático e da falta de autocuidado.

Em segundo lugar, ela relatou que sua mãe fora diagnosticada com doença de Alzheimer, a qual parecia estar progredindo mais rapidamente do que fora previsto. Descreveu-se como uma pessoa extraordinariamente empática e observou que ver a mãe esquecida, confusa e chorosa a afetava demais. Ela indicou que se oferece para ajudar o pai a cuidar de sua mãe, mas ele recusa ajuda, dizendo que quer que Ginny "viva sua vida". No entanto, ela não acreditava que seu pai estivesse cuidando de sua mãe da melhor forma possível. Por exemplo, achava que ele deveria providenciar enfermeiras de atendimento domiciliar para assistência ocasional, mas, em vez disso, ele insistiu em cuidar da esposa por conta própria. Ginny também testemunhou um aumento notável no consumo de álcool do pai, presumivelmente como forma de lidar com o estresse pelo qual estava passando, e disse que ele fica bravo quando ela toca no assunto. Em sua visão, a situação de seus pais só iria piorar e ela sentia-se impotente para fazer mudanças positivas.

Quando se apresentou para tratamento, seu terapeuta cognitivo-comportamental realizou uma avaliação diagnóstica. Ela satisfazia os critérios para transtorno de ansiedade generalizada (TAG) de acordo com o *Manual diagnóstico e estatístico de transtornos mentais* (DSM-5; APA, 2013). Especificamente, Ginny descreveu uma preocupação percebida como incontrolável quase o tempo todo. Suas preocupações mais significativas referiam-se a sua futura situação financeira e ao bem-estar de seus pais, embora ela tenha mencionado: "Se não estou preocupada com uma coisa, então eu me preocupo com outra". Além disso, durante o ano que passou, ela se preocupou com assuntos inconsequentes, como a cor da camisa que deveria comprar ou dizer algo ofensivo quando trabalhava de recepcionista na igreja. Sua ansiedade avançada estava associada a muitas consequências, como ter dificuldade para adormecer quando finalmente decidia se deitar, em razão de pensamentos acelerados que se sucediam em sua mente, inquietação e incapacidade de relaxar, além de apresentar dificuldade de concentração e tensão muscular nos ombros e no alto das costas. Ela contou que quando era apanhada em uma "espiral" de ansiedade, percebia ter pouca capacidade de se concentrar em outra coisa e ficava consumida com isso por vários dias. Ginny lembrou-se de que sempre se sentiu ansiosa ao longo da vida. Ela teve crises de pânico – que ocorreram sem mais nem menos ou quando se sentiu ameaçada – na adolescência e aos 20 anos, mas indicou não ter tido nenhuma crise completa desde então. Seus familiares frequentemente dizem que evitam lhe dar más notícias porque ela costuma reagir de forma exagerada.

Ginny considerava que tinha uma forte história familiar de transtornos relacionados à ansiedade. Ela suspeitava que sua mãe também sofresse de TAG, lembrando que era cautelosa e parecia preocupar-se mais do que outras mães quanto à possibilidade de seus filhos se machucarem ou se envolverem em problemas. Também descreveu sua mãe como passiva, deixando a seu pai as decisões familiares e domésticas. No momento da avaliação diagnóstica, seu irmão tomava um antidepressivo para o que parecia ser uma apresentação clínica mista de ansiedade e depressão. Sua irmã havia completado um tratamento cognitivo-comportamental para transtorno obsessivo-compulsivo em anos recentes. Embora considerasse seu pai como tendo "uma conta de saúde mental saldada" durante a maior parte de sua vida, ela suspeitava que ele atualmente sofresse de depressão e estivesse se automedicando com álcool.

O Quadro 2.1 resume a conceitualização de caso tradicional desenvolvida pelo terapeuta cognitivo-comportamental de Ginny. O terapeuta considerou o estilo superprotetor de criação dos pais como um fator de risco que poderia ter estabelecido o cenário para o transtorno de ansiedade, pois Ginny testemunhou seus pais (especialmente sua mãe) se preocupando sobre possíveis perigos, e ela teve pouca oportunidade de explorar, cometer seus próprios erros e aprender a tolerar riscos e incertezas.

Embora sua família unida possa ser considerada um fator de proteção em vários aspectos, seu terapeuta também a conceitualizou como contribuindo para seu transtorno de ansiedade, pois ela passava tanto tempo com sua família que não aprendeu formas diferentes de ser e de interagir com outras pessoas. Viver sozinha e trabalhar como autônoma conferiram um risco adicional à ansiedade porque ela duvidava de sua capacidade de cuidar de si mesma em longo prazo e estava preocupada com não ter mais a rede de segurança que já tivera (p. ex., pais com boa saúde que poderiam cuidar dela, benefícios trabalhistas).

QUADRO 2.1 CONCEITUALIZAÇÃO DE CASO TRADICIONAL PARA GINNY

INFORMAÇÕES CONTEXTUAIS RELEVANTES
- Pais superprotetores cautelosos.
- Família unida.
- Mora sozinha, sem parceiro amoroso.
- Autônoma.

CRENÇAS SUBJACENTES
Crenças nucleares que ajudam:
- Eu sou uma boa pessoa (filha, amiga, profissional, paroquiana).
- Minha família e Deus cuidarão de mim.

Crenças nucleares que não ajudam:
- Estou vulnerável ao perigo.
- Sou fraca.

Crenças intermediárias:
- Sou uma má filha se discordar ou gentilmente desafiar meus pais. Sou uma boa filha se não perder o equilíbrio.
- Meus pais vão me banir se eu discordar ou delicadamente os desafiar. Meus pais vão me sustentar se eu não perder o equilíbrio.
- Deus não vai cuidar de mim se eu não me dedicar à igreja. Deus cuidará de mim se eu me dedicar à igreja.
- Eu devo estar disponível para meus clientes em todos os momentos ou eles vão me demitir. Se eu estiver sempre disponível, meus clientes ficarão satisfeitos.

ESTRATÉGIAS DE ENFRENTAMENTO
- Envolveu-se excessivamente com o trabalho, ao ponto de exaustão, e apresenta pouco autocuidado.
- Responde *e-mails* de trabalho poucos minutos depois de recebê-los, para evitar a perda de clientes.
- Excesso de "verificações" com os pais.
- Assumiu funções na igreja que eram de pouco interesse para ela.

ESTRESSORES
- Mercado de ações volátil.
- A doença de Alzheimer da mãe está progredindo rapidamente; cuidado e manejo da saúde de sua mãe pelo pai.

(*Continua*)

(*Continuação*)

MANIFESTAÇÃO SITUACIONAL
- Pequeno problema de saúde requer atenção no horário comercial, afastando-a do trabalho.

Pensamentos automáticos:
- Meus clientes vão ficar com raiva por eu não estar disponível.
- Isso significa que meus clientes vão me demitir, eu vou ter uma queda significativa na renda e não terei nada em minha conta de aposentadoria.

Reações emocionais:
- Pânico (10)

Reações comportamentais:
- Exagerar nos pedidos antecipados de desculpas aos clientes pela ausência.

Reações fisiológicas:
- Inquietação; incapacidade de relaxar.
- Palpitações cardíacas aleatórias.

Os terapeutas cognitivo-comportamentais que adotam essa abordagem tradicional à conceitualização de caso identificam múltiplas camadas de cognição, incluindo crenças nucleares que ajudam, crenças nucleares que não ajudam e crenças intermediárias resultantes. O terapeuta de Ginny percebeu que, por um lado, ela era caracterizada por algumas crenças saudáveis úteis para promover autoconfiança e proteção contra a depressão, incluindo "Eu sou uma boa pessoa" (que se expressaram de maneiras mais específicas quando ela considerava seus papéis como filha, amiga, profissional e paroquiana) e "Minha família e Deus cuidarão de mim". Contudo, diferentes crenças nucleares eram ativadas em épocas de estresse, como quando algo ameaçava sua situação financeira (p. ex., um mercado de ações volátil) ou quando algo ameaçava a união familiar apreciada (p. ex., a doença de Alzheimer de sua mãe, a depressão cada vez maior e o consumo de álcool do pai). Essas crenças nucleares que não ajudam incluem "Eu sou vulnerável ao perigo" e "Eu sou fraca", esta última coadunando-se com a percepção de que não tinha capacidade de lidar com a adversidade ou cuidar de si mesma sem uma "rede de segurança".

Como resultado dessas crenças, Ginny desenvolveu uma série de regras e pressupostos pelos quais viveu sua vida. Por exemplo, ela realmente acreditava que era uma boa filha quando as coisas com a família estavam indo bem; no entanto, durante a época de estresse, quando seu pai estava lidando com a doença de Alzheimer de sua mãe, ela se via como uma má filha caso expressasse ao pai sua preocupação com o consumo de álcool ou com algumas das decisões que ele estava tomando em relação a cuidar da mãe. Ela também se preocupava que, caso discordasse de seu pai, ele iria bani-la, deixando-a sozinha para cuidar de si mesma em um futuro incerto. Suas suposições sobre as recompensas por ser uma boa pessoa e a punição por ser má ultrapassavam as crenças no âmbito familiar; ela também acreditava que Deus a puniria se não se dedicasse plenamente às atividades da igreja, mesmo quando eram inconvenientes ou quando havia alguma indicação de que os outros estavam se aproveitando dela. Além disso, profissionalmente, acreditava que iria perder um cliente se não atendesse às necessidades dele no cronograma que ela achava que o cliente queria que atendesse. Isso, mais uma vez, alimentava sua preocupação com ficar desamparada no futuro. As estratégias de enfrentamento de Ginny decorriam logicamente de suas crenças – ela respondia aos *e-mails* de seus clientes em poucos minutos, comprometia-se a atender prazos irrealistas e sacrificava seu próprio autocuidado para isso. Ela exibia o mesmo tipo de comportamento "exagerado" também em outras esferas. "Marcava presença" com seus pais excessivamente, para provar que era uma boa filha, e assumia muitas tarefas na paróquia para as quais não tinha tempo e pelas quais não tinha interesse a fim de "provar" a Deus que era uma boa católica. Em ambos os casos, ela acreditava que, se provasse ser uma boa filha e uma boa católica, então seus pais e Deus, respectivamente, cuidariam dela caso se encontrasse em uma situação de desamparo.

O Quadro 2.1 apresenta apenas uma manifestação situacional em que a confluência dessas crenças se expressa em um pensamento automático específico. Durante sua primeira sessão de psicoterapia, Ginny demonstrou muita ansiedade ante o fato de que seus problemas de saúde menores estavam exigindo consultas médicas no horário comercial, o que a impedia de estar imediatamente disponível para seus clientes. Quando não conseguia verificar e responder aos *e-mails* durante essas consultas, tinha pensamentos automáticos como "Meus clientes ficarão bravos por eu não estar disponível", "Meus clientes vão me demitir", "Eu vou ter uma queda significativa de renda" e "Não terei nada na minha conta da aposentadoria". Em última análise, todos esses pensamentos automáticos refletem sua crença em estar vulnerável à miséria e ser incapaz de cuidar de si mesma (ou seja, ser fraca). Emocionalmente, ela experimentou sensação de pânico no seu nível mais alto (ou seja, 10 em uma escala de 0-10, sendo 0 a ausência de ansiedade e 10 a maior ansiedade que ela poderia sentir); comportamentalmente, pedia desculpas excessivas e, em sua mente, fazia tudo para "compensar" suas faltas. Ela também teve muitas manifestações fisiológicas significativas de ansiedade, como inquietação, incapacidade de relaxar e palpitações cardíacas aleatórias, semelhantes aos ataques de pânico vividos na adolescência e aos 20 anos.

Com base nessa conceitualização de caso tradicional, o terapeuta cognitivo-comportamental de Ginny faria o seguinte. Em primeiro lugar, ele a ajudaria a adquirir habilidades de reestruturação cognitiva para reformular pensamentos que não ajudam a respeito de seus clientes, familiares e Deus ficarem bravos com ela (ver Cap. 4). Em segundo, quando Ginny adquirisse essas habilidades, ele trabalharia com ela para identificar e reestruturar suas principais crenças intermediárias e nucleares, com a ideia de que tal reestruturação diminuiria a probabilidade de elas serem ativadas futuramente em épocas de estresse e desafios (ver Wenzel, 2012, ver Cap. 5). Além disso, ele a ajudaria a reconhecer estratégias de enfrentamento desadaptativas e a se envolver em comportamentos mais efetivos para manter limites e autocuidado adequado.

Abordagem comportamental para conceitualização de caso

Os terapeutas cognitivo-comportamentais também se baseiam na teoria comportamental para propor conceitualizações das apresentações clínicas de seus clientes. Quando um comportamento é moldado por meio de *condicionamento clássico*, um estímulo neutro (i.e., estímulo condicionado, ou EC) é emparelhado com um estímulo incondicionado (EIC) que evoca uma resposta distinta (ou seja, uma resposta incondicionada, ou RI).

Quanto mais o EC é emparelhado com um EIC, maior a sua capacidade de evocar uma resposta que espelha a RC (ou seja, uma resposta condicionada, ou RC). O exemplo mais conhecido de condicionamento clássico em ação é o caso do "pequeno Albert", um menino de 2 anos que desenvolveu um medo de ratos brancos quando foi submetido a um ruído alto assustador (ou seja, EIC) enquanto estava brincando com um ratinho (i.e., EC; Watson & Raynor, 1920). O barulho alto compreensivelmente provocou medo (i.e., RIC) no menino; no entanto, ele começou a exibir uma reação de medo (i.e., RC) na presença de ratos brancos porque associou o ruído alto causador de medo a eles. Na verdade, seu medo se generalizou para outros ECs semelhantes a ratos brancos. Muitas reações fóbicas podem ser entendidas a partir de um arcabouço de condicionamento clássico. Decorre disso, então, que comportamentos mantidos por meio de condicionamento clássico diminuirão quando o EC não for mais emparelhado com o EIC, um processo chamado *extinção*, objetivo das abordagens de tratamento baseadas em exposição (ver Cap. 7).

Quando o comportamento é moldado por meio do *condicionamento operante*, assume uma forma específica em função do grau em que é reforçado ou punido. O *reforço* aumenta a probabilidade de uma pessoa apresentar determinado comportamento e se manifesta de duas formas. Ocorre *reforço positivo* quando um determinado evento se dá após um comportamento específico, como uma criança que recebe uma mesada por fazer suas tarefas domésticas. O *reforço negativo* ocorre quando algo é removido após um comportamento específico, como ao dizer-se a uma criança que ela não precisa fazer suas tarefas porque seu boletim da escola está bom. A *punição* diminui a probabilidade de uma pessoa apresentar determinado comportamento. Por exemplo, quando uma criança é proibida de assistir a televisão depois de falar de maneira desrespeitosa com sua mãe, espera-se que a probabilidade de ela falar desrespeitosamente com a mãe diminua, pois ela gosta muito de assistir a televisão e não quer perder a oportunidade de fazer isso. Um tratamento decorrente de um quadro de condicionamento operante para entender o comportamento problemático se concentraria em modificar o reforço experimentado por alguém após apresentar o comportamento problemático, objetivando sua extinção. Também se usa punição, embora muito mais moderadamente do que o reforço.

O comportamento também pode ser adquirido a partir da *aprendizagem observacional*, de modo que uma pessoa desenvolve um conjunto de comportamentos ao observar outros experimentarem consequências (ver Bandura, 1977). Por exemplo, se uma criança observa seu pai manejar a ansiedade e o estresse bebendo, então ela pode aprender que essa é uma maneira aceitável de diminuir o sofrimento emocional. Do ponto de vista do tratamento, o modelo representado pelo terapeuta desempenha um papel importante na reestruturação do comportamento, usando a aprendizagem observacional como ferramenta, pois os clientes testemunham um novo conjunto de habilidades que, com o tempo, podem praticar por conta própria.

Embora os exemplos apresentados nos parágrafos anteriores sejam simples e diretos, na prática clínica, muitas vezes há um conjunto complexo de contingências que mantém o comportamento. Considere uma cliente com transtorno de ansiedade social que experimenta ansiedade significativa quando é confrontada com um evento de *networking*. No passado, ela recebeu um *feedback* de que sua evitação de eventos de *networking* anteriores impactou negativamente seu desempenho de trabalho, resultando em um bônus de fim de ano menor do que poderia receber. Na superfície, um *feedback* negativo e um bônus menor podem parecer dois punidores poderosos que a fariam se comportar de forma diferente no futuro – ou seja, participando de eventos de *networking*. Contudo, ela encontra uma maneira de evitar participar do próximo evento. Quando evita, ela recebe reforço negativo imediato (i.e., a eliminação da ansiedade intensa e da autodúvida) mais poderoso do que as consequências punitivas em mais longo prazo. Assim, os terapeutas cognitivo-comportamentais são frequentemente confrontados com situações nas quais persistem comportamentos contraproducentes mesmo diante de contingências que parecem punir o comportamento, e são obrigados a aplicar a teoria comportamental de forma sofisticada para aprofundar as sutis contingências que explicam o modo típico de resposta de um cliente.

Abordagens tradicionais de avaliação

Como a maioria dos terapeutas, os cognitivo-comportamentais coletam informações para suas conceitualizações de casos a partir de conversas com seus clientes. Contudo, as perguntas são colocadas de forma estratégica para obter informações específicas sobre os fatores de precipitação, manutenção e exacerbação que contribuem para a apresentação clínica de um cliente. Por exemplo, terapeutas cognitivo-comportamentais que desenvolvem conceitualização de caso ao estilo de Beck podem perguntar aos clientes sobre eventos-chave da vida que moldaram sua forma de ver o mundo. Terapeutas que aplicam um arcabouço comportamental no seu trabalho clínico perguntam sobre (A) os antecedentes (B) do comportamento problemático e (C) suas consequências (note a diferença entre esse modelo ABC e o modelo ABC de Albert Ellis citado no Cap. 1). Em outras palavras, os terapeutas cognitivo-comportamentais prosseguem com a avaliação com teorias cognitivas e comportamentais em mente, e fazem perguntas baseadas nelas, de acordo com a apresentação clínica do cliente.

Além disso, muitos terapeutas cognitivo-comportamentais fazem uso de outros métodos de avaliação para complementar as perguntas feitas a seus clientes durante a sessão. Existem literalmente milhares de inventários de autorrelato que os clientes podem completar sozinhos, os quais quantificam a gravidade dos sintomas de transtornos mentais experimentados (p. ex., depressão, ansiedade; ver as Escalas de Beck, www.beckscales.com), a intensidade de certas crenças ou atitudes (p. ex., Questionário de Crenças de Personalidade; A. T. Beck & Beck, 1991; Bhar, Beck, & Butler, 2012), ou construtos que visam aspectos de funcionamento, como a qualidade de vida (QOL, Frisch, 2009). Alguns terapeutas cognitivo-comportamentais administram entrevistas clínicas estruturadas, como a *Entrevista clínica estruturada para os transtornos do DSM-5** (First, Williams, & Spitzer, 2015), para estabelecer com precisão os transtornos mentais cujos critérios são atendidos pelo cliente. Outros pedirão a seus clientes que realizem *automonitoração*, encorajando-os a registrar, em seu próprio ambiente, instâncias nas quais experimentam sofrimento emocional, seu comportamento, as consequências, e outras variáveis, como os pensamentos então existentes. Alguns terapeutas utilizam a

---

* N. de T. Publicado no Brasil pela Artmed Editora.

observação para examinar o comportamento dos clientes em ambientes naturalistas, como a escola ou a casa. Finalmente, terapeutas cognitivo-comportamentais reúnem informações de pais, cônjuges, parceiros ou professores para coletar dados a partir do ponto de vista de outro indivíduo.

ABORDAGENS INOVADORAS DA CONCEITUALIZAÇÃO DE CASO

Abordagem da formulação de caso, de Persons

A eminente psicóloga Jacqueline Persons desenvolveu uma abordagem à formulação de caso para a aplicação da terapia cognitivo-comportamental (TCC), a qual se tornou um dos principais recursos no campo quando foi publicada pela primeira vez em 1989 e continua exercendo influência significativa após ter sido revista em 2008. Visto que Persons usou o termo *formulação de caso*, em vez de *conceitualização de caso* em seus livros, esse será o termo usado nesta seção. Sua abordagem à formulação de caso baseia-se em muitos modelos tradicionais, incluindo o modelo de Beck, descrito na seção anterior, bem como a teoria tradicional relacionada à aprendizagem e à emoção. De acordo com essa abordagem, há cinco domínios de informação importantes para incorporar nas formulações de caso: (a) problemas, sintomas e transtornos mentais; (b) fatores psicológicos que contribuem para os problemas; (c) origens desses fatores psicológicos; (d) precipitantes que ativam esses fatores psicológicos; e (e) aspectos do ambiente que afetarão o progresso no tratamento (ver Persons & Hong, 2016). Um construto inovador nessa abordagem é a *hipótese de mecanismo*, a qual pertence ao domínio de informação (b) e refere-se aos fatores psicológicos que explicam a apresentação clínica de um cliente. Persons propôs que, para desenvolver uma hipótese de mecanismo, o terapeuta começa com uma *nomotética*, ou teoria geral (p. ex., a teoria cognitiva Beck), e então traduz isso de forma ideográfica para explicar cognições, emoções, comportamentos e sintomas fisiológicos experimentados pelo cliente.

É importante registrar que Persons (2008) promoveu a noção de que terapeutas cognitivo-comportamentais podem precisar de dois (ou mais) modelos diferentes para explicar os diversos aspectos da apresentação clínica do cliente, ou usar modelos distintos em diferentes pontos ao longo do tratamento. Esses modelos mais se complementam do que se contradizem, pois abordam vários aspectos da apresentação clínica, e sua aplicação abrangente serve para aumentar a riqueza da conceitualização de caso. Por exemplo, ela descreveu o modelo beckiano como um modelo estrutural que explica problemas de saúde mental por sua topografia e estruturas subjacentes correspondentes (p. ex., crenças), ao passo que considerava as teorias de aprendizagem como funcionais, porque elas esclarecem o comportamento explicando suas funções.

Embora muitos construtos incluídos na abordagem de formulação de caso de Persons se sobreponham aos incluídos em abordagens tradicionais da conceitualização de caso, o que é inovador em seu modelo é a forma pela qual integrou construtos de muitas abordagens cognitivo-comportamentais, bem como a maneira sistemática e cuidadosa com a qual ela aplicou essas teorias ao planejamento e ao acompanhamento do progresso ao longo do tratamento. Assim, o conhecimento de Persons promoveu significativamente o pensamento da TCC sobre a conceitualização de caso e, como tal, merece destaque aqui.

O uso de múltiplos modelos que facilitam a conceitualização de caso está ilustrado na discussão continuada de Ginny. Inicialmente, o terapeuta de Ginny propôs uma conceitualização de caso beckiana, especificando as crenças centrais, as crenças intermediárias e as estratégias de enfrentamento dela e suas relações com pensamentos automáticos situacionais e reações comportamentais. À medida que a terapia progrediu, o terapeuta de Ginny percebeu que modelos de condicionamento observacional e operante poderiam desenvolver sua formulação de caso ainda mais.

Especificamente, depois de trabalhar por um curto período de tempo com Ginny, seu terapeuta concluiu que ela não apresentava o conjunto de habilidades para estabelecer limites apropriados entre si e seus clientes. Ele lembrou que, durante a entrevista de admissão inicial, Ginny descreveu sua mãe como uma pessoa preocupada e passiva, que permitia ao marido tomar todas as decisões importantes para a família e para a casa. O terapeuta conjecturou que Ginny aprendeu esse modo de interagir com sua mãe e poderia se beneficiar de algum treinamento de habilidades sociais, o qual utilizaria uma quantidade significativa de modelagem. Além disso, ele também suspeitava que sua estratégia de enfrentamento de responder imediata e excessivamente aos outros estava sendo reforçada pelas respostas destes a ela (p. ex., elogios por responder tão rapidamente) e a ausência de resultados temidos (p. ex., não perder um cliente ou sofrer a desaprovação de alguém). Assim, o terapeuta começou a identificar comportamentos alternativos a serem adotados para reforçar uma forma mais adaptativa de encarar sua vida profissional. Um exemplo seria o de reservar a primeira hora do dia para tomar um café da manhã nutritivo e desfrutar do silêncio, em vez de pular no computador e responder aos *e-mails* sem ter tomado o café da manhã, permitindo a ela experimentar uma sensação de calma, em vez de frenesi, durante o trabalho, aumentando a produtividade e o foco. Ele conjecturou que a sensação de calma e o aumento de produtividade e foco proporcionariam um reforço para esse novo conjunto comportamental.

Conceitualização de caso colaborativa

Willem Kuyken, Christine Padesky e Robert Dudley (2009) propuseram a *conceitualização de caso colaborativa*, uma abordagem inovadora na qual cliente e terapeuta, juntos, focam em múltiplos níveis de explicação e inferência (ou seja, descritivo, transversal e longitudinal) para compreender tanto os fatores de vulnerabilidade como os de resiliência nas apresentações clínicas. No nível *descritivo*, o terapeuta trabalha em estreita colaboração com o cliente para compreender as questões apresentadas a partir de um quadro cognitivo-comportamental. Um modelo em cinco partes (Padesky & Mooney, 1990) pode ser usado para esse fim, de modo que os clientes identifiquem (1) pensamentos perturbadores, (2) humores, (3) comportamentos e (4) reações fisiológicas no contexto do (5) ambiente em que vivem. Esse é semelhante ao modelo cognitivo básico representado na Figura 2.1. A função do terapeuta é mostrar aos clientes como essas áreas estão inter-relacionadas e dar esperança de que a intervenção em um desses níveis muitas vezes tem implicações nos outros níveis. Por exemplo, quando Ginny se apresentou para o tratamento, indicou perceber seus clientes como exigentes. Ela contou que constantemente se preocupava com a possibilidade de decepcioná-los, o que levava a uma cacofonia de pensamentos sobre ser demitida, ficar com má reputação, ter dificuldade em obter negócios no futuro e não ter dinheiro suficiente para cuidar de si mesma. Quando essas preocupações percorriam sua mente, ela ficava ansiosa e agitada, tendo dificuldade para dormir e relaxar, trabalhando em marcha acelerada para atender a qualquer eventual necessidade que imaginava que seus clientes poderiam ter.

Com o tempo surgem temas que facilitam uma abordagem *transversal* da conceitualização de caso, ajudando o terapeuta e o cliente a entender as situações desencadeadoras e mantenedoras dos problemas apresentados pelo cliente. Quando Ginny começou a descrever várias situações que exacerbavam sua ansiedade, ela reconheceu estar presa em um círculo vicioso de se preocupar com a desaprovação de seus clientes e esperar consequências catastróficas disso. Ela assumiu o esforço extra despendido para atender às necessidades de seus clientes como a razão pela qual podia evitar consequências catastróficas, o que a privava da oportunidade de aprender (a) que seus clientes ficariam satisfeitos com o seu trabalho mesmo sem o excessivo tempo a ele dedicado e (b) que ela seria capaz de sobreviver caso um cliente não estivesse satisfeito. A Figura 2.2 exibe a interação entre cognição, emoção e comportamento enquanto Ginny debate-se com preocupações sobre as opiniões de seus clientes a respeito de seu desempenho e, se negativas, sobre suas consequências. Observe as setas bidirecionais entre pensamentos, reações emocionais, reações fisiológicas e reações comportamentais. Coletivamente, os construtos nessa figura demonstram o círculo vicioso em que Ginny muitas vezes se encontrava, de tal forma que seus pensamentos alimentavam suas reações emocionais e comportamentais, suas reações emocionais alimentavam suas cognições e reações comportamentais e suas reações comportamentais alimentavam suas cognições e reações emocionais.

No nível *longitudinal*, terapeuta e cliente assumem uma perspectiva desenvolvimentista para a compreensão dos fatores predisponentes e protetores que aumentam a probabilidade de certa resposta a um gatilho ou estressor. Eles começam a entender as origens dos padrões cognitivos, emocionais e comportamentais fundamentais que caracterizam a maneira de o cliente responder. Aqui terapeuta e cliente detalham plenamente as crenças nucleares, as regras e os pressupostos, bem como as estratégias de enfrentamento, que contribuem para a apresentação clínica.

Um aspecto singular e importante da abordagem colaborativa à conceitualização de caso é o foco em habilidades e capacidades e em resiliência. Assim como as vulnerabilidades que contribuem para os problemas e a apresentação clínica do cliente podem ser submetidas à conceitualização de caso, o mesmo pode ser feito com habilidades ou aspectos fortes. A incorporação de habilidades e capacidades à conceitualização de caso pode facilitar a resolução criativa de problemas e servir como perspectiva alternativa às formas não construtivas pelas quais os clientes estão vendo seus problemas da vida. A Figura 2.3

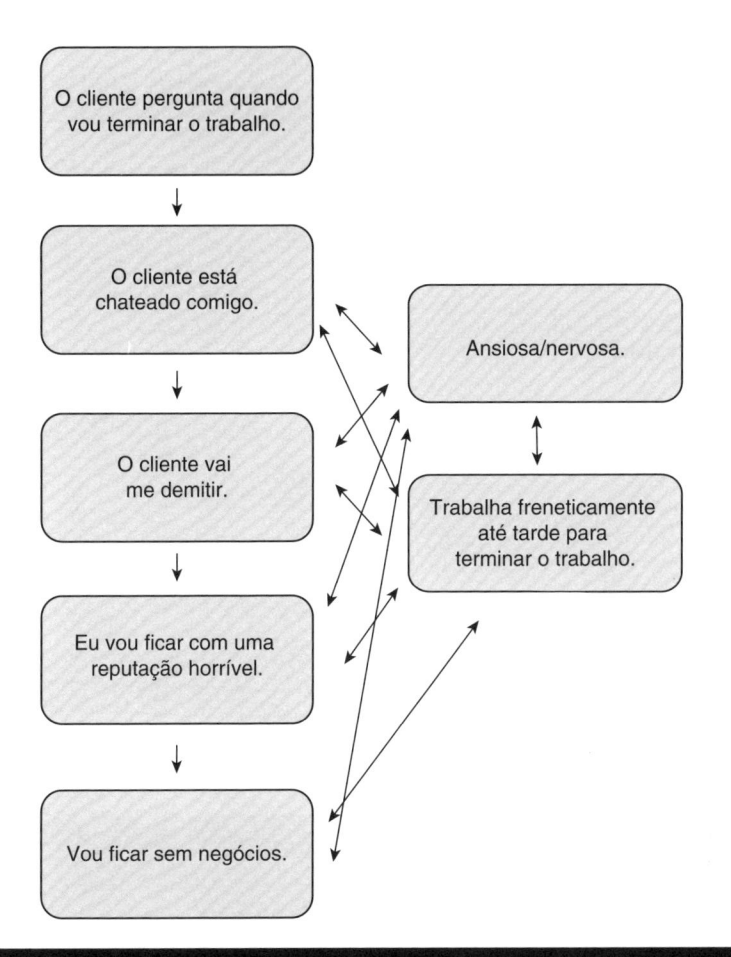

```
┌─────────────────────┐
│ O cliente pergunta  │
│ quando vou terminar │
│ o trabalho.         │
└─────────────────────┘
          ↓
┌─────────────────────┐
│ O cliente está      │         ┌─────────────────┐
│ chateado comigo.    │ ←────→  │ Ansiosa/nervosa.│
└─────────────────────┘         └─────────────────┘
          ↓                              ↕
┌─────────────────────┐         ┌─────────────────────┐
│ O cliente vai       │ ←────→  │ Trabalha            │
│ me demitir.         │         │ freneticamente até  │
└─────────────────────┘         │ tarde para terminar │
          ↓                     │ o trabalho.         │
┌─────────────────────┐         └─────────────────────┘
│ Eu vou ficar com    │
│ uma reputação       │
│ horrível.           │
└─────────────────────┘
          ↓
┌─────────────────────┐
│ Vou ficar sem       │
│ negócios.           │
└─────────────────────┘
```

Figura 2.2

CONCEITUALIZAÇÃO DE CASO TRANSVERSAL DE GINNY.

capta o círculo vicioso de cognições, reações emocionais e fisiológicas e reações comportamentais descritas anteriormente. Mas aqui, as habilidades e capacidades de Ginny são capturadas em paralelo com suas ansiedades. Ao reconhecer suas capacidades, ela percebe que seus clientes têm ficado extremamente satisfeitos com ela, que há confirmação de sua perspicácia a partir de comentários e depoimentos na internet, e que é uma profissional competente, hábil em atrair e manter seus clientes.

Embora muitos construtos incluídos na abordagem de conceitualização de caso colaborativa sejam semelhantes aos incorporados na abordagem beckiana tradicional, há três características distintivas. Em primeiro lugar, o foco nos três níveis de conceitualização de caso fornece uma heurística útil para orientar os terapeutas em seu trabalho. Muitas vezes, esses profissionais têm a falsa crença de que devem

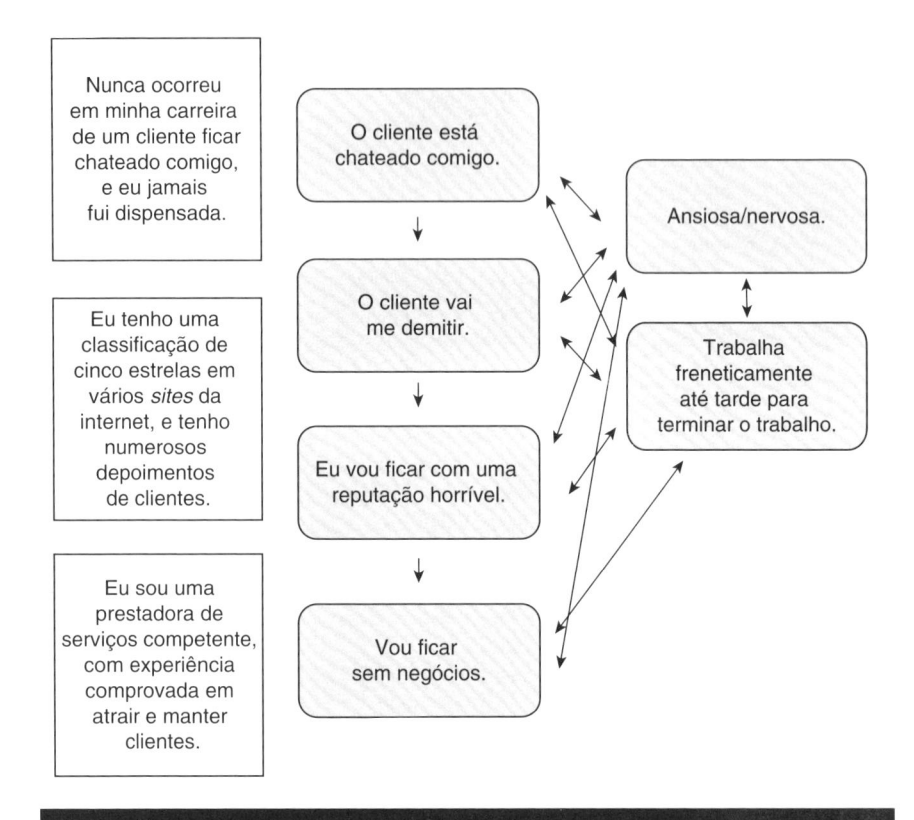

```
┌─────────────────┐
│ Nunca ocorreu   │
│ em minha carreira│     ┌──────────────┐
│ de um cliente   │     │ O cliente está│
│ ficar chateado  │     │ chateado comigo.│            ┌──────────────┐
│ comigo, e eu    │     └──────────────┘            │ Ansiosa/nervosa.│
│ jamais fui      │            ↓                     └──────────────┘
│ dispensada.     │
└─────────────────┘
┌─────────────────┐     ┌──────────────┐            ┌──────────────┐
│ Eu tenho uma    │     │ O cliente vai │            │ Trabalha      │
│ classificação de│     │ me demitir.   │            │ freneticamente│
│ cinco estrelas  │     └──────────────┘            │ até tarde para│
│ em vários sites │            ↓                     │ terminar o    │
│ da internet, e  │                                  │ trabalho.     │
│ tenho numerosos │     ┌──────────────┐            └──────────────┘
│ depoimentos de  │     │ Eu vou ficar  │
│ clientes.       │     │ com uma       │
└─────────────────┘     │ reputação     │
                        │ horrível.     │
                        └──────────────┘
┌─────────────────┐            ↓
│ Eu sou uma      │
│ prestadora de   │     ┌──────────────┐
│ serviços        │     │ Vou ficar     │
│ competente, com │     │ sem negócios. │
│ experiência     │     └──────────────┘
│ comprovada em   │
│ atrair e manter │
│ clientes.       │
└─────────────────┘
```

Figura 2.3

CONCEITUALIZAÇÃO DE CASO TRANSVERSAL COM HABILIDADES E CAPACIDADES DE GINNY.

formular uma conceitualização de caso intrincada após uma única sessão com o cliente. Na realidade, conceitualização de caso surgem ao longo do tempo, à medida que o terapeuta observa de que forma os clientes respondem às situações surgidas no curso de suas vidas enquanto estão em terapia. Os níveis do arcabouço ajudam o terapeuta a manter isso em perspectiva. Em segundo lugar, a natureza do "trabalho em equipe" da abordagem de conceitualização de caso colaborativa não pode ser subestimada. Terapeutas em treinamento muitas vezes perguntam se devem finalizar uma conceitualização de caso por conta própria ou com o cliente. Embora não seja necessário orientar o cliente passo a passo no preenchimento de algum tipo de ficha, a ideia é apresentar hipóteses e conferi-las com o cliente, incorporando qualquer *feedback* ou alteração sugerida por ele. Em terceiro lugar, o foco em habilidades e capacidades é um importante lembrete para abster-se de patologizar as apresentações clínicas de nossos clientes, pois muitas tendências psicológicas descritas por eles como problemáticas oferecem algum benefício quando canalizadas de forma adequada.

Conceitualização de caso em grupos de TCC

A conceitualização cognitiva de caso não precisa ser limitada a clientes individuais; ela também pode ser aplicada a grupos, casais e famílias com os quais os terapeutas cognitivo-comportamentais trabalham. Wenzel, Liese, Beck e Friedman-Wheeler (2012) descreveram uma maneira inovadora de conceitualizar grupos de adição em terapia cognitiva. Um fator-chave significativo em uma conceitualização de caso baseada em grupo relaciona-se aos tipos de problema enfrentados por seus membros, os quais permeiam os diagnósticos ou o tipo de adição. Independentemente da substância de escolha ou do tipo específico de comportamento aditivo, muitos clientes com esse tipo de transtorno descrevem interrupções em suas relações pessoais, preocupações com a saúde, preocupações financeiras e dúvidas sobre sua capacidade de permanecer "sóbrios" (em sentido amplo). Do ponto de vista do enquadramento de Kuyken e colaboradores (2009), semelhanças nas apresentações descritivas dos clientes são identificadas como pontos comuns e alvos de intervenção.

Um segundo fator-chave em conceitualizações com base em grupos emerge do conhecido modelo transteórico da mudança, proposto por James Prochaska, Carlos DiClemente e colaboradores (Prochaska & DiClemente, 1983; descrito mais detalhadamente no Cap. 3). A atenção dada ao processo de grupo e às metas de mudança varia em função do fato de o "sabor" do grupo ser de ambivalência ou de compromisso com a mudança. Outros grupos são mistos a esse respeito, de modo que alguns membros são experientes e estão no processo de fazer muitos ajustes em suas vidas, enquanto outros são ambivalentes e estão tendo dificuldades para comprometer-se a fazer mudanças. Nesses casos, as dinâmicas de grupo resultantes dessa combinação são incorporadas à conceitualização de caso baseada em grupo, e facilitadores do grupo identificam formas inovadoras de incorporar princípios gerais da terapia de grupo (p. ex., universalidade, altruísmo; Yalom & Leszcz, 2005) a fim de desenvolver confiança e coesão.

A abordagem à conceitualização de caso em TCC de grupo poderia ser aplicada à compreensão da maneira pela qual Ginny acolheu uma segunda fase de seu tratamento. Ela participou de 12 sessões com seu terapeuta, experimentando uma significativa redução da ansiedade, melhora no comportamento adaptativo e uma sensação geral de bem-estar. Nesse ponto no tratamento, conceitualizou-se que Ginny estava na fase de manutenção, porque tinha respondido bem à TCC e estava implementando muitas ferramentas e princípios dessa forma de tratamento em sua vida diária. Quando ela e seu terapeuta estavam próximos da conclusão, Ginny se perguntou se uma "conferida" periódica ajudaria a mantê-la "nos trilhos". O terapeuta encaminhou-a a um grupo de apoio mensal para transtornos de ansiedade, realizado em sua clínica.

Quando se apresentou para terapia de grupo, Ginny se surpreendeu ao ver como vários entre seus companheiros estavam lutando e tendo dificuldades para compreender muito do que ela já havia aprendido. Na superfície, esse grupo poderia ter sido considerado incompatível, porque evidentemente ela não estava no mesmo lugar que muitos outros membros. No entanto, apesar de ser nova para o grupo, ela assumiu o papel de um membro "experiente", sendo muito respeitada por fornecer apoio, orientação e *feedback* aos companheiros. Isso também ajudou a consolidar a aprendizagem adquirida em sua TCC individual e lhe permitiu reunir evidências incompatíveis com a crença nuclear de ser fraca. Ao mesmo tempo, Ginny estava consciente da possibilidade de descambar para a mentalidade de cuidar dos outros integrantes do grupo (para não ser um "mau" membro), então ela também acolheu a oportunidade de usar habilidades interpessoais a fim de promover interações e relações recíprocas.

Conceitos inovadores adicionais

Os terapeutas cognitivo-comportamentais estão cada vez mais conscientes de que fatores históricos relevantes que fornecem contexto para o desenvolvimento de crenças desfavoráveis e padrões de comportamento prejudiciais não precisam ser apenas eventos específicos vivenciados pelos clientes no passado (cf. Greenberg, McWilliams, & Wenzel, 2013; Hays, 2008). Por exemplo, eles reconhecem fatores biológicos indicadores de vulnerabilidade genética para várias condições de saúde mental ou transtornos emocionais, tais como uma história familiar de depressão. Além disso, fatores psicológicos são traços que predispõem uma pessoa à resiliência ou à vulnerabilidade. Para dar um exemplo, a impulsividade é um fator de vulnerabilidade para muitos problemas de saúde mental, tais como abuso de substâncias ou propensão ao comportamento suicida. Por sua vez, a ponderação nas decisões pode ser compreendida como um fator de proteção para essas e outras condições de saúde mental. Outros traços psicológicos associados a transtornos mentais e perturbações emocionais incluem intolerância à incerteza, fraca resolução de problemas, perfeccionismo e hostilidade. Por fim, fatores culturais incluem racismo, discriminação ou, de maneira geral, a sensação de não caber ou estar deslocado. Assim, eu incentivo os terapeutas cognitivo-comportamentais a pensar de maneira ampla sobre os elementos relevantes das informações contextuais com potencial para explicar os perfis cognitivo-comportamentais dos clientes, e não focar exclusivamente nos principais eventos ocorridos na infância.

Construtos adicionais podem ser incorporados à conceitualização de caso com base em desenvolvimentos teóricos criativos no campo. Por exemplo, Paul Gilbert desenvolveu o conhecimento sobre a base evolutiva para problemas de saúde mental e incorporou esse foco à formulação de caso (Gilbert, 2016). Lembrar os clientes de uma explicação evolutiva para um comportamento aparentemente problemático pode aliviar culpa, vergonha e autodepreciação consideráveis. Os seres humanos evoluíram para serem motivados a envolver-se em comportamentos de busca e de prestação de cuidados, além de cooperativos, competitivos e sexuais. Experiências que ensinam a uma pessoa que essas necessidades não serão atendidas ou estão erradas poderiam fornecer um contexto para o posterior desenvolvimento de problemas de saúde mental, de modo que a pessoa desenvolve estratégias de proteção que não ajudam e interferem na realização de objetivos valorizados. A intervenção lógica seria desenvolver um senso de autocompaixão para aceitar e normalizar esses estados motivacionais (cf. Gilbert, 2010).

A inclusão de processos metacognitivos na conceitualização de caso também apresenta potencial para fortalecer nossa compreensão das apresentações clínicas dos clientes. Enquanto as abordagens tradicionais da conceitualização de caso focam nos *conteúdos* de pensamentos e crenças, terapeutas cognitivo-comportamentais atuando a partir de uma perspectiva metacognitiva se concentram mais em crenças sobre pensamentos e crenças ou em como os clientes se relacionam com experiências cognitivas e emocionais negativas (Wells, 2009, 2016). Por exemplo, um cliente com TAG pode manter a crença de que se preocupar impede o acontecimento de coisas ruins. Assim, mesmo que esse cliente entenda como bastante baixa a probabilidade de coisas ruins acontecerem, ele pode, no entanto, não estar disposto a desistir de se preocupar como estratégia de controle decorrente dessa crença metacognitiva. Mais informações sobre processos metacognitivos são apresentadas no Capítulo 5.

Abordagens de avaliação inovadoras

O uso da tecnologia permite abordagens sofisticadas à avaliação que podem promover significativamente as conceitualizações de caso dos terapeutas cognitivo-comportamentais. Por exemplo, usando seus *smartphones*, os clientes podem responder a solicitações em tempo real, o que também lhes permite gravar todos os dados fornecidos aos seus terapeutas (Trull & Ebner-Priemer, 2009). Esse método possibilita a captura de oscilações em seus humores e de antecedentes e consequências do comportamento quando eles de fato ocorrem em seu ambiente. Também permite monitorar o progresso no tratamento ao longo do tempo, podendo-se observar em que medida ferramentas e princípios cognitivo-comportamentais se generalizam para as vidas dos clientes.

De modo mais geral, muitos clínicos praticantes agora têm a possibilidade de fornecer acesso eletrônico aos inventários de autorrelato, de modo que os clientes podem preenchê-los, quando conveniente, antes de sua primeira consulta, bem como em momentos-chave durante o processo de tratamento. Esse método é muito menos complicado do que pedir aos clientes para chegarem cedo às sessões e escreverem à mão as respostas em folhas de papel. Assim utilizada, a tecnologia pode facilitar a abordagem de um cientista praticante na monitoração dos progressos no decorrer do tratamento, especialmente nos casos em que os clínicos abririam mão de pedir aos clientes o preenchimento de inventários com lápis e papel.

CONCLUSÃO

A conceitualização de caso é o processo pelo qual os terapeutas aplicam a teoria cognitivo-comportamental para entender os fatores que precipitam, mantêm e exacerbam as apresentações clínicas de seus clientes. A conceitualização cognitiva de caso ajuda o terapeuta a integrar elementos díspares de informação, dar sentido aos eventuais problemas ou à ruptura em sua relação terapêutica e orientar o tratamento. A conceitualização de caso é como o leme de um barco – mesmo em águas turbulentas, ele mantém o curso e o equilíbrio.

A abordagem beckiana tradicional para a conceitualização de caso fornece um arcabouço rico e sofisticado para compreender as experiências formativas que contribuem para o modo como os nossos clientes veem a si próprios, os outros, o mundo a seu redor e o futuro, o que, por sua vez, pode explicar sua forma de responder a estressores situacionais e desilusões. A conceitualização de caso ainda está bem viva na atualidade, praticada por inúmeros estagiários que fazem cursos no Beck Institute for Cognitive Behavior Therapy. Além disso, a teoria da aprendizagem tem sido usada há muitos anos para compreender os fatores que mantêm o comportamento problemático e apontar maneiras de alterar contingências, de modo que tal comportamento problemático seja eliminado e um comportamento adaptativo seja reforçado. Ambas as abordagens da conceitualização de caso fornecem a base para as abordagens inovadoras descritas neste capítulo.

Dito isso, abordagens inovadoras à conceitualização de caso nos lembram de pensar de maneira abrangente sobre a ampla gama de fatores que desempenham um papel na compreensão das apresentações clínicas de nossos clientes. Por exemplo, o trabalho de Persons (2008) nos leva a formular hipóteses sobre os mecanismos pelos quais os sintomas de um transtorno mental surgem e criam problemas, bem como para a importância de pensar amplamente e aplicar múltiplos arcabouços teóricos se eles forem relevantes para o cliente. A abordagem de conceitualização de caso colaborativa proposta por Kuyken e colaboradores (2009) chama a atenção para três fatores importantes: (a) vários níveis de conceitualização de caso, (b) a importância do desenvolvimento da conceitualização em colaboração com o cliente e (c) o valor de incorporar as habilidades à conceitualização com a mesma intensidade com que incorporamos as vulnerabilidades. A conceitualização de caso pode ser aplicada não apenas ao nível individual, mas também a grupos, ao se considerar sua prontidão para a mudança (Wenzel et al., 2012). Além disso, construtos inovadores específicos podem ser incorporados a conceitualizações de caso individualizadas, incluindo fatores biológicos, psicológicos e culturais predisponentes, o significado evolutivo dos problemas de comportamento e a metacognição. Nos recursos eletrônicos que acompanham este livro, desenvolvi um modelo de conceitualização de caso que incorpora aspectos de muitas abordagens tradicionais e inovadoras descritas neste capítulo.

A conceitualização de caso é nitidamente central para a TCC, de tal forma que os especialistas a consideraram uma competência essencial (cf. Newman, 2013). De fato, em uma conversa que tive com Aaron T. Beck em 2014, concluiu-se que esse recurso é o mais distintivo da TCC, eclipsando qualquer técnica ou atividade específica ocorrida na sessão (ver Cap. 10). Portanto, surpreende haver pouca pesquisa sobre a confiabilidade das conceitualizações dos terapeutas e o grau em que elas melhoram o resultado do trabalho. Em uma exceção, Kuyken, Fothergill, Musa e Chadwick (2005) examinaram a confiabilidade e a qualidade da abordagem tradicional à conceitualização de caso, descrita anteriormente no capítulo, comparando conceitualizações desenvolvidas por 115 profissionais de saúde mental em uma oficina de TCC para uma conceitualização "de referência" concluída por Judith S. Beck. Embora os coeficientes *kappa* calculados para os principais níveis da conceitualização (ou seja, informações contextuais relevantes, crenças nucleares, crenças intermediárias e estratégias compensatórias) fossem, de modo geral, bons (variando de 0,63 para crenças intermediárias a 0,97 para informações contextuais relevantes), os autores observaram classificações percentuais de concordância inferiores para informações associadas a um nível mais elevado de inferência. Além disso, alarmantes 44% das conceitualizações foram consideradas como "suficientemente boas" ou "boas" em termos de qualidade, o que significa que 56% das conceitualizações foram consideradas "muito fracas" ou "fracas". Os resultados desse estudo indicam que a capacidade de desenvolver conceitualizações de caso ricas não pode ser presumida e que a formação nessa área deve ser reforçada. Kuyken e colaboradores estão comprometidos com uma investigação mais aprofundada dessa questão e desenvolvem instrumentos de avaliação confiáveis e válidos para verificar a competência na conceitualização de caso (p. ex., a Collaborative Case Conceptualization Rating Scale; Kuyken et al., 2016). Também será importante que pesquisas futuras identifiquem as melhores maneiras de treinar terapeutas cognitivo-comportamentais para que tenham um arcabouço para desenvolver conceitualizações de caso adequadas, pois esse é um dos aspectos mais desafiadores da TCC para estagiários.

O grau em que a conceitualização de caso se relaciona com o resultado é claramente outra área que demanda mais pesquisas (cf. Kuyken et al., 2009; Persons & Hong, 2016). Alguns pesquisadores compararam TCC individualizada e flexível (i.e., personalizada para cada cliente, com base na conceitualização de caso) com TCC padrão, com resultados mistos. Especificamente, alguns estudos demonstraram que a TCC individualizada está associada a melhores resultados do que a TCC padrão (p. ex., Chorpita et al., 2013; Johansson et al., 2012); alguns estudos relataram melhor resultado para TCC individualizada em algumas, mas não em todas, variáveis (p. ex., Conrod et al., 2000; Ghaderi, 2006; Schulte, Kuenzel, Pepping, & Schulte, 1992); e outros estudos não encontraram nenhuma diferença entre TCC individualizada e padrão (p. ex., Jacobson et al., 1989; Vernmark et al., 2010). No capítulo final, eu argumento em prol da prática de *TCC integrativa*, ou aplicação flexível de TCC em ambientes da vida real, usando as estratégias e técnicas descritas neste livro e outros, todas selecionadas com base na conceitualização de caso do cliente. Entretanto, é uma questão empírica saber se essa abordagem para a prática de TCC é a melhor. Um grande estudo realizado em um ambiente de clínica que estabeleça a eficácia dessa abordagem teria implicações significativas para o terapeuta cognitivo-comportamental praticante.

Embora muito mais pesquisas empíricas sejam necessárias para estabelecer a confiabilidade e a utilidade clínica da conceitualização de caso, os terapeutas são incentivados a ser criteriosos, estratégicos e colaborativos no desenvolvimento de suas conceitualizações. Isso significa que eles devem se familiarizar com as teorias cognitivas e de aprendizagem básicas e acompanhar a literatura científica para identificar os construtos psicológicos estabelecidos como relevantes para diversas apresentações clínicas. Espera-se que uma conceitualização de caso sofisticada e criativa leve a intervenções também sofisticadas e criativas dirigidas aos fatores-chave das apresentações clínicas dos clientes.

3

Entrevista motivacional

A entrevista motivacional (EM) é uma abordagem terapêutica centrada no cliente que facilita a motivação para a mudança por parte dos próprios clientes, com base em seus valores e preferências (Miller & Rollnick, 1991, 2002, 2013). A EM é indicada quando os clientes são ambivalentes quanto ao tratamento, de modo que tenham boas razões para querer mudar, bem como boas razões para permanecer como estão. Também é usada quando os clientes têm trabalhado para mudar, mas chegaram a algum tipo de obstáculo ou impasse em seu processo terapêutico (Wenzel et al., 2011; Westra, 2012). Os terapeutas que usam EM se abstêm de persuadir ativamente seus clientes a mudar; antes, atentam para o *discurso de mudança*, ou para indicativos de que estão interessados em mudar, e dão a seus clientes espaço para que elaborem os motivos para a mudança, apropriem-se deles e engajem-se no processo de compromisso com a mudança.

A inclusão de um capítulo sobre EM em um livro sobre inovações em terapia cognitivo-comportamental (TCC) decorre de uma mudança notável no pensamento sobre a prontidão do cliente para um tratamento ativo como essa forma de terapia. Muitos especialistas postularam que um pressuposto básico da TCC é que os clientes estejam motivados para o tratamento. Por exemplo, Young, Klosko e Weishaar (2003), desenvolvedores da abordagem chamada terapia do esquema (descrita no Cap. 5), afirmaram: "A terapia cognitivo-comportamental padrão presume que os pacientes estão motivados a reduzir sintomas, desenvolver habilidades e resolver seus atuais problemas e que, portanto, com algum impulso e reforço positivo, eles cumprirão os procedimentos de tratamento necessários" (p.3).

Mais recentemente, outros especialistas no estudo e na aplicação da TCC argumentaram que a incorporação de técnicas motivacionais na estrutura dessa forma de tratamento é, e sempre foi, essencial para garantir um bom resultado (p. ex., Driessen & Hollon, 2011). De acordo com essa perspectiva, é de se esperar que muitos clientes sejam ambivalentes sobre o tratamento e que a EM faça parte do protocolo geral personalizado para eles. Os terapeutas cognitivo-comportamentais que trabalham a partir desse quadro muitas vezes usam a EM na fase inicial do tratamento, antes de muitas estratégias de mudança cognitiva e comportamental serem implementadas (p. ex., Wenzel et al., 2009). Entretanto, os terapeutas e os clientes também costumam fazer uma "dança" entre trabalho motivacional e estratégias de mudança cognitivo-comportamental ao longo do curso de tratamento, de modo que vão e voltam entre os dois, dependendo da questão específica discutida na sessão, do aspecto particular da apresentação clínica que está sendo abordado e dos eventos ocorridos fora da sessão que afetam a motivação e o compromisso com a mudança (Wenzel, 2013; Wenzel et al., 2011).

Assim, a EM pode ser conceituada como uma abordagem distinta da TCC, como uma abordagem que pode ser aplicada antes do início de um tratamento completo e como uma abordagem que é componente integrante dessa forma de terapia (ver Westra & Arkowitz, 2011). Como veremos neste capítulo, há um conjunto cada vez maior de estudos sugerindo que a adição ou integração de EM à TCC melhora o seguimento, a adesão ao tratamento e seu resultado. Na primeira parte deste capítulo, os fundamentos e a história da EM são delineados. Em seguida, descreve-se o modelo transteórico de mudança com informações adicionais sobre um arcabouço seminal a fim de conceitualizar a prontidão dos clientes para a mudança. Na seção sobre inovações, os avanços na EM como descritos no mais recente manual de tratamento publicado (i.e., Miller & Rollnick, 2013) são delineados, e discute-se como os terapeutas cognitivo-comportamentais têm integrado a EM em sua prática.

FUNDAMENTOS E HISTÓRIA DA ENTREVISTA MOTIVACIONAL

De acordo com Miller e Rollnick (2013), a "definição técnica" de EM é

> um estilo de comunicação colaborativo e orientado a objetivos, com especial atenção à linguagem de mudança. Ela visa fortalecer a motivação pessoal e o compromisso com um objetivo específico, provocando e explorando os motivos da própria pessoa para mudar dentro de uma atmosfera de aceitação e compaixão.
>
> (p. 29)

Tanto a sabedoria clínica como a pesquisa empírica indicam que a frequência das expressões dos clientes de manter sua situação de comportamento problemático (ou seja, *discurso de continuidade*, também chamado *discurso contramudança*) estará associada a um mau desfecho do tratamento, ao passo que a frequência dos discursos de mudança associa-se a um melhor desfecho (Amrheim, Miller, Yahne, Palmer, & Fulcher, 2003; Miller & Rose, 2009). Assim, a tarefa do terapeuta é usar respostas estratégicas para diminuir a força do discurso de continuidade e aumentar a força do discurso de mudança (Miller, 1983).

Tudo isso ocorre no contexto de uma relação terapêutica caracterizada por empatia, congruência e consideração positiva – os princípios básicos da terapia centrada no cliente de Carl Rogers (Rogers, 1959). Ao longo das sessões, os terapeutas tentam transmitir um "espírito" que inclua: (a) colaboração ou parceria (vs. autoritarismo);

(b) aceitação do valor absoluto do cliente, comunicada por um interesse genuíno em entender sua perspectiva, respeito pela autonomia e pela afirmação de suas habilidades e capacidades; (c) evocação das motivações do próprio cliente (em vez de o terapeuta incuti-la); e (d) compaixão (Miller & Rollnick, 2013; Rollnick & Miller, 1995). Os clientes são vistos como especialistas nas suas circunstâncias de vida e como já possuidores dos recursos necessários para desfazer a ambivalência e resolver seus problemas. O terapeuta é visto como aliado ou treinador, ajudando-os a encontrar esses recursos, e não como um especialista dizendo-lhes o que fazer ou oferecendo algo que eles não têm (Moyers, 2014; Westra, 2012). Dessa forma, os terapeutas resistem ao desejo compreensível de "consertar" seus clientes e, em vez disso, comunicam respeito por seu conhecimento e suas preferências, melhorando sua autoeficácia (Miller & Rollnick, 2013). A EM foi considerada uma "terapia centrada no cliente com algo a mais", na medida em que é centrada no cliente e diretiva ao mesmo tempo (Arkowitz & Miller, 2008, p. 4).

William R. Miller, um dos fundadores da EM, descreve sua origem como fruto de um acidente. Ele havia treinado conselheiros na aplicação de uma intervenção comportamental para beber problemático, com foco tanto em estratégias comportamentais de autocontrole como no princípio fundamental centrado no cliente de empatia precisa. Surpreendentemente, aos 6, 12 e 24 meses após o tratamento, era a empatia dos conselheiros, não o grau de habilidade na qual implementaram as intervenções comportamentais, que representaram aproximadamente dois terços, metade e um quarto da variância, respectivamente, no resultado (Miller & Baca, 1983). Além disso, quando Miller modelou sua abordagem comportamental durante oficinas e *role-plays*, ficou evidente que estava menos focado na aplicação de intervenções comportamentais em si e mais em responder estrategicamente ao modo como o cliente falou. Ele tendia a responder de forma empática aos discursos de continuidade dos clientes, em vez de responder de maneira confrontativa, tal qual o modelo predominante da época (Miller & Rose, 2009). Com base nos dados colhidos para seu artigo de 1983, escrito juntamente com Baca, bem como nessas observações sobre seu estilo clínico, ele solidificou o modelo conceitual da EM (Miller, 1983). Posteriormente, naquela década, ele encontrou Stephen Rollnick em um congresso profissional, o qual informou que a abordagem de EM estava sendo implementada em todo o Reino Unido e o incentivou a escrever mais a respeito. Pouco tempo depois, eles publicaram o primeiro manual de tratamento de EM (Miller & Rollnick, 1991).

Miller embarcou em um programa de pesquisa no qual realizou estudos empíricos investigando o grau em que a EM melhorou o resultado quando administrada aos clientes antes de um tratamento ativo para beber problemático. Ele descobriu que essa abordagem dobrou a taxa de abstinência 3 a 6 meses após o tratamento em adultos internados (J. M. Brown & Miller, 1993) e pacientes ambulatoriais (Bien, Miller, & Boroughs, 1993). Como sugerem resultados de análises e metanálises, os tamanhos de efeito caracteristicamente resultantes da EM somam-se a outros tratamentos em relação ao resultado destes sozinhos e são maiores que os tamanhos de efeito de outros tratamentos em relação à condição de controle de nenhum tratamento para uma variedade de problemas de saúde e dificuldades de adaptação (Burke, Arkowitz, & Menchola, 2003; Hettema, Steele, & Miller, 2005). Coletivamente, esses dados implicam que o resultado pode melhorar significativamente quando os terapeutas atentam para a ambivalência dos clientes usam a EM para aumentar o compromisso com a mudança antes de iniciar uma psicoterapia. Como veremos na próxima seção, os terapeutas cognitivo-comportamentais levaram essa mensagem a sério, e agora existem várias investigações empíricas sobre a combinação de EM e TCC.

Quatro princípios elementares foram propostos na estrutura inicial da EM (ver Miller & Rollnick, 1991), embora, no momento, o campo tenha se afastado do uso desses princípios como base para intervenção clínica. A *expressão de empatia* ocorre quando os terapeutas tentam realmente entender as experiências de seus clientes sem julgamento e refletem essa compreensão de volta para eles. O *desenvolvimento de discrepâncias* ocorre quando os terapeutas fazem perguntas que permitem aos clientes comparar seus objetivos, valores e desejos com a maneira atual como estão vivendo suas vidas. *Acompanhar a resistência* refere-se a uma postura do terapeuta em que se considera a resistência uma informação valiosa, e não um obstáculo a ser superado no tratamento. Finalmente, *aumento e apoio à autoeficácia* ocorrem quando os terapeutas dão aos clientes espaço para que encontrem sua própria força e criatividade a fim de resolver seus problemas. O Quadro 3.1 resume as técnicas-padrão decorrentes dos princípios usados por terapeutas proficientes em EM.

A maneira como um terapeuta conceitualiza e lida com a resistência de um cliente é especialmente importante na EM. Quando os terapeutas respondem à conversa de continuidade com diretividade ou mesmo com incentivo bem-intencionado, os clientes muitas vezes se retraem e tornam-se menos responsivos (p. ex., Beutler, Harwood, Michelson, Song, & Holman, 2011). Os terapeutas que trabalham a partir de um arcabouço de EM veem a resistência como algo esperado, portador de informações importantes a serem compreendidas e um sinal de que não se está ouvindo algo importante comunicado pelo cliente. Além disso, esses terapeutas supõem que os clientes estão fazendo o melhor possível, e se os clientes demonstram resistência, então há uma boa razão para isso. Responder à resistência com curiosidade genuína sobre a experiência do cliente e disposição de ouvir suas preocupações tende a ter melhores resultados de tratamento e retenção em terapia do que responder à resistência tentando convencê-los a pensar de outra forma (Westra, 2012).

Além disso, a EM abrange várias habilidades básicas para responder ao discurso de mudança (Miller & Rollnick, 2002, 2013). Os terapeutas que a usam fazem *perguntas abertas*, permitindo aos clientes explorar e detalhar seu comportamento problemático, bem como as razões para mudar. Eles usam *afirmação*, comentando as virtudes dos clientes e comunicando sua confiança de que têm em si mesmos os recursos para gerar mudanças. Eles usam uma *escuta reflexiva*, transmitindo aos clientes a sensação de que foram ouvidos e podem continuar falando. Eles fornecem *resumos* para sintetizar o que o cliente expressou e dar uma oportunidade para acrescentarem algo que pode ter sido perdido. Oportunamente, fornecem *informações e conselhos*, embora somente com a permissão dos clientes e apenas no espírito de ajudá-los a tirar suas próprias conclusões sobre mudar (na verdade, a provisão de informações e conselhos tornou-se uma habilidade "nuclear" da EM na terceira edição do manual de Miller e Rollnick [2013]).

QUADRO 3.1 TÉCNICAS COMUNS DE ENTREVISTA MOTIVACIONAL

TÉCNICA	DEFINIÇÃO	FINALIDADE
Reflexão simples	O terapeuta repete ou parafraseia o que o cliente acabou de dizer.	Transmite o senso de que o terapeuta está ouvindo e respeita o ponto de vista do cliente.
Reflexão complexa	O terapeuta adivinha o significado associado ao que o cliente acabou de dizer ou adivinha o que ele irá dizer a seguir.	Transmite o senso de que o terapeuta está ouvindo e respeita o ponto de vista do cliente enquanto simultaneamente avança a discussão.
Reflexão amplificada	O terapeuta repete uma expressão do discurso de continuidade do cliente de forma mais intensa ou acentuada.	Aumenta a probabilidade de o cliente recuar de sua posição inicial e evoca discurso de mudança.
Reflexão de dois lados	O terapeuta reconhece ambos os lados da ambivalência.	Transmite o senso de que o terapeuta está ouvindo e respeita o ponto de vista do cliente enquanto simultaneamente avança a discussão.
Reenquadramento	O terapeuta reconhece algo positivo na ambivalência do cliente.	Transmite respeito pela autonomia do cliente e conhecimentos sobre suas circunstâncias de vida.
Concordar, com um toque extra	O terapeuta reconhece a ambivalência do cliente com uma pitada de reenquadramento ou mudança de direção.	Transmite o senso de que o terapeuta está ouvindo e respeita o ponto de vista do cliente enquanto simultaneamente avança a discussão.
Acompanhar	O terapeuta faz uma declaração compatível com a situação do cliente.	Transmite o senso de que o terapeuta está ouvindo, respeita o ponto de vista do cliente e aumenta a probabilidade de haver discurso de mudança.
Correr na frente	O terapeuta evoca as várias razões pelas quais o cliente está relutante em mudar e posteriormente pergunta sobre razões para mudar.	Diminui a possibilidade de o cliente se sentir forçado a mudar.
Mudança de foco	O terapeuta desvia a atenção do cliente de um obstáculo desencorajador.	Ajuda a evitar que o terapeuta caia no papel de persuadir o cliente a mudar ou exacerbe um ponto de discordância.

(Continua)

(*Continuação*)

TÉCNICA	DEFINIÇÃO	FINALIDADE
Enfatizar a autonomia	O terapeuta explicitamente indica que é decisão do cliente fazer mudanças em sua vida.	Comunica respeito pela experiência do cliente e aumenta a probabilidade de ele se apropriar da mudança.
Afirmação	O terapeuta faz uma observação positiva sobre o cliente.	Comunica respeito pela experiência do cliente, fortalece e repara qualquer falha na aliança terapêutica.
Resumo de coleta	O terapeuta resume diversas informações que o cliente expressou.	Fornece afirmação e ajuda o cliente a lembrar-se das diversas informações que expressou.
Resumo de concatenação	O terapeuta resume o que o cliente acabou de dizer e relaciona a algo afirmado em outra conversa.	Fornece afirmação e ajuda o cliente a se lembrar das informações que ele expressou anteriormente.
Resumo de transição	O terapeuta resume o que o cliente acabou de dizer para encerrar a tarefa em questão e passar para outra.	Fornece afirmação e leva a discussão adiante.
Solicitar elaboração	O terapeuta pede mais informações em resposta ao discurso de mudança de um cliente.	Encoraja contemplação adicional sobre mudança e aumenta a probabilidade de o cliente se comprometer com um plano específico.
Sondar extremos	O terapeuta pergunta sobre as piores coisas que podem acontecer se o cliente continuar como está ou a melhor coisa que pode acontecer se ele mudar.	Evoca discurso de mudança.
Olhar em retrospectiva	O terapeuta pede ao cliente que compare como estava antes de o problema de saúde mental ou comportamento problemático começar e como está agora.	Evoca discurso de mudança.
Olhar adiante, considerando condições de mudança e de nenhuma mudança	O terapeuta pergunta ao cliente como será a vida no futuro se ele mudar ou não mudar.	Evoca discurso de mudança.

(*Continua*)

(Continuação)

TÉCNICA	DEFINIÇÃO	FINALIDADE
Explorar objetivos e valores	O terapeuta faz perguntas abertas para que o cliente possa considerar em que medida seu comportamento é coerente com seus valores.	Evoca discurso de mudança.
Pedir permissão para dar *feedback*	O terapeuta consulta o cliente antes de fazer uma observação sobre seu comportamento.	Reforça a colaboração e o trabalho em equipe.
Pergunta-informa--pergunta	Usa-se essa técnica quando se deseja fornecer informações a um cliente. O terapeuta (a) pergunta ao cliente o que ele já sabe, (b) fornece informações relevantes e necessárias e (c) pergunta sobre a reação do cliente à informação.	Reforça o senso de colaboração e o trabalho em equipe entre terapeuta e cliente.

Fonte: Miller & Rollnick (2013); Westra (2012).

CONTEXTO ADICIONAL: O MODELO TRANSTEÓRICO DE MUDANÇA

O conhecido modelo transteórico de mudança, desenvolvido pelos renomados psicólogos James Prochaska, Carlos DiClemente e colaboradores, foi usado por décadas para ajudar os terapeutas a estabelecer onde seus clientes se situam em sua prontidão para a mudança (Prochaska & DiClemente, 1983; Prochaska, DiClemente, & Norcross, 1992). Embora o modelo transteórico seja descrito neste capítulo sobre EM, é importante observar que ele foi desenvolvido independentemente do arcabouço da EM (todavia, aproximadamente na mesma época; Miller & Rollnick, 2009, 2013). Assim, embora a implementação bem-sucedida da EM não seja dependente de um conhecimento complexo do modelo transteórico, na prática, muitos clínicos consideram um aspecto do modelo transteórico – as cinco etapas de mudança que caracterizam a prontidão dos clientes para o tratamento – como uma excelente heurística para compreender a atual motivação para o tratamento e orientar os tipos de intervenção escolhidos.

As cinco fases de mudança descritas por Prochaska, DiClemente e colaboradores são explicadas a seguir. Os clientes na fase de *pré-contemplação* da mudança não reconhecem que têm um problema e geralmente querem continuar vivendo suas vidas da maneira como estão. Pessoas na fase de *pré-contemplação* que se apresentam para tratamento muitas vezes o fazem porque precisam satisfazer um requisito (p. ex., uma ordem judicial) ou estão acalmando um membro da família que acredita que elas necessitam de ajuda. Clientes na fase de *contemplação* estão dispostos a admitir que têm um problema, mas relutam em se comprometer com um curso de tratamento, quer porque acreditam que lhes será muito difícil fazer mudanças ou porque continuam a ver algum benefício em seu atual comportamento. São esses clientes que demonstram uma acentuada ambivalência ante o tratamento. Aqueles na fase de *preparação* estão se movendo em direção a um compromisso com o tratamento e talvez tenham dado alguns pequenos passos para demonstrá-lo, como, por exemplo, comprando um livro de autoajuda. Clientes na fase de *ação* estão plenamente empenhados em efetuar mudanças em suas vidas, acolhendo e implementando ativamente o conhecimento, as conclusões e as ferramentas adquiridas no tratamento. Finalmente, os que se encontram na fase de *manutenção* da mudança sustentaram um movimento ativo por muitos meses e agora estabeleceram um novo repertório de comportamentos que estão empenhados em seguir mesmo após o término do tratamento.

Quando os clientes ainda não atingiram a fase de ação da mudança, é provável que não respondam bem às intervenções terapêuticas orientadas à ação (cf. Prochaska & Prochaska, 1991). Caso percebam que simplesmente lhes é dito para mudar seu problema de comportamento, eles podem responder da maneira oposta, acolhendo seu comportamento problemático ainda mais. Se lhes forem apresentados métodos para modificar, reduzir ou eliminar seu comportamento problemático, eles podem não tentar utilizá-los ou praticá-los. Se são encorajados a agendar consultas adicionais para tratamento, podem cancelar, deixar de se apresentar para a hora marcada ou chegar tarde. Assim, forçar o tratamento a um cliente que ainda não atingiu a fase de ação da mudança provavelmente terá efeitos contraintuitivos. Sem dúvida, uma abordagem terapêutica que se concentra na motivação e na prontidão para a mudança em si é necessária para esses clientes.

A TCC é um tratamento orientado à ação com muito a oferecer a clientes enfrentando problemas de vida e sofrimento emocional. Entretanto, um bom resultado está associado ao envolvimento e ao trabalho entre as sessões. Se os clientes não adotarem plenamente o modelo, o processo ou a técnica, não terão a prática necessária para estabelecer novos padrões cognitivos, emocionais e comportamentais. Quando os terapeutas atentam para a prontidão de seus clientes para a mudança, eles aumentam a probabilidade de adesão e trabalham em seu ritmo.

Os terapeutas cognitivo-comportamentais devem estar atentos, então, para indicadores verbais e não verbais que podem ajudá-los a conceitualizar a fase de mudança de seus clientes. Atrasar-se ou perder sessões, cancelar sessões e remarcar para algumas semanas depois, não fazer a tarefa de casa e expressar abertamente dúvidas podem ser vistos como sinais de que o cliente ainda não está na fase de ação da mudança. Por sua vez, outros comportamentos, como chegar cedo para as sessões, preencher as fichas em tempo hábil, pedir tarefa de casa e demonstrar ter feito algum trabalho de base (p. ex., ler um livro de autoajuda de TCC), indicam que o cliente está na fase de ação da mudança e poderia se beneficiar de intervenções estratégicas orientadas à ação. Por exemplo, Ginny, apresentada no Capítulo 2, indicou que, em preparação para o primeiro encontro com seu terapeuta, ela revisou notas e exercícios de uma terapia anterior, realizou uma pesquisa no Google sobre "ansiedade" e "terapia cognitivo-comportamental" e procurou por terapeutas respeitáveis em *sites* de TCC (p. ex., www.academyofct.org e www.abct.org). Não surpreendentemente, Ginny logo adotou as técnicas de reestruturação cognitiva (ver Cap. 4) que lhe foram entregues por sua terapeuta na fase inicial do tratamento.

ABORDAGENS INOVADORAS PARA O TRABALHO DE MOTIVAÇÃO NA TCC

EM contemporânea

Miller, Rollnick e muitos outros destacados pesquisadores-clínicos continuam investigando as características e a eficácia da EM, usando seus resultados e observações clínicas para aprimorar a abordagem. Por exemplo, nas duas primeiras edições de seu manual seminal sobre o assunto, Miller e Rollnick dividiram a EM em duas fases – uma focada na construção de motivação e a outra centrada na consolidação do compromisso (Miller & Rollnick, 1991, 2002). Contudo, eles aprenderam com anos de experiência que o compromisso com a mudança é um processo recursivo, e não linear (Miller & Rollnick, 2009). Assim, na edição mais recente do manual (Miller & Rollnick, 2013), eles se concentram em quatro processos que "formam o fluxo" da EM, e não em fases pelas quais os clientes e seus terapeutas devem necessariamente passar. Esses quatro processos incluem:

- *Envolver*, ou desenvolver uma relação terapêutica sólida
- *Focar*, ou estabelecer uma direção para a discussão que se seguirá na sessão
- *Evocar*, ou ajudar o cliente a identificar e articular suas próprias motivações para mudança
- *Planejar*, ou desenvolver um plano de ação e solidificar o compromisso de trabalhar para esse plano

Em outras palavras, Miller e Rollnick se afastaram dos quatro princípios que adotaram anteriormente em suas carreiras com base em dados e experiência clínica. Além disso, os parâmetros do "espírito" da EM foram expandidos para incluir aceitação e compaixão, as quais foram muito mais enfatizadas nos últimos anos do que nos primeiros tempos da abordagem (Moyers, 2014).

Miller e Rollnick (2013) também repensaram com cuidado o rótulo da *resistência*. Eles tinham a sensação de que rotular os clientes como resistentes implicava que eles estavam sendo difíceis ou patológicos, e resultados da pesquisa observacional sugeriram que muito daquilo rotulado como resistência era discurso de continuidade. Miller e Rollnick argumentaram não haver nada intrinsecamente ruim no discurso de continuidade e que, na verdade, ele é parte natural da ambivalência e importante para o processo de mudança. Contudo, reconheceram que um alto volume do discurso de continuidade pode, em última análise, demover os clientes da mudança, não devendo, por isso, ser necessariamente encorajado. Em vez disso, o terapeuta responde empaticamente – ajudando o cliente a se sentir compreendido e a minimizar a ficção – enquanto busca oportunidades para orientá-lo à mudança. O outro elemento do que antes era visto como resistência é a *discórdia*, ou desacordo ou interrupção no relacionamento. No entanto, discordar necessariamente envolve duas pessoas, e por isso é uma construção relacional, e não uma característica individual do cliente. Novamente, a discórdia não é intrinsecamente ruim – ela fornece importantes informações sobre o que está acontecendo no relacionamento terapêutico e permite ao terapeuta fazer correções.

Os estudiosos da comunidade de EM realizaram pesquisas inovadoras a fim de fornecer suporte empírico para alguns dos mecanismos pelos quais ela funciona. Duas hipóteses complementares são examinadas nessa linha de pesquisa (Miller & Rose, 2009). De acordo com a *hipótese técnica*, o uso de técnicas de EM (como as resumidas no Quadro 3.1) deve aumentar o discurso de mudança e diminuir o discurso de continuidade, o que, por sua vez, deve provocar mudanças de comportamento. De acordo com a hipótese relacional, empatia precisa, congruência e consideração positiva devem, por si sós, prever mudanças de comportamento. Theresa Moyers e colaboradores realizaram uma série de análises linguísticas sofisticadas de enunciados de clientes e terapeutas para investigar essas hipóteses. Apoiando a hipótese técnica, descobriram que o discurso de mudança do cliente aumentou quando os terapeutas responderam de uma forma consistente com a EM, enquanto o discurso de continuidade aumentou quando os terapeutas responderam de forma inconsistente com a EM (Moyers & Martin, 2006; Moyers et al., 2007; Moyers, Martin, Houck, Christopher, & Tonigan, 2009). Ademais, tanto os discursos de mudança quanto os de continuidade são preditores independentes de mudança de comportamento nas direções esperadas (Moyers et al., 2007). Ao mesmo tempo, Moyers e colaboradores também descobriram evidências para a contribuição específica da empatia do terapeuta na previsão de mudança de comportamento, compatível com a hipótese relacional (Moyers, Houck, Rice, Longabaugh, & Miller, 2016).

As implicações clínicas desses achados da pesquisa são abundantes. Em primeiro lugar, essas conclusões apontam para a importância do reforço estratégico do discurso de mudança expressado por clientes ambivalentes em relação ao tratamento. Em segundo lugar, elas sugerem que a provisão de empatia é uma intervenção terapêutica fundamental em e por si mesma. Na verdade, Westra (2012) desafiou seus leitores a considerar a provisão de empatia como uma intervenção ativa que facilita a aceitação e a tolerância ao sofrimento, não significando "apenas ouvir". Segundo Westra (2012), "A empatia promove maior autoconsciência nos clientes, facilita a autoconfrontação e melhora o acesso, a exposição e a aceitação de experiências indesejadas e evitadas" (p. 177). Por um lado, muitos clínicos considerariam essa posição como autoevidente; afinal, a empatia era um princípio central da abordagem de tratamento centrada no cliente de Rogers (1959), sendo improvável que qualquer terapeuta tenha a opinião de que a empatia é periférica no processo terapêutico. Por outro lado, caberia aos terapeutas manter a escuta empática no primeiro plano de suas mentes quando estiverem aplicando TCC, para não ficarem inadvertidamente tão focados na estrutura e na técnica que não consigam comunicar empatia. Na verdade, terapeutas cognitivo-comportamentais cujo desempenho é classificado na Escala de Avaliação de Terapia Cognitiva (Young & Beck, 1980) devem fazer declarações empáticas abertas para receber a classificação máxima no item "Compreensão" dessa escala.

EM e TCC

A pesquisa metanalítica mostra que entre metade e dois terços dos clientes com transtornos emocionais (ou seja, depressão, ansiedade) apresentam melhoras significativas quando concluem um curso de tratamento com base em evidências como a TCC (p. ex., Westen &

Morrison, 2001). Entretanto, isso significa que entre um terço e metade dos clientes não responde ao tratamento. Além disso, esses valores não levam em consideração taxas de abandono e recaída. Mesmo quando os clientes estão ativamente envolvidos em terapia, não é incomum eles não cumprirem ou cumprirem apenas parcialmente a tarefa de casa (Helbig & Fehm, 2004). Assim, sem dúvida mais trabalho pode ser feito para ajudá-los a adotar tudo o que a TCC tem a oferecer. A inclusão de EM na TCC é uma maneira de alcançar esse objetivo.

Henny Westra, uma estudiosa que já foi amplamente citada neste capítulo, publicou um livro pioneiro sobre EM no tratamento cognitivo-comportamental da ansiedade (Westra, 2012). Ela revelou que seu interesse na abordagem decorreu do fato de que alguns de seus clientes não estavam dispostos a adotar a TCC, e quanto mais ela a defendia, mais os afastava. Muitas vezes, acontece de assumirmos que nossos clientes estão prontos ou motivados para o tratamento quando, de fato, a pesquisa mostra que até dois terços dos novos clientes estão na fase de pré-contemplação ou contemplação de mudança (O'Hare, 1996). Na verdade, os resultados do programa de pesquisa de Westra sugerem que um nível mais elevado de discurso de continuidade expressado por clientes com transtorno de ansiedade generalizada (TAG) nas primeiras sessões da TCC previu um maior nível de preocupação pós-tratamento, representando 21% da variação no resultado (Lombardi, Button, & Westra, 2014), e estava associado a rupturas na aliança terapêutica (Hunter, Button, & Westra, 2014). Esses dados implicam que, quando os terapeutas detectam uma alta frequência de discurso de continuidade no início da TCC, devem assegurar-se de reconhecer sua importância e trabalhar com isso antes de realizar intervenções ativas. Nesse caso, adotar um enquadramento de EM seria um curso de ação confiável.

De acordo com Westra (2012), a integração da EM com outros tratamentos é eficaz; na verdade, ela afirmou, "[...] combinar o espírito centrado no cliente da entrevista motivacional (maneiras de ser) com os méritos técnicos de outras abordagens terapêuticas (maneiras de fazer) pode constituir um ponto de vista significativo e poderoso de integração" (p.15). Há evidências crescentes de que o uso de EM antes de começar um tratamento de TCC leva a um melhor resultado. Por exemplo, Westra, Arkowitz e Dozois (2009) designaram aleatoriamente clientes com TAG a uma de duas condições: apenas TCC ou pré-tratamento com EM seguido de TCC. Segundo os resultados, clientes que receberam EM + TCC pontuaram menos no Questionário de Preocupações Penn State (Meyer, Miller, Metzger, & Borkovec, 1990) que aqueles que receberam apenas TCC. Curiosamente, suas análises revelaram que uma parcela significativa da queda nos sintomas de preocupação já ocorreu após a intervenção da EM. Quando os clientes foram classificados como respondedores, respondedores parciais ou não respondedores, determinou-se que 92% dos clientes que receberam EM + TCC foram classificados como respondedores, comparando-se com 71% dos que receberam somente TCC. Não houve não respondedores na condição EM + TCC, comparando-se com 21% na amostra com apenas TCC. A combinação EM + TCC foi particularmente útil para clientes que relataram sintomas de preocupação mais graves antes do tratamento. Uma análise secundária dos dados revelou que o grupo EM + TCC obteve melhores resultados por meio do mecanismo de redução da resistência (Aviram & Westra, 2011).

Embora provavelmente existam muitas razões para explicar esses resultados positivos, uma possibilidade é que os terapeutas que usaram EM com TCC estavam em especial sintonia com a relação terapêutica. Por exemplo, algumas pesquisas mostram que os terapeutas cognitivo-comportamentais altamente classificados em dimensões como flexibilidade, empatia, colaboração e cordialidade são mais eficazes em comparação aos que pontuam menos nessas dimensões, especialmente quando estes últimos parecem estar sendo impulsionados pela conformidade a um protocolo (Huppert et al., 2001; veja Westra, 2012). Ao longo das décadas, terapeutas cognitivo-comportamentais têm defendido a importância e a necessidade de uma relação terapêutica forte na aplicação de TCC (p. ex., A. T. Beck et al., 1979; Gilbert & Leahy, 2007; Wenzel et al., 2011). Contudo, há um estereótipo persistente sobre essa forma de tratamento como uma abordagem que dá pouca atenção à relação terapêutica. O acréscimo de EM pode fornecer um enquadramento pelo qual se assegura que fatores centrados no cliente são de fato ativamente considerados pelo terapeuta, de modo que o espírito da EM é tecido ao longo do curso do tratamento. Quando esse espírito se estabelece, ele pode ser invocado mesmo nos casos em que um cliente na fase de ação da mudança sofre um revés e começa a demonstrar ambivalência. Considere o curso do tratamento de Ginny, como descrito a seguir.

Como indicado no Capítulo 2, Ginny participou de 12 sessões de TCC. Em quase todas as ocasiões, ela adotou as intervenções aplicadas. Além de quase sempre terminar sua tarefa de casa, ela muitas vezes também inventou seus próprios exercícios, os quais implementou por conta própria, sem instrução do terapeuta. A única área em que Ginny demonstrou ambivalência foi na prática de autocuidado saudável, como fazer três refeições por dia e praticar exercícios físicos. Ela com frequência indicou que simplesmente tinha muito trabalho a fazer para começar a pensar sobre estabelecer hábitos saudáveis de alimentação e exercícios. Quando esse assunto foi abordado em sessão, seu terapeuta adotou o espírito da EM, expressando empatia em relação a suas responsabilidades e compreendendo que a adoção de hábitos saudáveis pode ser difícil quando se esteve fora de prática por tanto tempo (ou seja, a técnica de acompanhamento, ver Quadro 3.1). Seu terapeuta até chegou a se perguntar em voz alta se não era o momento de dar atenção a esse objetivo, considerando todas as suas responsabilidades profissionais (ou seja, reflexão amplificada). Em resposta, Ginny começou a lamentar o fato de ter deixado a saúde "fugir de seu controle", e indicou que nunca tinha imaginado estar com seu atual peso; em outras palavras, ela começou a expressar o discurso de mudança. Em resposta, seu terapeuta refletiu suas preocupações (ou seja, reflexão simples) e pediu-lhe para falar mais sobre a visão que tinha para a sua saúde (ou seja, explorar objetivos e valores). Como resultado dessa conversa, Ginny voltou a se comprometer com tarefas de casa que promoveriam pequenas mudanças de comportamento dirigidas ao autocuidado.

Talvez o maior volume de pesquisa em TCC + EM tenha sido sobre o TAG, mas um pequeno grupo de estudos examinou as vantagens da inclusão de EM para uma população que, historicamente, tem sido difícil de tratar: clientes com transtorno obsessivo-compulsivo (TOC). Até 43% dos clientes com este transtorno se recusam ou abandonam a exposição com prevenção de resposta (EPR), o tratamento de primeira escolha para TOC (Foa, Liebowitz et al., 2005). A razão mais importante para isso é o medo do desconforto associado aos procedimentos de tratamento (Tolin & Maltby, 2008). Os resultados de um pequeno estudo-piloto indicam que uma intervenção de prontidão incorporando EM, psicoeducação, visualização de um vídeo de uma sessão de terapia, fazer algum trabalho terapêutico preliminar (p. ex., desenvolver uma hierarquia do medo) e ter uma conversa anônima com um ex-cliente está associada a um aumento na proporção de inscrições para tratamento em comparação a uma condição de controle de lista de espera (Maltby & Tolin, 2005). Posteriormente, Helen Simpson e colaboradores incorporaram um módulo de EM na EPR, de tal forma que ela foi utilizada nas sessões de introdução desse tratamento, com os terapeutas passando para um módulo de EM caso os clientes demonstrassem ambivalência em relação a fazer exposições na sessão. Em um estudo-piloto aberto, cinco dos seis clientes completaram o tratamento e tiveram um resultado pelo menos tão bom quanto o obtido em EPR padrão (Simpson, Zuckoff, Page, Franklin, & Foa, 2008). No entanto, deve-se observar que um estudo randomizado controlado (ERC) subsequente, comparando EPR padrão com EPR + EM, não produziu nenhuma diferença nos resultados (Simpson et al., 2010).

A TCC para o tratamento de outros transtornos mentais também se beneficiou da inclusão de EM (ou, pelo menos, alguns aspectos da EM; cf. Westra, Aviram, & Doell, 2011). Por exemplo, Buckner e Schmidt (2009) relataram que uma intervenção motivacional breve reforçou o engajamento em TCC para ansiedade social, pois sete entre 12 pessoas que receberam essa intervenção participaram de uma consulta de TCC comparando-se com duas entre 15 pessoas designadas a uma condição de controle. Além disso, um tratamento motivacional de grupo aplicado com veteranos com transtorno de estresse pós-traumático foi mais eficaz do que um grupo psicoeducacional de controle, aumentando a disposição dos clientes para reconhecer os problemas, a prontidão para a mudança e as taxas de frequência no grupo de TCC, e diminuindo o desgaste desse grupo (Murphy, Thompson, Murray, Rainey, & Uddo, 2009). A EM foi examinada em clientes com transtornos alimentares, outra população notoriamente de difícil envolvimento no tratamento, sendo associada a maior disponibilidade para a mudança (Dunn, Neighbors, & Larimer, 2006), prontidão para o tratamento (Dean, Touyz, Rieger, & Thornton, 2008) e melhorias na compulsão, na depressão, na autoestima e na qualidade de vida (Cassin, von Ranson, Heng, Brar, & Wojtowicz, 2008).

A EM também pode ser usada para promover a manutenção dos ganhos obtidos na TCC, um importante esforço, se considerarmos que mais da metade das pessoas não mantém as mudanças comportamentais após intervenções para problemas de comportamento, tais como uso indevido de substâncias, tabagismo e má nutrição (Naar-King, Earnshaw, & Breckon, 2013). Do ponto de vista da EM, termos como *recaída* e *lapso* devem ser evitados, pois seu uso reforça a noção equivocada de que só existe ou sucesso ou falha do tratamento. Em vez disso, a manutenção dos ganhos obtidos em tratamento flui e reflui com clientes que inclusive retornam à sua ambivalência pré-tratamento ou a padrões de comportamento por períodos de tempo (Westra, 2012). Assim, os terapeutas são incentivados a considerar retornos ao comportamento problemático como deslizes e comunicar empatia sobre a dificuldade de sustentar as mudanças comportamentais em longo prazo. Isso é coerente com o ponto de vista de que é melhor considerar a TCC como um tratamento "de portas abertas", de modo que um retorno ao tratamento em tempos de necessidade não é um fracasso, e sim uma resposta adaptativa para evitar a recaída de um transtorno mental (O'Donohue & Cucciare, 2008; Wenzel, Dobson, & Hays, 2016).

CONCLUSÃO

Este capítulo destaca as inovações que ocorreram durante os últimos 10 a 20 anos – de maior atenção à prontidão dos clientes para a mudança e o uso de EM com clientes que demonstraram ambivalência antes de iniciar um tratamento completo de TCC. As premissas básicas desses modelos mais se complementam do que se contrariam. Os terapeutas cognitivo-comportamentais que usam EM para aumentar a prontidão para o tratamento reconhecem a experiência dos clientes (ou seja, seus objetivos, valores, recursos pessoais, preferências, conhecimento do que funcionou ou não funcionou na abordagem de sua apresentação clínica) e a experiência do terapeuta (ou seja, técnicas e habilidades que aumentam a probabilidade de o cliente abordar seus problemas e alcançar seus objetivos). Pesquisas atuais, como a realizada por Westra e colaboradores, sugerem que a inclusão da EM aumenta o envolvimento do cliente no tratamento (p. ex., o comparecimento a uma primeira sessão, a retenção no tratamento) e tem o potencial de melhorar o resultado.

Quais são as lições aprendidas com o conjunto de pesquisas sobre EM? Em primeiro lugar, colaboração e respeito à autonomia do cliente são fundamentais. Embora esses princípios tenham sido centrais para a TCC desde sua criação, o espírito da EM os traz "para a frente e para o centro" do trabalho terapêutico. Ela lembra os terapeutas cognitivo--comportamentais de pedir permissão quando veem a necessidade de orientar ou informar seus clientes a fim de garantir que eles estejam realmente interessados e prontos para isso. Em segundo lugar, a ênfase na experiência dos clientes acerca de suas próprias preferências, estilos de aprendizagem e tentativas e erros em esforços anteriores para mudar o comportamento problemático não pode ser subestimada. A experiência do cliente é crucial no desenvolvimento de uma conceitualização de caso e de um plano de tratamento confiáveis. Ao levar em conta as propensões e as experiências anteriores dos clientes, os terapeutas cognitivo-comportamentais criam intervenções estratégicas inovadoras, em vez de simplesmente confiar em técnicas-padrão que podem ser relevantes ou não para as circunstâncias de vida. Em terceiro lugar, estudos cuidadosos publicados por pesquisadores de EM nos lembram de que todos os enunciados em uma sessão de terapia são estratégicos, no sentido de que exercem efeitos poderosos sobre o discurso de mudança (em contraste com o discurso de continuidade), o qual, por sua vez, está associado à mudança de comportamento. Talvez a mais poderosa técnica de EM seja a da reflexão (Moyers et al., 2009; ver Fig. 3.1). Embora a reflexão possa parecer uma habilidade óbvia incorporada naturalmente, cabe a nós assegurar que a estamos realmente incorporando em nosso trabalho clínico, pois a pesquisa demonstra que ela exerce um efeito muito mais poderoso do que muitos presumem.

As orientações a fim de pesquisas futuras são abundantes. Como observado por Westra e colaboradores (2011), o campo está pronto para estudos clínicos randomizados em grande escala a fim de investigar resultados, comparando a combinação TCC + EM com o tratamento usual para uma série de transtornos mentais. Quando tal pesquisa for implementada, será importante isolar os efeitos da EM (especialmente se ela for administrada antes, em vez de inserida na abordagem geral do tratamento). A pesquisa sobre os mecanismos de mudança na EM está em sua infância, pois os poucos estudos que contribuem com dados para abordar essa questão examinam algumas, mas não todas as ligações entre tratamento, comportamento do terapeuta, comportamento do cliente e resultado. A maioria dos estudos compara a EM com uma condição mínima de controle, impedindo assim a convicção com a qual podemos concluir que os efeitos são exclusivos para EM *per se* e não para o tratamento em geral. Não obstante, os resultados de estudos de metanálise levantam a possibilidade de que a EM exerça efeitos positivos sobre o resultado do tratamento em geral (ainda que não necessariamente no contexto específico de TCC), aumentando a motivação e o envolvimento do cliente (p. ex., maior frequência, maior finalização de tarefas de casa entre as sessões), e diminuindo a resistência (Apodaca & Longabaugh, 2009; Romano & Peters, 2015). Por sua vez, há evidências preliminares de que o discurso de continuidade nas primeiras sessões está relacionado a mau resultado em função do mecanismo de uma ruptura na relação terapêutica (Button, Westra, Hara, & Aviram, 2015). Presumindo que esses resultados sejam replicados, tais fatores podem servir como princípios norteadores aos quais os terapeutas devem atentar quando estiverem aplicando TCC.

Este capítulo termina com uma palavra de cautela. Alguns especialistas cujos trabalhos acadêmicos centram-se na interface entre EM e TCC têm afirmado que os clientes podem achar abrupta a transição da EM para intervenções cognitivo-comportamentais padrão, pois seu foco baseado em mudança é claramente diferente do foco centrado no cliente da entrevista (p. ex., Burke, 2011). Também se sugeriu que a TCC é "uma abordagem bastante didática", operando a partir de "um modelo predominantemente deficitário, o que implica os problemas do cliente emanarem de algo faltante [...] que o terapeuta pode ensinar" (Miller & Arkowitz, 2015, p. 17). Na verdade, conhecidos estudiosos e clínicos de TCC discordam dessas declarações, pois elas ignoram alguns princípios fundamentais da TCC, tais como a importância da colaboração e do respeito pelas diferenças individuais. De acordo com os especialistas Driessen e Hollon (2011), " [. . .] a maneira como a EM aborda a ambivalência é inteiramente coerente com a maneira pela qual a TCC deve ser feita e com a maneira como fomos treinados" (p. 71), implicando que terapeutas praticantes da "boa" TCC sem dúvida valorizam muitos princípios fundamentais da EM. Estudos que apliquem esquemas de codificação de EM às sessões de TCC avançariam a literatura significativamente, pois forneceriam evidências sobre o grau em que terapeutas cognitivo-comportamentais aderem ao espírito da entrevista em seu trabalho clínico diário (cf. Driessen & Hollon, 2011). Além disso, eles forneceriam dados atestando o grau em que a adoção do espírito da EM durante o curso de TCC ativa explica a singular variância no bom resultado.

Compreensivelmente, os terapeutas aprendendo TCC ficam muitas vezes bastante centrados na estrutura e na técnica, expressando que, caso não fosse assim, eles poderiam "perder alguma coisa" que, então, de alguma forma tornaria seu trabalho terapêutico algo diferente de TCC. Eu digo a eles que aprender TCC é muito parecido com aprender a dirigir um veículo. Quando estamos aprendendo a dirigir, nossa atenção está na técnica, e geralmente não estamos autorizados a realizar múltiplas tarefas, como ouvir rádio ou ter uma conversa envolvente. No entanto, ao longo do tempo, a técnica se torna automática, liberando recursos cognitivos para a prática de uma forma mais sofisticada, menos mecanicista. Sob a perspectiva da TCC, os recursos cognitivos liberados podem ser dedicados ao cultivo da relação terapêutica, à consideração do espírito da EM, à conceitualização de caso e a outras maneiras inovadoras de aplicar intervenções terapêuticas baseadas nos princípios dessa forma de tratamento.

Assim, eu deixo o leitor com a noção de não existir nada na TCC que *não* esteja centrado no cliente. A aplicação das intervenções cognitivas e comportamentais estratégicas não impede o desenvolvimento e a manutenção de uma forte relação terapêutica. Na verdade, há alguma evidência de que a mudança cognitiva e comportamental no início do curso de tratamento aumenta a aliança terapêutica (DeRubeis, Brotman, & Gibbons, 2005; DeRubeis & Feeley, 1990; Feeley, DeRubeis, & Gelfand, 1999; Webb et al., 2011). Os terapeutas devem ficar atentos *tanto* ao enquadramento cognitivo-comportamental *quanto* ao enquadramento da EM, respondendo aos clientes com empatia e autenticidade de uma forma que equilibre a atenção à relação terapêutica com a atenção à mudança cognitiva e comportamental.

Reestruturação cognitiva de pensamentos automáticos

Reestruturação cognitiva é o processo pelo qual os terapeutas ajudam seus clientes a (a) identificar o pensamento associado ao sofrimento emocional, (b) avaliar a precisão e a utilidade desse pensamento e (c) responder de forma adaptativa a esse pensamento se o cliente concluir que ele é exagerado, impreciso ou não ajuda. Pode-se argumentar que a reestruturação cognitiva é uma das estratégias mais centrais, se não a *mais* central, associada à terapia cognitivo-comportamental (TCC), porque essa intervenção decorre de um princípio básico subjacente à TCC – a de que o pensamento que não ajuda desempenha um papel significativo na manutenção e na exacerbação de problemas de saúde mental. A reestruturação cognitiva pode ser aplicada à modificação de pensamentos automáticos que não ajudam específicos a uma situação e também pode ser aplicada à modelagem de crenças subjacentes que não ajudam ativadas em momentos de estresse. Técnicas tradicionais e inovadoras para a reestruturação de pensamentos automáticos são descritas neste capítulo, e técnicas tradicionais e inovadoras para reestruturar crenças subjacentes são descritas no capítulo subsequente.

ABORDAGENS TRADICIONAIS PARA A REESTRUTURAÇÃO COGNITIVA DE PENSAMENTOS AUTOMÁTICOS

Desde os primórdios da TCC, os terapeutas cognitivo-comportamentais auxiliam os clientes a reconhecer pensamentos desfavoráveis e fazem perguntas socráticas para ajudá-los a obter uma perspectiva mais ampla sobre seus pensamentos. O *questionamento socrático* "envolve os terapeutas em uma série de perguntas gradativas para orientar o comportamento dos pacientes e os processos de pensamento em direção a objetivos terapêuticos" (Braun, Strunk, Sasso, & Cooper, 2015, p. 32). É uma linha de investigação que remonta ao filósofo grego Sócrates, o qual adotou um estilo de ensino por meio de perguntas críticas sobre o pensamento de seus alunos de uma maneira que lhes permitia lidar com as construções aprendidas, muitas vezes discutindo diferentes pontos de vista, e tirar suas próprias conclusões sobre o material. O fundamento lógico subjacente a tal abordagem é que ela ajuda os alunos não só a adquirir habilidades de pensamento crítico, mas também a se apropriar das conclusões obtidas. Esses objetivos são semelhantes aos que os terapeutas cognitivo-comportamentais esperam alcançar com seus clientes, uma vez que uma das metas da TCC é que os clientes reavaliem suas conclusões ou formulem novas formas de ver seus problemas (Padesky, 1993). Pesquisas mostram que as pessoas que aplicam uma reestruturação cognitiva diante de estresse ou adversidade experimentam uma significativa redução no estado de humor negativo (Yovel, Mor, & Shakarov, 2014).

Grande parte da reestruturação cognitiva ocorre na conversa entre o terapeuta e o cliente. Quando os clientes estão discutindo problemas ou questões de interesse, os terapeutas cognitivo-comportamentais estão atentos a referências a situações que podem ser associadas a um pensamento desfavorável que pode agravar o sofrimento emocional. Lembre-se de Ginny, que foi apresentada no Capítulo 2. Quando ela estava falando sobre o estresse associado a prazos iminentes, seu terapeuta seguiu com uma pergunta como "O que estava passando por sua mente naquela situação?". Quando ela identificou um pensamento-chave, seu terapeuta seguiu com uma pergunta como "Quando percebeu esse pensamento, como você se sentiu?". Essa linha de questionamento (a) desencadeia pensamentos automáticos associados a situações angustiantes para os clientes e (b) reforça a associação entre cognição e emoção, ilustrando a forma como ela funciona na vida dos clientes. Quando os terapeutas cognitivo-comportamentais fazem tais perguntas em múltiplas ocasiões, os clientes aprendem por meio da modelagem a importância de identificar pensamentos automáticos quando percebem sofrimento emocional.

Os terapeutas cognitivo-comportamentais continuam com o questionamento socrático para ajudar seus clientes a avaliar a precisão dos pensamentos. Durante décadas, eles compartilharam o conceito de distorções cognitivas com seus clientes e os incentivaram a reconhecer quando uma distorção poderia caracterizar seus pensamentos. Uma *distorção cognitiva* é um erro característico de pensamentos automáticos e envia ao cliente um sinal de que seu pensamento talvez não seja inteiramente preciso. Por exemplo, o *pensamento do tipo tudo ou nada* (também chamado de *pensamento dicotômico* ou *pensamento preto e branco*) ocorre quando os clientes fazem declarações absolutas sobre as coisas serem totalmente boas ou totalmente más, não reconhecendo os "tons de cinza" intermediários. Tais pensamentos os preparam para decepção, ou causam dificuldades emocionais desnecessárias. Ocorre *previsão do futuro* quando eles preveem algo horrível e começam a atuar como se essa previsão fosse uma realidade. A *desqualificação de aspectos positivos* ocorre quando descartam experiências positivas (p. ex., receber um elogio de outras pessoas) como triviais ou atribuíveis a outras razões. Uma busca pelo termo *distorções cognitivas* na internet produzirá vários *links* para listas de muitos tipos desses erros de pensamento. Ginny reconheceu que muitas vezes foi vítima de duas distorções: previsão do futuro e catastrofização.

Além disso, os terapeutas cognitivo-comportamentais têm tradicionalmente feito muitas perguntas socráticas para ajudar os clientes a avaliar a precisão e a utilidade de seus pensamentos. Exemplos dessas questões são apresentados a seguir (ver J. S. Beck, 1995, 2011; Wenzel, 2013):

- Que evidência apoia esse pensamento automático? Essa evidência é fatual? Que evidência é incompatível com esse pensamento automático?
- Quais são as outras explicações para essa situação?
- Qual é o resultado da pior hipótese? Qual é o resultado da melhor hipótese? Qual é o resultado mais realista?
- Qual é a probabilidade do resultado da pior hipótese? Se o resultado da pior hipótese ocorresse, então, como você o enfrentaria?
- Será que ____ precisa se igualar ou levar a ____?
- A opinião de ____ realmente reflete as opiniões de todos sobre mim?
- Quais são as vantagens de pensar dessa forma? Quais são as desvantagens de pensar dessa forma?
- O que eu diria a um amigo nessa situação?

O objetivo desse tipo de perguntas é fazer com que os clientes ofereçam respostas honestas e verdadeiras que os ajudem a obter distância e perspectiva sobre os pensamentos automáticos associados ao sofrimento emocional. A pesquisa mostra que, para cada aumento de um desvio-padrão no uso do questionamento socrático com qualquer paciente deprimido, há uma diminuição correspondente de aproximadamente 1,5 pontos no Inventário de Depressão de Beck-II (A. T. Beck, Steer, & Brown, 1996) concluído no momento da sessão subsequente (Braun et al., 2015).

Os terapeutas cognitivo-comportamentais incentivam seus clientes a tirar conclusões com base nas respostas às suas perguntas. Os clientes elaboram essas conclusões para formar uma *resposta adaptativa* (também denominada *resposta alternativa*, *resposta racional* ou *resposta equilibrada*). A resposta adaptativa destina-se a substituir o pensamento automático original e espera-se estar associada a menos dificuldades emocionais do que o pensamento automático original, uma vez que corrige os erros no pensamento do cliente. Por exemplo, um dos pensamentos automáticos de Ginny era "O cliente vai me demitir". Ela indicou que seu nível de sofrimento emocional associado a esse pensamento automático era 9, em uma escala Likert de 0 a 10 pontos, sendo 0 sem dificuldade emocional e 10 o maior sofrimento emocional que ela poderia imaginar. Com a ajuda de seu terapeuta, ela desenvolveu a resposta adaptativa "Nunca em minha vida fui demitida por um cliente. Nunca recebi nenhum *feedback* negativo. Além disso, eu tenho um contrato que os clientes assinaram, indicando que eles devem concordar em trabalhar comigo por pelo menos um ano. Eu sei que esse pensamento simplesmente reflete a maneira como minha mente funciona e não a verdade". Ela reviu seu nível de sofrimento emocional associado à resposta adaptativa como sendo 3. Assim, a reestruturação cognitiva a ajudou a atingir uma diminuição de aproximadamente 67%, ou dois terços.

Os terapeutas cognitivo-comportamentais geralmente pedem a seus clientes que acompanhem seus pensamentos automáticos e seu trabalho de reestruturação cognitiva para aplicar habilidades de reestruturação cognitiva de forma prospectiva, conforme forem necessárias no momento, e para ter informações precisas para relatar ao terapeuta. O registro de pensamento é uma ferramenta-padrão usada por terapeutas cognitivo-comportamentais que permite aos clientes registrar seu trabalho de reestruturação cognitiva. Quando os clientes estão aprendendo a capturar seus pensamentos automáticos, eles geralmente recebem um registro de pensamento de três colunas para completar. Como o nome sugere, esse registro inclui três colunas – uma para registrar situações associadas a transtornos emocionais, uma segunda para registrar o(s) pensamento(s) automático(s)-chave na situação e uma terceira para registrar a reação emocional e o nível de intensidade associado. À medida que ganham habilidade em avaliar e responder aos seus pensamentos automáticos, muitas vezes eles recebem um registro de pensamento de cinco colunas. As primeiras três são as do registro de três colunas, a quarta oferece espaço para registro de uma resposta adaptativa e a quinta coluna oferece espaço para registrar o resultado da adoção da resposta adaptativa. Esse resultado pode ser uma diminuição da intensidade do sofrimento emocional, uma resposta comportamental adaptativa ou uma resposta cognitiva suavizada, como o aumento da esperança em relação ao futuro.

Embora o uso de registros de pensamento às vezes seja visto como parte integrante da TCC, mesmo os terapeutas cognitivo-comportamentais tradicionais não dependem exclusivamente deles para alcançar uma reestruturação cognitiva. Uma alternativa usada há muitos anos é o cartão de enfrentamento, tratando-se de uma ficha ou outro pequeno pedaço de papel que resume os frutos do trabalho de reestruturação cognitiva realizado na sessão. Por exemplo, em um lado do papel ou cartão, o cliente pode escrever um pensamento automático recorrente. Do outro lado, ele escreve uma resposta adaptativa convincente e crível construída com a ajuda do terapeuta em sessão. Então, o cliente mantém o cartão de enfrentamento à mão, para consultá-lo sempre que o pensamento automático recorrente é percebido. Os cartões de enfrentamento proporcionam um "fácil acesso" ao trabalho realizado na TCC, especialmente em situações nas quais é difícil ou pouco prático lidar com um registro de pensamento completo. Isso era especialmente verdadeiro para Ginny, que não acreditava ser possível encontrar tempo em sua jornada de trabalho para completar um registro de pensamento (o que já era, em si, um pensamento automático observado por seu terapeuta), mas se beneficiou com um rápido lembrete das respostas adaptativas que ela desenvolveu em sessão.

Outra abordagem tradicional para a reestruturação cognitiva (que pode envolver muita inovação e criatividade) é o uso do *experimento comportamental*. Experimentos comportamentais permitem aos clientes testar, em suas próprias vidas, a precisão de seus pensamentos automáticos negativos. Por exemplo, considere uma cliente com propensão ao rubor e preocupada com ser colocada "em dificuldades" durante uma interação social. Ela (a) definitivamente ficará vermelha e manchada e (b) os outros irão julgá-la negativamente por isso. Ambos são pensamentos automáticos negativos. Como resultado, ela evita situações nas quais possa ser o centro das atenções, o que a fez perder encontros sociais onde poderia ter feito amizades significativas e oportunidades profissionais para mostrar seu trabalho. Se fosse implementar um experimento comportamental, ela participaria desses eventos para testar as noções de que ficaria vermelha e manchada e de que os outros a julgariam negativamente. Como os terapeutas não podem controlar o resultado final, podem ajudar seus clientes a criar um experimento comportamental do qual eles só podem se beneficiar, de modo que ou aprendem que suas previsões para a pior hipótese são exageradas ou descobrem que a pior hipótese não é tão ruim quanto previram, sendo possível tolerá-la (Wenzel, 2013). Experimentos comportamentais são poderosos porque são maneiras de examinar pensamentos automáticos de forma experiencial, não apenas como um exercício intelectual. Conforme mencionado no Capítulo 1, os primeiros terapeutas comportamentais, como Stanley "Jack" Rachman, foram atraídos pela abordagem cognitiva porque ela incorporava essa abordagem empírica de testagem de hipóteses como intervenção central. Ginny e seus terapeutas fizeram amplo uso de experimentos comportamentais, de modo que ela se absteve de responder aos clientes por períodos cada vez mais longos ao receber um *e-mail* e monitorou suas respostas para determinar se eles estavam chateados com ela. Conforme previsto, nenhum expressou desagrado em receber uma resposta várias horas depois de ter enviado seu pedido inicial.

Embora a reestruturação cognitiva tenha historicamente sido vista como uma atividade central em que os terapeutas cognitivo-comportamentais e seus clientes se envolvem, resultados de estudos empíricos levantam a questão de saber se ela é realmente necessária para resultados desejáveis. Chama-se *projeto experimental de desmantelamento* aquele em que um pesquisador compara o resultado em clientes que receberam um protocolo de tratamento completo com o resultado em clientes que receberam um protocolo de tratamento sem um importante componente. Muitas investigações de protocolos completos de TCC foram realizadas, incluindo reestruturação cognitiva e estratégias comportamentais, tais como ativação comportamental ou exposição, com tratamentos focados apenas nas estratégias comportamentais (Bryant et al., 2008; Dimidjian et al., 2006; Foa, Hembree et al., 2005; Hope, Heimberg, & Bruch, 1995; Jacobson et al., 1996; Marks, Lovell, Noshirvani, Livanous, & Thrasher, 1998; Paunovic & Öst, 2001). Esses estudos indicam, sobretudo, que o resultado é semelhante, independentemente de os clientes receberem apenas um protocolo completo de TCC ou estratégias comportamentais (ver Bryant et al., 2008, para uma exceção) e, em alguns casos, que as estratégias comportamentais superam os protocolos completos de TCC.

Sem dúvida, esses estudos sugerem que as estratégias comportamentais estão associadas a resultados impressionantes e devem ser aplicadas a clientes com problemas de saúde mental. Contudo, eu incentivo os terapeutas cognitivo-comportamentais a não abandonar a reestruturação cognitiva com base nesses dados. O renomado terapeuta cognitivo-comportamental Steven Hollon sugeriu que a reestruturação cognitiva é menos direta em sua implementação do que muitas estratégias comportamentais, exigindo sofisticada habilidade clínica (Hollon, 2011). Assim, a administração da reestruturação cognitiva a partir de um enquadramento único (p. ex., fazendo apenas as perguntas socráticas incluídas na lista anterior sem adaptá-las às necessidades do cliente) pode reduzir a eficácia da TCC. Em vez disso, os terapeutas cognitivo-comportamentais são encorajados à inovação na reestruturação cognitiva, baseando-se nos princípios gerais da teoria cognitiva e na conceitualização de caso da apresentação clínica para conceber intervenções criativas com especial relevância para o perfil dos sintomas e a situação da vida do cliente. Exemplos de algumas dessas inovações são descritos na próxima seção.

ABORDAGENS INOVADORAS PARA A REESTRUTURAÇÃO COGNITIVA DE PENSAMENTOS AUTOMÁTICOS

Contrariamente a algumas estratégias descritas em outros capítulos deste livro, o discurso acadêmico contemporâneo sobre formas inovadoras de reestruturação cognitiva é escasso. Assim, as inovações descritas nesta seção são adaptações criativas com base principalmente na experiência clínica. Contudo, a seção termina dando-se atenção à pesquisa inovadora recente que tem importantes implicações clínicas.

Adaptações à reestruturação cognitiva tradicional

Formas inovadoras de conceitualizar os pensamentos automáticos

A pergunta mais fundamental feita pelos terapeutas cognitivo-comportamentais é "Que pensamento estava passando pela sua mente?". Contudo, terapeutas experientes sabem que essa pergunta pode estar longe de ser objetiva. Muitos clientes respondem com "Não sei", com uma reação superficial como "Ah não!", a qual provavelmente não produzirá uma reestruturação cognitiva frutífera, ou com detalhes adicionais sobre a situação. Alguns desses clientes começam a identificar pensamentos-chave automáticos apropriados para a reestruturação cognitiva com orientação profissional, mas outros continuam a afirmar que a noção de "pensamentos" não é relevante para sua experiência de sofrimento emocional. É possível que a abordagem tradicional do trabalho com pensamentos automáticos – concentrando-se principalmente no conceito de pensamentos – não seja uma boa escolha para alguns clientes e, portanto, pode afetar o resultado. Na verdade, testemunhei muitos terapeutas cognitivo-comportamentais em treinamento deparando-se com um impasse ao perguntarem sobre pensamentos repetidas vezes, quando estava claro que a palavra *pensamento* não encontrava eco no cliente.

Eu incentivo os terapeutas cognitivo-comportamentais a ampliar seu léxico em relação à cognição e avaliar uma *variedade* de experiências cognitivas além de apenas pensamentos. O Quadro 4.1 relaciona diversas maneiras pelas quais as pessoas experimentam a cognição. Os terapeutas certamente podem começar perguntando aos clientes sobre os pensamentos que passam por suas mentes nos momentos de sofrimento emocional. Contudo, se os clientes não vibram com a noção de pensamentos, algumas outras formas de experimentar a cognição podem ser consideradas. Observe a referência a "imagens" no Quadro 4.1. A noção de pensamentos automáticos como imagens não é nova, uma vez que Aaron T. Beck fez referência a imagens em seus primeiros escritos (p. ex., A. T. Beck, 1970). Contudo, às vezes, os terapeutas cognitivo-comportamentais negligenciam a avaliação de imagens associadas ao sofrimento emocional. Além disso, é possível usar as imagens de uma maneira diferente, por exemplo, pedindo aos clientes que fechem os olhos e, de forma experiencial, usando o tempo presente, descrevam o que está acontecendo na situação perturbadora, a fim de aumentar a probabilidade de lembrança da cognição associada à dificuldade emocional.

Observe também a referência a "filtros" no Quadro 4.1. Aos clientes que indicam não experimentar qualquer cognição automática, pode-se perguntar se estão vendo o

QUADRO 4.1 MANIFESTAÇÕES DE COGNIÇÃO

- Interpretações
- Julgamentos
- Atitudes
- Percepções
- Ideias
- Crenças
- Imagens
- "Filtros" (ou "lentes")
- Premissas
- Autodeclarações
- Expectativas
- Previsões
- Noções
- Narrativas
- *Scripts*

mundo através de um filtro, como uma nuvem negra que paira sobre sua cabeça ou um par de óculos com lentes cinza. Em muitos casos, os clientes reconhecem estar vendo a situação através de um filtro, ou lente, que pode não ser necessariamente experimentado como palavras que passam por sua mente, mas provocam uma reação emocional distinta. Considere novamente a cliente que sofre uma perturbação emocional associada a uma discussão com seu parceiro amoroso. Suponha que ela afirma não experimentar nenhum pensamento ou imagem e simplesmente observa que a agitação é sua principal experiência psicológica. O terapeuta pode perguntar, "Será que você não viu essa discussão através do filtro de 'Ele vai largar o relacionamento' ou 'Eu estou fadada a ficar sozinha?'" Muitos clientes irão reconhecer tais filtros como realmente operantes, mesmo que não reconheçam estar pensando nessas palavras naquela situação. Nesses casos, os clientes são encorajados a conceitualizar a tarefa ao nível do filtro e submetê-lo à reestruturação cognitiva.

No entanto, é importante que os terapeutas cognitivo-comportamentais percebam que, às vezes, a experiência subjetiva é a de que não há cognição associada à situação, independentemente da forma como se define cognição. Nesses casos, não se continua a pressionar o cliente para identificar um pensamento automático problemático. Em vez disso, é preciso se concentrar em maneiras de lidar com uma representação precisa de uma situação difícil, como, por exemplo, a resolução de problemas ou a promoção da aceitação. Embora essas noções não sejam necessariamente novas, elas foram incluídas nesta seção sobre inovações porque muitas vezes se perdem quando os terapeutas cognitivo-comportamentais se concentram excessivamente na técnica.

Questionamento socrático inovador

As perguntas socráticas listadas com marcadores na primeira seção deste capítulo são aquelas normalmente feitas aos clientes e aprendidas pelos terapeutas cognitivo-comportamentais em treinamento. Essas perguntas de fato resistiram ao teste do tempo e geralmente são bastante efetivas para facilitar a mudança cognitiva. Contudo, é importante perceber que não é necessário ficar atrelado a essas perguntas socráticas tradicionais; na verdade, a reestruturação cognitiva pode ser particularmente eficaz quando as perguntas socráticas são singulares e correspondem a circunstâncias de vida atuais, história psicossocial, habilidades e preferências do cliente. Assim, os terapeutas são incentivados a ser tão criativos quanto possível na elaboração de perguntas socráticas para facilitar a reestruturação cognitiva. Algumas dessas perguntas que normalmente não constam em textos de TCC, mas podem ser úteis, são as seguintes:

- Pense em alguém que tenha superado uma adversidade na vida e afinal prosperou. Como essa pessoa poderia ver essa situação?
- Pense em algum adulto em quem você confiava quando era criança (p. ex., pai ou mãe). Como essa pessoa veria essa situação? Como essa pessoa veria sua competência para lidar com essa situação?
- Quantas vezes você já passou por uma situação que inicialmente considerou catastrófica? Quantas vezes ocorreu de fato uma catástrofe? [Incentive o cliente a calcular uma proporção ou porcentagem real.]
- [Para pais] Como você pode modelar uma maneira adaptativa de ver essa situação? Qual mensagem você gostaria de transmitir ao seu filho (ou filhos)?
- Se você precisa estar nessa situação horrível, então, que sabedoria pode adquirir? Como você pode alcançar o crescimento pessoal?
- Qual benefício você pode obter ao tolerar a perturbação emocional associada a essa situação?

Ginny beneficiou-se muito das perguntas socráticas voltadas à tolerância de risco e à incerteza. Ela percebeu a necessidade de diminuir sua reatividade em relação à possibilidade de experimentar momentos em que seus negócios estavam lentos; embora fosse bastante talentosa e nunca tivesse perdido um cliente até então, ela também entendeu a natureza cíclica de ter seu próprio negócio, e que haveria momentos em que ela não saberia de onde viria seu próximo cliente. Assim, na construção de respostas adaptativas, Ginny fez a si mesma perguntas como "O que posso aprender com essa incerteza?" e "Como posso aplicar essa minha nova tolerância à incerteza em outras áreas da minha vida, como minha ansiedade sobre a situação dos meus pais?". Ela até incorporou seus valores religiosos, perguntando, "Como posso melhor servir a Deus tolerando o risco e a incerteza?".

Registros de pensamento inovadores

Os registros de pensamento tradicionais de três e de cinco colunas foram descritos na seção anterior. Durante décadas, os terapeutas cognitivo-comportamentais usaram essas ferramentas para alcançar mudanças cognitivas duradouras com seus clientes. Entretanto, não é necessário se limitar a esses dois *layouts* de registro; qualquer tipo de registro de pensamento pode ser apropriado dependendo das necessidades do cliente. Por exemplo, alguns especialistas adicionaram uma coluna para os clientes descreverem o comportamento associado a seus pensamentos automáticos e respostas emocionais (p. ex., D. Dobson & Dobson, 2009). Essa convenção é particularmente útil para clientes que enfrentam transtornos aditivos, pois permite que vejam a associação entre seus pensamentos, o estado emocional e o envolvimento no comportamento aditivo (p. ex., Wenzel, Liese, Beck, & Friedman-Wheeler, 2012).

Alguns clientes relatam que saltar de um registro de pensamento de três colunas para outro de cinco colunas é demais para eles, indicando dificuldade de entender o conceito de resposta adaptativa. Eles afirmam compreender o conceito de resposta adaptativa, mas continuam tendo dificuldade sobre *como* chegar a uma resposta adaptativa convincente. Uma maneira de abordar essa preocupação é desenvolvendo uma série de registros de pensamento que ilustram diretamente como chegar a respostas adaptativas (veja os registros de pensamento nos recursos eletrônicos complementares deste livro). Por exemplo, os clientes podem iniciar o processo de reestruturação cognitiva completando um registro de pensamento tradicional de três colunas como tarefa de casa, de modo a ganharem habilidade em reconhecer situações nas quais os pensamentos automáticos são ativados, o(s) pensamento(s) automático(s)-chave associado(s) a sofrimento emocional e a reação emocional específica. A seguir, eles podem passar para um registro de pensamento de quatro colunas, no qual as primeiras três permanecem iguais (ou seja, situação-pensamento-emoção), indicando, na quarta coluna, uma ou mais distorções cognitivas características de seus pensamentos automáticos. Com esse passo, os clientes continuam adquirindo muita prática na identificação de pensamentos automáticos-chave, mas também estão avançando ao longo do *continuum* de abordagem desses pensamentos. Quando reconhecem uma ou mais distorções cognitivas em ação, isso serve como primeiro passo para que reconheçam que seu pensamento pode não ser inteiramente preciso ou favorável.

Depois de desenvolver habilidade de reconhecer suas distorções cognitivas, os clientes podem passar para um registro de pensamento com cinco colunas, embora seja importante reconhecer que esse registro é diferente do tradicional de cinco colunas descrito na seção anterior. Nessa versão, eles registram a mesma informação do registro de pensamento de quatro colunas (i.e., situação, pensamento, emoção, distorção cognitiva), mas agora escolhem uma ou mais das perguntas socráticas para facilitar o processo de pensar criticamente sobre o pensamento automático. A ideia por trás de elaborar perguntas socráticas é que o cliente está começando a combiná-las com o pensamento automático, aumentando assim a probabilidade de fazer uma ou mais dessas perguntas na próxima vez que esse tipo de pensamento for notado. Além disso, a maioria dos clientes prossegue logicamente para a resposta às perguntas, estando, portanto, começando a se mover em direção à construção de uma resposta adaptativa convincente.

Por fim, o registro de pensamento de sete colunas é uma oportunidade para os clientes reunirem seu trabalho em uma resposta adaptativa formal. Assim, esse registro mantém as colunas da versão com cinco colunas e inclui duas adicionais: uma para a resposta adaptativa e outra para o resultado. Ao considerar o resultado de investir na resposta adaptativa, e não no pensamento automático original, os clientes são encorajados a considerar a intensidade com que sua resposta emocional negativa diminuiu e se eles se envolveram em qualquer comportamento diferente do comportamento associado ao pensamento automático original. Esse registro de pensamento é semelhante ao descrito por Greenberger e Padesky (1995, 2016), o qual incluía colunas para situação, pensamento, emoção, evidências que sustentam o pensamento automático, evidências que não sustentam o pensamento automático, resposta adaptativa e resultado. Assim, os terapeutas cognitivo-comportamentais não precisam se limitar aos registros de pensamento publicados em textos clássicos e manuais de tratamento de TCC, personalizando-os com base nas necessidades e preferências de seus clientes.

Alternativas inovadoras aos registros de pensamento

Alguns clientes expressam confusão com os registros de pensamento quando veem seu pensamento como bastante exato. Esse é especialmente o caso de clientes enfrentando circunstâncias de vida difíceis que quase qualquer pessoa experimentaria como estressantes ou desafiadoras. Nesses casos, os clientes não entendem como pensar de outra forma vai fazer diferença em suas vidas. Em vez de usar um formato de registro de pensamento, os terapeutas cognitivo-comportamentais podem construir uma árvore de decisão (ver a planilha no material complementar deste livro). Esse formato permite aos clientes identificar situações problemáticas e pensamentos automáticos associados. Eles então podem avaliar se seu pensamento é correto; se estiver realmente correto, podem passar para a resolução de problemas, e se não for correto, podem aplicar ferramentas de reestruturação cognitiva para desenvolver uma resposta adaptativa atraente.

Ginny achou essa árvore de decisão particularmente útil. Ainda que ela reconhecesse como exagerados seus pensamentos automáticos sobre a possibilidade de ser demitida, seus pais estavam de fato enfrentando dificuldades muito concretas de saúde e de adaptação, que perturbariam a maioria dos filhos cujos pais estivessem em situação semelhante. Quando se via chafurdando em pensamentos sobre a situação da vida de seus pais, ela geralmente se voltava para a consideração de (a) como poderia ajudá-los (dentro da razão) e (b) como poderia manter um autocuidado adequado durante esse estresse familiar.

Outros clientes não gostam do formato do registro de pensamento, muitas vezes indicando precisar de mais espaço para anotar as etapas de sua análise crítica à medida que aplicam a razão e trabalham para desenvolver uma resposta adaptativa. Uma alternativa ao registro de pensamento é usar uma folha de papel avulsa para escrever respostas às perguntas socráticas usadas com maior frequência ou mais atraentes (ver a planilha no material complementar deste livro). Assim, cada planilha pode ser personalizada para as necessidades individuais do cliente. Esse formato permite uma visão completa do pensamento enquanto se responde às questões de avaliação, a fim de formar uma resposta adaptativa completa e convincente. O Beck Institute for Cognitive Behavior Therapy há muito tempo dá a seus estagiários uma planilha semelhante, chamada Planilha de Testagem de seus Pensamentos.

Finalmente, alguns clientes acham a reestruturação cognitiva útil no momento, mas os mesmos pensamentos negativos continuam a atormentá-los, e eles se esquecem facilmente das evidências que sustentam uma resposta adaptativa mais útil. Nesses casos, eles podem manter *registros de evidências*, de modo que, ao longo do tempo, acumulem evidências incompatíveis com seu pensamento automático original e, em vez disso, sejam coerentes com sua nova resposta adaptativa (ver a planilha no material complementar deste livro). À medida que as evidências se acumulam, esses clientes começam a internalizar a resposta adaptativa e ver que há pouca base para o pensamento automático original. Como a folha de papel avulsa personalizada para avaliar pensamentos, essa lista também pode ser personalizada. Por exemplo, um cliente apavorado com a possibilidade de ter um ataque de pânico enquanto está indo de trem para o trabalho pode manter uma lista de cada dia que andou de trem e não teve uma crise. Uma cliente com a ideia de que não é uma boa mãe pode manter uma lista corrente de tudo o que faz para cuidar e expressar amor por seus filhos. Uma cliente que acredita que coisas ruins "sempre" acontecem com ela (p. ex., pegar um sinal vermelho quando está com pressa para chegar a algum lugar) pode registrar todas as vezes em que as coisas *acontecem* do modo desejado. O registro de evidências é semelhante ao registro de dados positivos para promover a modificação de crenças descrito no Capítulo 5.

Veículos inovadores para a reestruturação cognitiva

Historicamente, os clientes têm sido convidados a registrar seu trabalho de reestruturação cognitiva em uma folha de papel, como o registro de pensamento. Entretanto, à medida que a tecnologia se torna parte cada vez mais central em nossas vidas, alguns clientes expressam preferência por alternativas à escrita, acreditando que a manutenção de folhas de papel é pouco prática. Assim, muitos registram eletronicamente seu trabalho de reestruturação cognitiva, como em um arquivo do Word ou do Excel, ou no aplicativo de notas de seus *smartphones*. Além disso, uma infinidade de aplicativos para celular (*apps*) estão sendo desenvolvidos para facilitar uma série de estratégias de TCC, incluindo a reestruturação cognitiva. Dois desses aplicativos são o MoodKit, para iPhone, e o iPromptU, para iPhone, iPad e Android. Como novos aplicativos estão continuamente sendo desenvolvidos, os leitores são incentivados a visitar a *app store* para ver o conjunto completo de aplicativos disponíveis. A principal mensagem aqui é a de que a tarefa de casa para reestruturação cognitiva, como qualquer tarefa de casa, deve estar em um formato que maximize as chances de execução. Se os clientes usam seus computadores, *tablets* e/ou telefones celulares com mais frequência do que utilizam papel, é provável que será mais fácil para eles usar esses métodos para registro.

Outros clientes, por sua vez, se veem como ocupados demais para registrar seu trabalho de reestruturação cognitiva, mesmo em dispositivos móveis. Nesse caso, eles podem usar a função de gravação de voz para gravar um arquivo no qual leem instruções que irão guiá-los durante o processo de reestruturação cognitiva. Por exemplo, podem criar um arquivo de áudio com os seguintes componentes: (a) "Que situação foi perturbadora para mim" [pausa de 10 segundos]; (b) "Que pensamento passou pela minha mente, ou o que isso significou para mim?" [pausa de 5 segundos]; (c) "Que emoção eu estava sentindo?" [pausa de 3 segundos]; (d) "Que intensidade teve a emoção, sendo 0 não intensa e 10 o mais intensa que eu posso imaginar" [pausa de 3 segundos]?; (e) "Que evidências sustentam a maneira como estou pensando sobre essa situação?" [pausa de 10 segundos]; (f) "Que evidências não sustentam a maneira como estou pensando sobre essa situação?" [pausa de 10 segundos]; (g) "Levando em conta todas essas evidências, qual seria uma resposta equilibrada, adaptativa?" [pausa de 10 segundos]; (h) "Qual é a intensidade da emoção agora, sendo 0 não intensa e 10 o mais intensa que eu posso imaginar?" [pausa de 3 segundos]; e (i) "O que vou fazer de maneira diferente, adotando a resposta adaptativa equilibrada, em vez do pensamento automático original?". Os clientes que respondem a essa modalidade de reestruturação cognitiva podem criar vários arquivos, de modo que um pode ser usado para situações em que é mais útil comparar evidências que sustentam e não sustentam o pensamento automático, outro pode ser usado para situações em que é mais útil considerar as hipóteses melhores, piores e mais realistas, outro para situações em que é mais útil considerar as vantagens e desvantagens do pensamento automático, e assim por diante. Essa abordagem para a reestruturação cognitiva é particularmente útil para os clientes que percorrem longos trajetos para ir e voltar do trabalho.

Pesquisa inovadora na reestruturação cognitiva

Uma linha inovadora de pesquisa diz respeito ao grau em que as respostas do terapeuta durante o questionamento socrático podem moldar o comportamento de um cliente, de maneira muito semelhante ao que foi examinado na literatura de entrevista motivacional descrita no Capítulo 3. Em uma investigação, Frojan-Parga, Calero-Elvira e Montaño-Fidalgo (2011) determinaram que a aplicação do questionamento socrático durante a reestruturação cognitiva ocorre em três fases: (a) função discriminativa (i.e., o terapeuta realiza um questionamento ativo) e de reforço (i.e., o terapeuta expressa concordância com o cliente), (b) função informativa (i.e., o terapeuta expressa a sua opinião) e motivacional (i.e., o terapeuta ajuda o cliente a destacar os custos e os benefícios do comportamento atual), e, por fim, (c) função instrucional (i.e., o terapeuta fornece diretrizes para o comportamento) e de reforço. Não existem evidências para sugerir que essa sequência de questionamento socrático está associada a um bom resultado. Contudo, ela fornece um esquema preliminar para entender e quantificar o comportamento verbal do terapeuta emitido durante a reestruturação cognitiva e, com o acúmulo de dados, pode apontar as microestruturas de interação que podem melhorar a reestruturação cognitiva em tempo real com os clientes.

Em outra investigação desse tipo, Calero-Elvira, Frojan-Parga, Ruiz-Sancho e Alpañés-Freitag (2013) determinaram que a "aprovação" ou a "desaprovação" do terapeuta moldavam as respostas dos clientes, de modo que a aprovação estava associada a um posterior aumento da concordância entre os comportamentos verbais e seus objetivos de tratamento. Os autores desse estudo definiram desaprovação como "verbalização por parte do terapeuta mostrando desaprovação, rejeição e/ou não aceitação do comportamento do paciente" (p. 628). Embora eu questione a aplicação direta de desaprovação, rejeição e/ou não aceitação explícita por parte do terapeuta (uma vez que essas posturas podem ser contrárias a alguns princípios centrais da TCC, como colaboração e respeito às diferenças e preferências individuais), a ideia geral dessa pesquisa é inovadora no sentido de que os terapeutas cognitivo-comportamentais devem ter consciência de que suas respostas verbais aos clientes podem desempenhar um papel importante no reforço do comportamento adaptativo (cf. Linehan, 1993a). Com base nessa pesquisa, terapeutas cognitivo-comportamentais são incentivados a monitorar a forma como suas respostas afetam o grau em que os clientes adotam a reestruturação cognitiva e a velocidade na qual eles se aproximam dos objetivos do tratamento. Assumindo a postura de cientistas praticantes, eles podem usar suas observações para refinar seu comportamento e levar seus clientes à maximização dos benefícios da reestruturação cognitiva.

Uma linha florescente de pesquisa de especialistas em neurociência cognitiva social também deve ser reconhecida nesta seção. Essa pesquisa se concentra nos efeitos da reavaliação cognitiva na regulação de afeto negativo. *Reavaliação cognitiva* é uma estratégia na qual as pessoas reinterpretam o significado de um estímulo, a fim de alterar sua resposta emocional (Gross, 1998). Em experimentos que examinam o grau em que a reavaliação cognitiva diminui o afeto negativo, os participantes recebem instruções como a seguinte:

> Quais são as consequências de pensar dessa forma? Como você se sente ao pensar assim? Será que esse pensamento lhe ajuda a se sentir como você quer? E como pensar assim influencia seu comportamento? Será que esse pensamento lhe ajuda a se comportar da maneira que você quer? Então, pense sobre quais argumentos validariam essa declaração e se você já teve algumas experiências no passado compatíveis com essa afirmação. Então, considere cuidadosamente se também existem argumentos contrários a essa declaração. Talvez você também possa identificar experiências passadas incompatíveis com ela. Com base nessa reflexão, tente reformular a declaração da forma mais positiva e útil. Sinta-se livre para tentar versões diferentes até encontrar uma que realmente faça você se sentir melhor. Se quiser, repita essa nova declaração positiva algumas vezes em voz alta, até perceber que seu humor está melhor. (Diedrich, Hofmann, Cuijpers, & Berking, 2016, p. 4)

A reavaliação cognitiva nessa literatura coincide muito com a reestruturação cognitiva, pois sua essência é o questionamento de pensamentos negativos ou desfavoráveis que acabarão por levar uma pessoa a uma reinterpretação mais suave, mais equilibrada. A reestruturação cognitiva realizada em um ambiente terapêutico é mais estruturada e estratégica, pois usa técnicas além de questionamento (p. ex., experimentos comportamentais) e aproveita a orientação de um profissional de saúde mental treinado, o qual pode personalizar a intervenção com base na conceituação de caso e em interações em tempo real com os clientes. Entretanto, a pesquisa sobre reavaliação cognitiva mostra que ela é eficaz na redução do afeto negativo (Diedrich et al., 2016; Denny & Ochsner, 2014), sendo considerada uma técnica de regulação emocional muito semelhante às descritas no Capítulo 8, lembrando-nos de que as estratégias discutidas ao longo deste livro não são mutuamente excludentes e não podem ser colocadas apenas em uma única categoria de intervenções. Além disso, chama nossa atenção para uma linha de pesquisa fora da psicologia clínica com relevância direta para o trabalho de reestruturação cognitiva realizado por terapeutas cognitivo-comportamentais em sessão.

REESTRUTURAÇÃO COGNITIVA: DUAS RESSALVAS

A reestruturação cognitiva pode ser uma ferramenta poderosa para ajudar os clientes a alcançar uma redução no estresse emocional em função de verem suas circunstâncias de vida de forma mais suave, mais equilibrada. Dito isso, uma ressalva é que a reestruturação cognitiva é apenas uma das muitas ferramentas disponíveis na TCC e não precisa ser a estratégia de intervenção central de um terapeuta cognitivo-comportamental. Na verdade, é importante que esses profissionais se abstenham de dar ênfase exagerada à reestruturação cognitiva. Tenho supervisionado muitos novos terapeutas atuando de acordo com o pressuposto de que só se está "fazendo" TCC quando se aplica uma intervenção compatível com reestruturação cognitiva. No entanto, bons terapeutas cognitivo-comportamentais incorporam de forma sofisticada e criativa uma série de estratégias a seu trabalho, incluindo ativação comportamental, exposição, resolução de problemas, *mindfulness*, e assim por diante.

Também caberia aos terapeutas cognitivo-comportamentais adotar um senso de quando a reestruturação cognitiva *não* é indicada. Alguns tentam forçar a reestruturação cognitiva quando um cliente está realmente encarando uma circunstância de vida estressante de forma precisa e equilibrada, de modo que o foco na resolução de problemas e/ou aceitação pode ser indicado mais diretamente do que uma reestruturação cognitiva. Como dito no Capítulo 2, os terapeutas são incentivados a utilizar a conceitualização de caso como um guia na seleção de intervenções para aplicar em sessão. Se pensamento distorcido e/ou de outra forma que não ajuda não for um elemento significativo da conceitualização de caso cognitiva, então outras intervenções, em vez da reestruturação cognitiva, provavelmente sejam mais adequadas para o cliente.

Para tornar as coisas mais confusas, pode muito bem haver momentos em que um cliente está pensando de maneira distorcida e/ou de outra forma que não ajuda e, ainda assim, a reestruturação cognitiva pode *não* ser a intervenção preferencial. Considere, por exemplo, uma cliente com transtorno obsessivo-compulsivo treinada para avaliar as evidências que confirmam ou não seu pensamento intrusivo de prejudicar outra pessoa. Não é difícil imaginá-la envolvida em uma análise das evidências de forma compulsiva, a fim de aliviar o sofrimento associado ao pensamento automático original. Esse cenário não só reforça o comportamento compulsivo, mas também envia a mensagem de que ansiedade, risco e incerteza não podem ser tolerados (Abramowitz & Arch, 2014). Assim, em algumas apresentações clínicas, a reestruturação cognitiva é mais bem dirigida para longe das razões pelas quais o pensamento automático em si é exagerado ou propenso a ser falso, sendo dirigida aos benefícios de tolerar ansiedade, risco e incerteza.

Dito isso, às vezes, terapeutas percebem a reestruturação cognitiva como não indicada porque envolve reflexão e raciocínio via córtex pré-frontal, em contraste com respostas emocionais, tais como medo, que teoricamente operam por meio de mecanismos mais primitivos no sistema límbico. Os resultados de um estudo (Shurick et al., 2012) levantaram a possibilidade de que essa seja uma premissa falsa. Nesse estudo, universitários adquiriram um medo condicionado de cobras e aranhas quando a apresentação de imagens foi ocasionalmente emparelhada com um choque suave. Posteriormente, alguns participantes aprenderam técnicas de reestruturação cognitiva, enquanto outros concluíram uma tarefa de um teste de inteligência como condição de controle. Os participantes na condição de reestruturação cognitiva relataram níveis significativamente mais baixos de medo do que os que estavam na condição de controle, o que foi confirmado por uma redução simultânea na atividade eletrodérmica. É claro que a condição de reestruturação cognitiva foi comparada com uma condição não associada a qualquer benefício terapêutico; é possível que uma estratégia como exposição tivesse resultado em reduções ainda maiores no medo autorrelatado e na resposta galvânica da pele.

No entanto, esses resultados levantam a possibilidade de que a reestruturação cognitiva seja apropriada mesmo para condições que podem ser mantidas por outros mecanismos, não envolvendo pensamento e raciocínio. A mensagem a levar dessa primeira ressalva é a de que a reestruturação cognitiva não deve ser superestimada nem subestimada, e seu uso deve ser guiado pela conceitualização de caso e pelos "dados" obtidos a partir de cada cliente durante todo o curso do tratamento.

Uma segunda ressalva é a de que, pelo menos para aqueles atuando a partir de uma perspectiva beckiana, a reestruturação cognitiva *não* envolve *desafiar* pensamentos ou crenças do cliente. É verdade que outros que praticam diferentes variantes da TCC pediriam permissão para discordar; por exemplo, Albert Ellis ficou historicamente conhecido como um terapeuta que desafiava (muitas vezes de maneira muito direta e cáustica) as cognições do cliente. Pode muito bem haver um tempo e um lugar para isso, como quando um cliente está prestes a tomar uma decisão de vida crucial com consequências graves a partir de suposições ou interpretações errôneas. Contudo, na maioria das vezes, os terapeutas cognitivo-comportamentais contemporâneos influenciados pelos escritos e pela prática clínica de A. T. Beck abordam a reestruturação cognitiva do ponto de vista de "avaliação", de modo que eles abordam o pensamento de seu cliente de forma colaborativa, como se fossem detetives examinando evidências ou cientistas avaliando dados antes de tirar uma conclusão com base nos fatos. Há ainda muitos equívocos a respeito da reestruturação cognitiva promovendo a noção de pensamentos desafiadores (p. ex., Frojan-Parga, Calero-Elvira, & Montaño-Fidalgo, 2009, que se referem à reestruturação cognitiva como um debate, o que é visto como manifestação aquém da ideal, de descoberta guiada em terapia cognitiva, na Escala de Classificação da Terapia Cognitiva [Young & Beck, 1980]).

A menos que estejam atuando estritamente a partir de um enquadramento da terapia racional emotiva comportamental (TREC) ou tenham uma lógica estratégica para assumir uma posição desafiadora, eu incentivo os terapeutas a adotar uma perspectiva valorativa (em contraste com uma perspectiva desafiadora) ao aplicarem reestruturação cognitiva com seus clientes, com o intuito de melhorar a relação terapêutica, reforçar a noção de colaboração e (em última análise) possibilitar um fórum para que eles tirem novas conclusões por conta própria e, assim, apropriem-se plenamente delas e possam "vivenciá-las". Os terapeutas cognitivo-comportamentais que atuam a partir dessa perspectiva abordam o conteúdo do pensamento e o processo de seus clientes com curiosidade, examinando-os cuidadosamente sem julgamento e dando espaço para que eles pensem de maneira diferente sobre suas circunstâncias de vida somente se ajustar quebra por sua própria conta que havia algo impreciso ou de outra forma desfavorável na maneira pela qual vinham interpretando suas circunstâncias.

CONCLUSÃO

A reestruturação cognitiva é o processo pelo qual as pessoas identificam pensamentos automáticos associados a uma mudança negativa no humor, avaliam a precisão e a utilidade desses pensamentos, e, se necessário, os modificam para ver certa situação de maneira mais adaptativa e equilibrada. Tradicionalmente, a reestruturação cognitiva tem sido uma estratégia fundamental implementada por terapeutas cognitivo-comportamentais. Historicamente, talvez a maneira mais comum de implementá-la tenha sido ensinar os clientes a "capturar" seus pensamentos automáticos, registrando-os em três colunas e depois passando para o desenvolvimento e o registro de respostas adaptativas em cinco colunas. A lógica por trás dessa abordagem é a de que os exercícios escritos facilitam a codificação desse procedimento na memória, aumentando a probabilidade de que os clientes sejam capazes de aplicar tais habilidades no momento em que experimentam sofrimento emocional.

Hoje, a reestruturação cognitiva ainda é parte central da prática de TCC. No entanto, os terapeutas cognitivo-comportamentais têm se tornado cada vez mais criativos no desenvolvimento de formatos alternativos para a prática de reestruturação cognitiva. Por exemplo, os registros de pensamento não precisam estar limitados às formas tradicionais de três ou cinco colunas. Pode-se encorajar os clientes a gravar informações relativas a *quaisquer* observações relevantes relacionadas ao pensamento e à emoção, como comportamento ou respostas fisiológicas. Além disso, é possível incluir espaço para registro de informações que tornam o processo de reestruturação cognitiva especialmente explícito, como a identificação da distorção cognitiva que caracteriza o pensamento automático ou a escolha de uma ou mais perguntas de avaliação facilitadoras do pensamento crítico sobre o automático.

Além disso, o trabalho de reestruturação cognitiva não precisa estar exclusivamente vinculado ao registro de pensamento. Alguns clientes preferem uma árvore de decisão para avaliar diferentes cursos de ação, dependendo de seu pensamento ser correto ou incorreto. Alguns pedem mais espaço para raciocinar sobre seus pensamentos automáticos, e uma planilha personalizada pode ser desenvolvida para registrar as respostas às questões de avaliação mais relevantes. Outros beneficiam-se de uma lista corrente de evidências que apoiam uma resposta adaptativa incompatível com um pensamento automático que não ajuda. Também é possível usar a tecnologia para facilitar a tarefa de casa de reestruturação cognitiva, como, por exemplo, gravar o trabalho em um arquivo no computador ou na função de notas de um *smartphone*, ou baixar um aplicativo a ser preenchido em qualquer lugar, conforme necessário, ou usar a função de gravação em um dispositivo eletrônico, salvando um arquivo de áudio.

Embora a reestruturação cognitiva seja uma estratégia independente, é importante entender que ela pode ser usada em conjunto com outras estratégias de TCC. Por exemplo, um cliente sem esperanças a respeito de sua situação de vida pode ter pensamentos automáticos autodestrutivos que interferem na implementação de ativação comportamental. Um cliente em dúvida sobre sua capacidade de lidar com adversidades pode ter pensamentos automáticos negativos que interferem na implementação de exposição. Portanto, a reestruturação cognitiva pode ser usada paralelamente a essas estratégias, mesmo que seja feita verbalmente, sem o auxílio de uma ferramenta, como um registro de pensamento ou um aplicativo. Esses cenários ilustram o fato de que as técnicas de TCC são implementadas de maneira sinérgica, atingindo metas tanto cognitivas como comportamentais simultaneamente.

Há uma relativa escassez de pesquisas sobre a eficácia de várias técnicas de reestruturação cognitiva. A maioria dos estudos de desmantelamento é delineada como descrito anteriormente neste capítulo, de modo que um protocolo completo de TCC (que inclui reestruturação cognitiva e estratégias comportamentais) é comparado com a estratégia comportamental isoladamente. Futuras pesquisas comparando diretamente reestruturação cognitiva e uma ou várias outras estratégias de TCC seriam bem-vindas a fim de obter estimativas mais precisas do poder de cada estratégia de intervenção específica, embora deva-se reconhecer que uma linha de pesquisa relacionada em neurociência cognitiva social, examinando a reavaliação cognitiva como uma habilidade de regulação emocional, já começou a fazer isso (p. ex., Denny & Ochsner, 2014). Também, pesquisas examinando as mudanças ocorridas durante e entre sessões associadas à administração de qualquer estratégia específica, como a reestruturação cognitiva, são incentivadas a fim de quantificar o desdobramento em tempo real da mudança associada à aplicação dessas estratégias (cf. Calero-Elvira et al., 2013). Finalmente, pesquisas examinando a habilidade dos clientes na reestruturação cognitiva, investigando, por exemplo, a qualidade do seu trabalho no registro de pensamento (cf. Niemeyer, Kazantzis, Kassler, Baker, & Fletcher, 2008), trariam uma importante contribuição à literatura, pois lançariam luz sobre o processo pelo qual a aquisição de habilidade na reestruturação cognitiva está associada ao resultado. Na ausência de tal pesquisa, os terapeutas são incentivados a portarem-se como cientistas praticantes com seus clientes, coletando "dados" de cada um deles durante as sessões para determinar em que medida a intervenção estratégica aplicada, tal como a reestruturação cognitiva, está atingindo os efeitos desejados.

Antes de encerrar este capítulo, cabe uma palavra sobre o papel da mudança cognitiva em TCC. Historicamente, tem-se assumido que a TCC está fortemente focada na mudança, especialmente na mudança cognitiva e na mudança de comportamento. Ao longo das últimas duas décadas, o construto de *aceitação* assumiu um papel cada vez mais central na aplicação de tratamentos baseados em evidências, principalmente em relação aos tratamentos da terceira geração ou contextuais baseados em evidências com raízes na TCC, mas desenvolvidos para assumir uma "sensação" diferente (Hayes et al., 2012).

Eu adoto uma abordagem intermediária para resolver esses dois pontos de vista. Continuo acreditando que a reestruturação cognitiva é uma estratégia poderosa, e até mesmo ideal, para muitos clientes com pensamento claramente distorcido ou exagerado. No entanto, muitos deles se apresentam para tratamento com situações e problemas de difícil manejo para quase qualquer pessoa, e é o seu ambiente ou são as circunstâncias fora de seu controle, e não seu pensamento ou mesmo seu comportamento, o cerne da questão. Embora seja, naturalmente, importante avaliar o grau em que o pensamento que não ajuda sobre essas situações está exacerbando as reações dos clientes, seria inválido "desafiar" continuamente um pensamento preciso e com base na realidade. Alcançar aceitação é um dos principais objetivos do trabalho terapêutico nessas situações. Além disso, mesmo quando o pensamento é realmente impreciso, exagerado e/ou não ajuda, estratégias baseadas na aceitação podem auxiliar os clientes a reconhecer sua presença de modo que aceitem que ele está em segundo plano e continuem vivendo suas vidas da maneira valorizada, apesar daquele pensamento.

Eu, à semelhança dos desenvolvedores das abordagens contextuais baseadas na aceitação, conceitualizo a aceitação não como resignação de que nada pode ser feito, mas sim como uma decisão com poder de atingir um senso de centralidade e de distância de pensamentos que então permitirá aos clientes a implementação de estratégias de enfrentamento e abordagens eficazes para a resolução de problemas. Em outras palavras, alcançar um estado de aceitação pode libertar da ruminação sobre circunstâncias da vida infelizes e, com isso, aumentar a flexibilidade psicológica. Assim, uma resposta adaptativa, como "eu opto por aceitar que esta é a minha situação neste momento, convido-a para entrar, abstenho-me de lutar contra ela e vivo minha vida de acordo com meus valores apesar disso", poderia resultar dos frutos da reestruturação cognitiva *e* ao mesmo tempo levar a um senso de aceitação. Mais sobre aceitação é descrito no Capítulo 9.

Reestruturação cognitiva de crenças

Muitos clientes podem encerrar o tratamento depois de adquirir habilidades para manejar o atual afeto negativo utilizando ferramentas para reestruturar pensamentos automáticos e outras técnicas descritas neste livro. Entretanto, vários também apresentam dificuldades de longa data, além de transtornos mentais crônicos e comórbidos. Em muitos casos, esses clientes exigem estratégias que vão além do controle do estresse aqui e agora. Neste último grupo, eles com frequência têm visões claramente negativas de si mesmos (p. ex., "Eu não tenho valor"), dos outros (p. ex., "As pessoas só querem se aproveitar de você"), do mundo (p. ex., "Coisas ruins acontecem, por mais que você tente evitá-las") e do futuro (p. ex., "Estou condenado"). Os princípios da reestruturação cognitiva podem ser aplicados para remodelar essas crenças. Muitos terapeutas cognitivo-comportamentais acreditam que uma maior quantidade de mudanças na terapia cognitivo-comportamental (TCC) é obtida por meio da reestruturação de crenças que não ajudam subjacentes a pensamentos automáticos (ver J. S. Beck, 1995, 2011; Wenzel, 2012). Na verdade, grande parte da terapia racional emotiva comportamental (TREC) está mais voltada para a mudança de crenças rígidas, como "Todos devem gostar de mim", do que para a reestruturação de interpretações distorcidas de eventos da vida (Dryden, 2011). Neste capítulo, serão discutidas abordagens tradicionais e inovadoras para a modificação de crenças.

ABORDAGENS TRADICIONAIS PARA A REESTRUTURAÇÃO COGNITIVA DE CRENÇAS

A implementação de técnicas de modificação de crenças requer criatividade e planejamento estratégico, de modo que o terapeuta cognitivo-comportamental molda a intervenção às especificidades das crenças subjacentes do cliente, preservando a integridade dos princípios cognitivos e comportamentais de mudança. Pioneiros no campo, como

Judith S. Beck, Keith S. Dobson, Jacqueline Persons e Robert L. Leahy, desenvolveram e aperfeiçoaram várias abordagens para a modificação de crenças. Suas estratégias são descritas na seção a seguir.

Identificando crenças que não ajudam

Muitas vezes, as crenças subjacentes são difíceis de articular e dolorosas de reconhecer. Assim, muitos terapeutas cognitivo-comportamentais não intervêm imediatamente no nível das crenças subjacentes, mas mantêm-se alertas a sua ativação ao longo de várias sessões, aproveitando as oportunidades em seu trabalho para focar nas crenças quando apropriado. Os terapeutas usam muitas técnicas para identificar crenças subjacentes. Em primeiro lugar, procuram temas que unificam os pensamentos automáticos identificados pelos clientes em seus registros de pensamento ou em seu discurso durante as sessões. Além disso, ficam alertas quanto a indicadores afetivos de que os clientes esbarraram em crenças subjacentes. Quando uma cognição parece ter um grande significado para o cliente, o que pode ser evidenciado por lágrimas, evitação do contato visual, agitação, silêncio ou mudança perceptível no tom de voz, é possível que ele tenha identificado uma crença subjacente importante. Além disso, há uma série de inventários de autoavaliação que podem ser usados para identificar crenças subjacentes, incluindo a Escala de Atitudes Disfuncionais (DAS; Weissman & Beck, 1980), a Escala de Sociotropia-Autonomia (SAS; Bieling, Beck, & Brown, 2000; D. A. Clark & Beck, 1991), o Questionário de Crenças Pessoais (PBQ; A. T. Beck & Beck, 1991, A. T. Beck et al., 2001) e o Questionário do Esquema de Young (YSQ; www.schematherapy.com/id49.htm).

Talvez a maneira mais conhecida de identificar crenças subjacentes seja a técnica da *seta descendente* (Burns, 1980). Os terapeutas que utilizam essa técnica perguntam sobre o significado associado aos pensamentos automáticos até não haver mais nenhum significado fundamental que possa ser derivado. Lembre-se de Ginny, o caso apresentado no Capítulo 2. Como foi descrito até este ponto, ela repetidamente expressou preocupações sobre ser dispensada por seus clientes. Em vez de tentar reestruturar um pensamento automático como "O cliente vai me demitir", seu terapeuta poderia aproveitar essa oportunidade para conectá-la a uma crença subjacente. Ele poderia perguntar: "Se o cliente a demitisse, o que isso significaria para você?". Ginny poderia responder: "Isso significará que eu vou perder renda e não vou conseguir suprir as despesas". O terapeuta pode continuar com: "O que significa não poder suprir as despesas?". Ginny poderia responder com: "Isso significa que eu não posso cuidar de mim mesma. Eu não posso ser independente". O terapeuta pode persistir ainda mais, com uma observação seguida de outra pergunta, sobre o significado: "Muitas pessoas precisam de ajuda de vez em quando para fazer a vida funcionar. O que torna isso tão ruim para você?". Aqui, Ginny pode demonstrar um aumento perceptível no afeto negativo (p. ex., maior agitação) e dizer algo como: "Isso significa que eu sou fraca. Incapaz. Totalmente vulnerável neste mundo perigoso".

Nesse ponto, o terapeuta de Ginny reconheceria que chegaram a quatro crenças subjacentes centrais e inter-relacionadas – que ela é fraca, que ela é incapaz, que ela é vulnerável e que o mundo é perigoso. Eles podem começar o processo de compreensão do contexto de desenvolvimento dessas crenças subjacentes pela conceitualização de crenças novas e mais equilibradas, em que as crenças que não ajudam podem ser reestruturadas (ver a próxima seção), desenvolvendo maneiras criativas de modificá-las.

Definindo crenças antigas e novas

É importante que os clientes definam precisamente os componentes de sua crença desfavorável, bem como os de uma nova crença mais funcional que estejam tentando adotar (Wenzel, 2012). Quando estão com dificuldades, os clientes podem facilmente assumir uma crença do tipo tudo ou nada, como "Eu sou um fracasso", que se concentra exclusivamente nos aspectos de suas vidas que não vão bem e ignora as áreas em que estão indo bem. Tome-se, por exemplo, um homem de meia-idade que é demitido de seu emprego e está preocupado com o sustento da família. Durante seu tratamento de TCC, ele e seu terapeuta reconhecem que uma crença de "fracasso" foi ativada. O terapeuta o encoraja a identificar todos os componentes de ser um fracasso. Ele identificou oito componentes – fracassar na carreira, no sustento da família, como marido, como pai, nos relacionamentos com outros membros da família, na saúde e no bem-estar, na manutenção da casa e não conseguir desenvolver uma área de especialização fora da carreira. Embora esse cliente continue se vendo como um fracasso nos domínios profissional e financeiro, ele reconhece que tem bons relacionamentos com sua esposa, seus filhos e outros familiares, que está em forma e tem uma alimentação saudável, que se orgulha de manter sua casa, além de ser um ávido corredor, com boas colocações em muitos eventos esportivos. Assim, ao definir os componentes do fracasso, ele percebe estar se saindo muito bem em muitas áreas valorizadas de sua vida, o que modera o grau no qual ele pode se ver como um fracasso.

Assim como é importante definir os componentes das crenças que não ajudam, é igualmente importante definir a nova crença que o cliente se esforçará para adotar. É de suma importância a nova convicção mais saudável ser convincente e crível (Wenzel, 2012). Por exemplo, uma pessoa com transtorno mental crônico demitida de vários empregos e morando com seus pais provavelmente terá dificuldade em adotar uma crença como "Eu sou bem-sucedido". Assim, os terapeutas cognitivo-comportamentais ajudam seus clientes a desenvolver novas crenças, como "Sou tão bom quanto qualquer pessoa" ou "Tenho habilidades e fraquezas que me fazem ser quem sou".

Registro de dados positivos

O registro de dados positivos, bem como o registro de evidências descrito no capítulo anterior, é uma lista de evidências tangíveis que sustentam a nova crença mais saudável (D. Dobson & Dobson, 2009; Persons, Davidson, & Tompkins, 2001). Por exemplo, se Ginny está se afastando da crença "incapaz" e se movendo em direção à crença "capaz", então ela pode, prospectivamente, aumentar uma lista de casos em que lida com a vida de maneira capaz. Exemplos de tais comportamentos podem incluir a garantia de novos clientes em seus negócios, contribuir para sua conta de aposentadoria, pagar as contas no prazo e organizar (e pagar por) serviços de reparos em sua casa. Ao longo do tempo, o registro de dados positivos proporciona muitas evidências de que a crença nova e mais saudável é mais precisa do que a crença anterior e disfuncional.

Uma modificação do registro de dados positivos é a Planilha de Crenças Nucleares, desenvolvida por Judith S. Beck (1995, 2011). Essa planilha inclui duas colunas de evidências: uma para as que sustentam a crença antiga que não ajuda e a outra para as que sustentam a nova crença mais saudável. Quando os clientes identificam evidências que sustentam a crença anterior, eles são incentivados a redigir uma reformulação entre parênteses. Por exemplo, se um cliente com uma crença nuclear de desamor convida alguém para almoçar, e essa pessoa recusa o convite, a reformulação pode ser algo como "Outra explicação para isso é que ela tem muitas demandas de trabalho e sente necessidade de resolvê-las durante o almoço". Em cada sessão, os clientes classificam o grau em que acreditam na crença antiga e inabalável e o grau em que acreditam na crença nova e mais saudável. Espera-se que, ao longo do tempo, seu investimento na crença antiga diminua e que seu investimento na nova crença aumente. A ideia é que o acumule prospectivamente evidências corroborando a nova crença mais saudável, a qual pode ser consultada toda vez que a crença disfuncional for ativada.

Continuum cognitivo

O *continuum* cognitivo é uma ferramenta para reformular todas as crenças subjacentes do tipo tudo ou nada, como "Eu sou um fracasso" ou "Eu sou indigno de amor" (J. S. Beck, 1995, 2011; D. Dobson & Dobson, 2009; Leahy, 2003; Persons et al., 2001). Os terapeutas que implementam essa técnica incentivam os clientes a traçar uma linha horizontal, com a manifestação positiva de sua crença escrita em uma ponta e rotulada como "100%" (p. ex., "Sucesso") e a manifestação negativa de sua crença escrita na outra ponta e rotulada como "0%" (p. ex., "Fracasso"). Então, eles pedem aos clientes que indiquem onde se situam nesse *continuum*. A maioria dos clientes caracterizados por crenças subjacentes negativas e que não ajudam dão a si classificações excessivamente baixas. Usando questionamento socrático, o terapeuta os ajuda a visualizar sua colocação no *continuum*, usando dados mais objetivos e incorporando mais equilíbrio, auxiliando-os a ver aspectos de suas vidas em que eles estão indo bem, mas que não consideraram ao fazer sua avaliação inicial. Cada vez que o cliente responde a uma pergunta socrática, o terapeuta o encoraja a reavaliar onde ele se encontra no *continuum*. Espera-se que o cliente use os resultados do questionamento socrático para fazer uma classificação mais razoável no *continuum*, refutando o extremo negativo de tudo ou nada.

Agir "como se"

Os clientes que agem "como se" comportam-se da forma esperada para alguém que *não* acredita na crença disfuncional alvo de tratamento (J. S. Beck, 1995, 2011). Considere um cliente com a crença de ser "inferior a outros homens" e, consequentemente, comportando-se de maneira a reforçá-la em sua mente, sendo tímido em relação a possíveis encontros românticos ou fazendo todo o possível para evitar ser o centro das atenções. Se quisesse implementar essa técnica em sua vida, esse cliente agiria "como se" fosse tão bom quanto outros homens e se comportaria com confiança ao conversar com possíveis parceiras amorosas, não fugiria de situações em que é o centro das atenções, e assim por diante. Essa técnica permite que os clientes "comecem com seu comportamento", preparando o cenário para que a mudança de crença sobrevenha quando experimentarem novas aprendizagens em decorrência de agir "como se". Aqueles que praticam essa técnica geralmente relatam ter aprendido que suas crenças disfuncionais eram exageradas e que eles têm capacidade de se comportar de uma nova maneira, mais adaptativa.

Testes históricos

Alguns clientes estão excessivamente focados em desafios e decepções atuais, não reconhecendo outros períodos de suas vidas em que foram bem-sucedidos e realizados. Testes históricos de crenças permitem a terapeuta e cliente examinar períodos de tempo específicos da vida (p. ex., "época dos primeiros anos da escola, do fim do ensino fundamental, do ensino médio, da faculdade, aos 20 anos, aos 30 anos, etc.) para identificar eventos e experiências-chave sustentando as crenças que não ajudam, bem como eventos e experiências que respaldam a nova crença, mais saudável (J. S. Beck, 2011; Persons et al., 2001; Young, 1999). Quando são identificados eventos e experiências apoiando efetivamente a antiga crença negativa, o terapeuta incentiva o cliente a usar técnicas de reestruturação cognitiva para reformulá-las. Posteriormente, os clientes resumem os eventos e as experiências de cada período e fazem uma avaliação equilibrada para refutar a antiga crença e apoiar a nova, mais saudável.

O terapeuta de Ginny aplicou essa técnica quando estava trabalhando com sua visão de ser fraca, incapaz e vulnerável diante da adversidade (ou seja, quando enfrentava um perigo no mundo). Ao se concentrar na época de escola primária, ela resumiu suas experiências da seguinte forma: "O maior perigo durante essa época vinha dos valentões e das meninas maldosas. Embora eu não fosse popular, só fui provocada persistentemente por um curto período de tempo. Muitas outras crianças foram mais intimidadas do que eu. Além disso, não me abalava quando era provocada. Eu tinha uns bons amigos no grupo de jovens que sempre me receberam de braços abertos. Talvez eu tenha sido um pouco vulnerável às provocações naquela época, mas consegui sair relativamente ilesa". Ao tirar essas conclusões equilibradas para cada período importante de sua vida, ela começou a perceber que havia poucas evidências de que era fraca, incapaz e vulnerável e que as épocas de adversidade duraram pouco, parcialmente em razão da sua capacidade de resolver problemas de maneira eficaz.

Role-play intelectual-emocional

Muitos clientes recebem mensagens dolorosas dos pais, dos professores e/ou de colegas, as quais contribuem para o desenvolvimento de crenças que não ajudam. Outros experimentam traumas que mudam abruptamente suas opiniões sobre si mesmos, os outros, o mundo ou o futuro. Como essas experiências são muito poderosas, os clientes às vezes aplicam questionamentos socráticos para remodelar as crenças que não ajudam resultantes, mas acabam descobrindo que só acreditam nas novas crenças mais saudáveis "intelectualmente", pois "emocionalmente" ainda acreditam nas velhas crenças. Nesses casos, técnicas experienciais podem trazer benefícios adicionais, ativando completamente o efeito negativo associado a fatos dolorosos do passado, bem como suas crenças resultantes, e oferecendo um fórum para que os clientes experimentem alívio do afeto negativo quando realizam essa mudança.

Uma dessas técnicas experienciais é o *role-play* intelectual-emocional, o qual é implementado em duas fases (J. S. Beck, 1995, 2011). Na primeira, o cliente defende a validade da crença que não ajuda (ou seja, a parte emocional da mente), e o terapeuta responde com lógica e equilíbrio (ou seja, a parte intelectual da mente). Posteriormente, invertem-se os papéis, para que o cliente tenha prática na aplicação do lado intelectual a fim de responder adaptativamente à crença que não ajuda. Na conclusão do exercício, os clientes avaliam o grau em que acreditam na crença disfuncional, esperando que tenha diminuído.

Reestruturação de memórias antigas

Outra técnica experiencial de *role-play* para modificação de crenças é aquela usada para reestruturar memórias antigas (J. S. Beck, 2005, 2011). Essa técnica permite rever experiencialmente eventos dolorosos de suas vidas, seja do ponto de vista da idade que tinham quando o fato aconteceu, seja do ponto de vista de outra pessoa-chave na experiência. Considere uma cliente com a crença central "Eu sou inútil", a qual hipoteticamente se desenvolveu a partir de repetidas ocasiões em que a mãe e o pai literalmente disseram que ela era inútil. Quando inicia o tratamento, sua atitude é de "Bem, é claro que sou uma inútil. Era o que meus pais diziam sobre mim. E você não pode discutir com seus pais".

O *role-play* poderia prosseguir de várias maneiras. Por exemplo, o terapeuta poderia encorajá-la a desempenhar o papel do pai (ou da mãe) lhe dizendo que ela é uma inútil, e ele poderia fazer o papel da cliente quando era mais jovem. O objetivo desse jogo de papéis seria fazê-la entender que outros fatores provavelmente contribuíram para o comportamento dos pais, e não que ela realmente é inútil (p. ex., o pai, ou a mãe, estava usando drogas ou bebendo, estava sob muito estresse, ou ele/a mesmo/a sofreu abuso verbal e não teve um modelo de criação sadio). Como alternativa, o terapeuta poderia incentivar a cliente a desempenhar papéis consigo mesma, alternando entre seu eu mais jovem, quando recebeu as mensagens de seus pais, e seu eu adulto, quando adquiriu as ferramentas cognitivas e comportamentais para lidar com essa adversidade. O terapeuta poderia facilitar um jogo de papéis no qual a cliente em sua idade atual daria conselhos a si mesma em sua idade mais jovem, para internalizar uma crença nuclear mais equilibrada e adaptativa.

Análise de vantagens e desvantagens

As técnicas descritas até este ponto têm por objetivo ajudar os clientes a avaliar (e reconsiderar a validade de) crenças que não ajudam associadas ao sofrimento emocional. Entretanto, os terapeutas também podem trabalhar com os clientes a fim de examinar as vantagens e as desvantagens de investir nessas crenças (Leahy, 2003). Muitos clientes que participam desse tipo de exercício começam a ver que se debruçar sobre crenças que não ajudam simplesmente serve para fortalecê-las, aumentando sua probabilidade de continuarem "presos" em sofrimento emocional e inatividade comportamental.

Abordagens inovadoras para a reestruturação cognitiva de crenças

Muito menos atenção acadêmica tem sido dedicada à modificação das crenças subjacentes em relação a estratégias concentradas no sofrimento do aqui e agora, como ativação comportamental e exposição. Na verdade, muitas técnicas descritas na seção sobre abordagens tradicionais de modificação de crenças geralmente são consideradas como algumas das mais "inovadoras" que a TCC tem para oferecer. Entretanto, nesta seção, eu descrevo cinco abordagens adicionais de modificação de crenças que receberam atenção recente na literatura empírica e na prática clínica.

Terapia do esquema

De acordo com Young, Klosko e Weishaar (2003, p. 6), um *esquema* é "uma representação abstrata das características distintivas de um evento, uma espécie de planta de seus elementos mais destacados". Muitos profissionais de saúde mental usam os termos *esquema* e *crença nuclear* de forma intercambiável. Embora crenças nucleares e esquemas sejam construtos sobrepostos, os esquemas são mais amplos do que as crenças nucleares porque fornecem um modelo para o processamento e a assimilação de informações encontradas na vida cotidiana, consistindo não só de cognições, mas também de memórias, emoções e sensações fisiológicas. As respostas comportamentais resultantes são a maneira pela qual uma pessoa lida com a ativação de um esquema doloroso. O famoso psicólogo Jeffrey Young identificou muitos esquemas surgidos de experiências difíceis, prejudiciais ou traumáticas durante a infância, aos quais chamou de *esquemas iniciais desadaptativos* (Young, 1990, 1999). De acordo com Young e colaboradores, esses esquemas formam a base de padrões de pensamento penetrantes e inflexíveis e estão relacionados a outros decorrentes dessas experiências, sendo repetidos ao longo da vida. O leitor astuto pode reconhecer essa definição como uma reminiscência da definição de transtorno da personalidade. De fato, Young e colaboradores consideram a terapia do esquema como especialmente adequada para clientes com transtornos da personalidade, transtornos mentais crônicos e problemas interpessoais de longa duração. O Quadro 5.1 resume o esquema conceitual de Young que incorpora cinco amplos domínios dos esquemas iniciais desadaptativos.

Por meio de seu trabalho clínico, Young observou que clientes com transtornos da personalidade e problemas crônicos de saúde mental não respondiam a muitas das técnicas cognitivo-comportamentais tradicionais descritas neste livro. Por exemplo, alguns tinham dificuldade em desenvolver uma aliança terapêutica sólida; outros tinham dificuldade em identificar cognições e emoções; outros demonstravam incapacidade de aplicar lógica ou razão a reações emocionais e problemas de vida; e outros ainda tinham

QUADRO 5.1 ESQUEMAS INICIAIS DESADAPTATIVOS DE YOUNG

DESCONEXÃO E REJEIÇÃO
- Abandono/instabilidade
- Desconfiança/abuso
- Privação emocional
- Isolamento social/alienação

AUTONOMIA E DESEMPENHO PREJUDICADOS
- Dependência/incompetência
- Vulnerabilidade ao dano ou à doença
- Emaranhamento/*self* subdesenvolvido
- Fracasso

LIMITES PREJUDICADOS
- Arrogo/grandiosidade
- Autocontrole/autodisciplina insuficientes

DIRECIONAMENTO PARA O OUTRO
- Subjugação (de necessidades ou emoções)
- Autossacrifício
- Busca por aprovação/reconhecimento

SUPERVIGILÂNCIA E INIBIÇÃO
- Negativismo/pessimismo
- Inibição emocional
- Padrões inflexíveis/postura crítica exagerada
- Postura punitiva

Fonte: Young, J. E., Klosko, J. S., & Weishaar, M. E. (2003). *Schema therapy: A practitioner's guide.* New York, NY: Guilford Press.

dificuldade em traduzir seus problemas de apresentação vaga e difusa em objetivos significativos para o tratamento. A *terapia do esquema* foi desenvolvida para expandir as estratégias tradicionais de intervenção cognitivo-comportamental e incorporar aspectos relevantes de outras abordagens à psicoterapia (p. ex., psicodinâmica, de relações objetais, Gestalt, do apego e construtivista) para tratar esses clientes. Em certo sentido, ela é uma demonstração inicial da integração da psicoterapia (Young et al., 2003). Trata-se de uma abordagem que vem sendo praticada e refinada há 25 anos ou mais, mas continua inovadora em sua capacidade de expandir estratégias tradicionais de TCC e incorporar estratégias experienciais de outros arcabouços.

O objetivo da terapia do esquema é ajudar os clientes a desenvolver maneiras de atender às suas necessidades básicas por meio de cuidados pessoais e relacionamentos íntimos (ver Masley, Gillanders, Simpson, & Taylor, 2012). Está além do escopo deste livro descrever a terapia do esquema na sua totalidade. Entretanto, nos parágrafos a seguir, alguns aspectos especialmente inovadores são destacados. As estratégias de intervenção da terapia do esquema de Young geralmente se enquadram em quatro principais categorias: (a) cognitivas (p. ex., avaliando as evidências que sustentam ou não o esquema desadaptativo), (b) experienciais (p. ex., uso de imagens mentais para acalmar uma criança que recebeu mensagens negativas de seus pais), (c) quebra de padrões comportamentais (p. ex., substituindo estratégias de enfrentamento autodestrutivas por adaptativas) e (d) relação terapêutica.

Young e colaboradores (2003) delinearam duas estratégias especialmente importantes associadas à relação terapêutica que são fundamentais na terapia do esquema. A *confrontação empática* refere-se ao equilíbrio entre demonstrar empatia quando os esquemas desadaptativos dos clientes são ativados e ajudá-los a ver que a forma pela qual estão interpretando e enfrentando os eventos em suas vidas é disfuncional. *Reparentalização limitada* refere-se a casos em que o terapeuta apropriadamente oferece aos clientes algo essencial não recebido de seus pais durante a infância. Ambas as estratégias são urdidas no tecido de todo o curso de tratamento.

Além dessas táticas gerais, a terapia do esquema incorpora muitas técnicas específicas. Do ponto de vista cognitivo, esses terapeutas usam a reestruturação para reavaliar as evidências que o cliente vê como respaldo a esquemas desadaptativos e examinam as vantagens e as desvantagens de esquemas desadaptativos e seus estilos de enfrentamento associados. Essas são técnicas convencionais e tradicionais da TCC, embora sejam aplicadas de forma especial ao nível do esquema. Uma técnica cognitiva inovadora incorporada na terapia do esquema é uma variação da *técnica de cadeira vazia* da Gestalt. Nela, o terapeuta coloca duas cadeiras de frente uma para a outra e encoraja o cliente a travar um debate entre o lado do esquema e o lado saudável, cada um tentando convencer o outro de que sua posição é falsa. À medida que os argumentos para a validade e a adaptabilidade do lado saudável se acumulam, usando uma série de técnicas cognitivas, o terapeuta e o cliente registram os frutos de seu trabalho em cartões de enfrentamento, a fim de consultá-los nos momentos em que o esquema que não ajuda é ativado. Os componentes de um cartão de enfrentamento do esquema costumam incluir (a) reconhecimento do estado emocional atual do cliente; (b) identificação do(s) esquema(s) e maneiras pelas quais o cliente sabe que ele(s) foi(foram) ativado(s); (c) "teste de realidade", ou um lembrete das evidências que apoiam o lado saudável; e (d) instrução comportamental, composta de respostas comportamentais adaptativas à ativação do esquema que não ajuda. Os clientes também podem usar um *diário do esquema*, no qual descrevem suas próprias respostas cognitivas e comportamentais saudáveis em suas vidas quando os esquemas desadaptativos são ativados (Young, 1993).

As técnicas de imagem desempenham um papel importante na terapia do esquema, e, de fato, o trabalho de Young e colaboradores preparou o caminho para o reprocessamento de imagens, uma técnica que é uma extensão do trabalho com imagens feito na terapia do esquema, passando a ser investigada por seus próprios méritos a partir de resultados alcançados em pesquisas (veja a seção a seguir). Imagens mentais podem ser usadas como ferramenta de avaliação, tanto para identificar esquemas desadaptativos em ação nos clientes como para vincular os eventos dolorosos que moldaram seus esquemas para suas vidas atuais. Entretanto, o trabalho com imagens mentais é um poderoso veículo de intervenção estratégica. Por exemplo, os terapeutas do esquema encorajam o uso de diálogos imaginários, nos quais os clientes imaginam diálogos com pessoas que comunicaram mensagens dolorosas participantes no desenvolvimento de esquemas desadaptativos, bem como com pessoas na vida atual que respondem de maneira a reforçar o esquema que não ajuda. Em função do diálogo imaginário, às vezes os clientes escrevem uma carta (geralmente não enviada) à pessoa que os feriu durante a infância ou adolescência como forma de expressar seus sentimentos, afirmar seus direitos e reformular a experiência da maneira mais equilibrada e útil possível. Além dessas aplicações, imagens também podem facilitar o enfrentamento saudável, tal como imaginar aproximar-se de uma situação temida normalmente evitada, ou envolver-se em comportamentos saudáveis, em vez de autodestrutivos, quando confrontados com um estressor ou desafio.

Como geralmente os esquemas desadaptativos estão associados a um padrão enraizado de comportamentos de enfrentamento autodestrutivos, outro componente significativo da terapia do esquema é o treino do cliente na adoção de um repertório comportamental mais saudável para superar os desafios da vida. O terapeuta ajuda a identificar padrões de comportamento que interferem em sua vida e estão ligados aos esquemas desadaptativos. O relacionamento terapêutico é usado como uma ferramenta para observar comportamentos problemáticos e fornecer um fórum para uma experiência de aprendizagem corretiva. Os clientes podem desempenhar repertórios comportamentais novos e mais adaptativos como tarefa de casa, observando como esse novo conjunto de comportamentos reforça a nova perspectiva mais saudável.

A base de evidências para a terapia do esquema é, como seria de esperar, menor do que para a TCC em geral, mas os resultados de estudos examinando sua eficácia são atraentes (ver Masley et al., 2012, para uma revisão abrangente). Por exemplo, Giesen-Bloo e colaboradores (2006) relataram que a terapia do esquema superou a terapia centrada na transferência para o tratamento do transtorno da personalidade *borderline*, de modo que os clientes eram menos propensos a abandonar a terapia do esquema do que a centrada na transferência. Além disso, os clientes na condição da terapia do esquema relataram maior redução em sintomas *borderline*, tais como medo de abandono, problemas de relacionamento, perturbações de identidade, impulsividade, comportamento suicida e parassuicida e ideação dissociativa e paranoide, bem como aumentos diferenciados na qualidade de vida. Pesquisas subsequentes demonstraram ser possível obter resultados semelhantes (p. ex., magnitude do efeito, taxas de abandono) em um ambiente ambulatorial de serviço público de saúde, com 42% da amostra não satisfazendo mais os critérios de transtorno da personalidade *borderline* após um ano e meio de terapia do esquema (Nadort et al., 2009). Os resultados de estudos com amostras menores e projetos experimentais menos rigorosos sugerem que terapia do esquema apropriada e técnicas associadas são eficazes no tratamento de agorafobia e dos transtornos da personalidade do Grupo C (ou seja, transtornos da personalidade dependente, evitativa e obsessivo-compulsiva; Gude & Hoffart, 2008; Gude, Monsen, & Hoffart, 2001; Hoffart & Sexton, 2002).

Dois estudos compararam "TCC tradicional" com terapia do esquema. Cockram, Drummond e Lee (2010) compararam TCC em grupo com terapia do esquema em grupo com veteranos do Vietnã com transtorno de estresse pós-traumático (TEPT); na

TCC em grupo, a reestruturação cognitiva focou-se nos pensamentos automáticos, ao passo que na terapia do esquema grupal, focou-se no trabalho sobre o esquema e no reprocessamento de experiências precoces. Os resultados indicaram que a terapia do esquema em grupo reduziu a ansiedade e os sintomas de estresse pós-traumático em maior grau do que a TCC em grupo, com um padrão semelhante observado para sintomas depressivos em nível de tendência estatística. Notavelmente, os autores calcularam que 26,1% da variância na redução dos sintomas de estresse pós-traumático era explicada por mudanças nas pontuações do domínio do esquema. Em contraste, Carter e colaboradores (2013) compararam cem pacientes ambulatoriais com transtorno depressivo maior que foram aleatoriamente designados para TCC ou terapia do esquema individual. Os participantes em ambas as condições fizeram sessões semanais durante seis meses, seguidas de sessões mensais por mais seis meses. Embora se esperasse uma mudança maior nos sintomas depressivos de participantes que receberam terapia do esquema, os resultados não revelaram diferenças entre as duas condições quanto às taxas de remissão ou recuperação no fim de sessões semanais e mensais.

Em conjunto, esses trabalhos sugerem que a terapia de esquema é pelo menos tão eficaz quanto a TCC tradicional e levantam a possibilidade de que ela é mais eficaz do que uma abordagem psicodinâmica de tratamento. Sem dúvida, é necessário realizar mais estudos para estabelecer a eficácia e a efetividade da terapia do esquema, bem como identificar os tipos de clientes para os quais ela é especialmente indicada. Entretanto, acredito que essa forma de terapia mereça um reconhecimento especial entre as abordagens de modificação de crenças em razão de sua estrutura teórica sofisticada e ponderada, a qual orienta as intervenções para clientes com patologia crônica da personalidade.

Reprocessamento de imagens

Reprocessamento de imagens é uma técnica na qual os clientes identificam autoimagens negativas desadaptativas relacionadas a experiências fundamentais da vida que moldaram o desenvolvimento de crenças que não ajudam. Trata-se de uma técnica central frequentemente usada na terapia do esquema (p. ex., Giesen-Bloo et al., 2006) e está começando a ser avaliada como abordagem de modificação de crenças por seu próprio mérito (p. ex., Lee & Kwon, 2013; Wild, Hackmann, & Clark, 2008). Arnoud Arntz e Anoek Weertman desenvolveram um protocolo de três passos para reprocessamento de imagens no trabalho com memórias traumáticas (Arntz & Weertman, 1999; Weertman & Arntz, 2007), de tal forma que os clientes usam a imaginação para reformular o significado associado a essas memórias. Especificamente, imagens mentais são usadas para (a) reviver o evento traumático do ponto de vista de sua idade na época do evento; (b) reviver o evento traumático em sua idade atual, observando seus *selves* mais jovens, vivenciando-o e intervindo com reestruturação cognitiva; e (c) reviver o evento traumático como seu *self* mais jovem, mas com seu *self* mais velho presente, fornecendo orientação. A pesquisa demonstrou que o reprocessamento de imagens é uma abordagem eficaz para depressão (Wheatley, Brewin, Patel, & Hackmann, 2007), TEPT (Arntz, Tiesema, & Kindt, 2007; Grunert, Weis, Smucker, & Christianson, 2007), ansiedade social (Lee & Kwon, 2013; Wild et al., 2008) e fobia de cobras (Hunt & Fenton, 2007). Benefícios podem ser alcançados em um período relativamente curto de tempo; por exemplo, Lee e Kwon relataram bom resultado a partir de três sessões (uma de reprocessamento de imagens e duas de reestruturação cognitiva), o qual persistiu em um período de seguimento de três meses em relação a um grupo-controle de psicoterapia de apoio de clientes com transtorno de ansiedade social.

Assim, a imaginação é um veículo poderoso para alcançar uma mudança duradoura de crenças pela reestruturação de algumas das memórias mais dolorosas e traumáticas dos nossos clientes. Seu uso permite superar a evitação dessas memórias e o sofrimento emocional associado, bem como reestruturar tais memórias e se tornar mais equilibrado e compassivo consigo mesmo. Embora o uso de imagens mentais tenha sido incorporado já nos primeiros programas de tratamento de TCC (p. ex., A. T. Beck et al., 1979), esse trabalho inovador em reprocessamento de imagens é um lembrete importante de que o uso de imagens pode assumir importância central no tratamento de clientes com uma ampla gama de transtornos mentais e que os terapeutas não precisam se limitar a trabalhar com manifestações verbais de crenças que não ajudam.

Terapia cognitiva processual

A terapia cognitiva processual (TCP) é uma abordagem inovadora para modificação de crenças que usa a metáfora do tribunal com o objetivo de contestar crenças subjacentes disruptivas, inspirada pelo romance *O processo*, de Franz Kafka (1925/1998) (de Oliveira, 2015, 2016). Embora a metáfora do tribunal tenha sido defendida por vários terapeutas cognitivo-comportamentais proeminentes (Cromarty & Marks, 1995; Dugas & Robichaud, 2007; Freeman & DeWolf, 1992; Leahy, 2003), a TCP é única no sentido de apresentar uma série de passos sistemáticos e concretos para alcançar a modificação de crenças.

Sua característica central é um extenso registro de pensamento no qual crenças que não ajudam, conceitualizadas como uma autoacusação (cf. de Oliveira, 2011), são alvo de reestruturação. Em primeiro lugar, o terapeuta utiliza a técnica de seta descendente de Burns (1980), descrita anteriormente, para ajudar o cliente a caracterizar a crença nuclear mais fundamental associada ao presente sofrimento emocional e examinar as evidências que embasam a crença que não ajuda (ou seja, o promotor) e as evidências que não a sustentam (ou seja, o advogado de defesa). O promotor e o advogado de defesa fazem, cada um, duas alegações, a segunda alegação para resolver o "sim, mas" colocado pelo cliente, fazendo uso de inversão de sentenças (de Oliveira, 2007; Freeman & DeWolf, 1992) para mudar o significado negativo da crença nuclear que não ajuda e dar um sentido positivo à crença nuclear adaptativa. O exercício culmina com o veredicto do júri. Nessa fase da intervenção, o terapeuta incentiva o uso da *técnica de seta ascendente* (de Oliveira, 2012; Leahy, 2003) para rotular uma crença nuclear adaptativa mais positiva, que capture o significado associado à informação apresentada pelo advogado de defesa. Os clientes são encorajados a manter um registro de dados positivos das evidências que sustentam a nova crença como preparação para a apelação do promotor.

Evidências da eficácia da TCP estão se acumulando. Vários pequenos estudos demonstraram que, após uma única sessão usando o registro de pensamento baseado em processo, os clientes relataram uma redução em seu grau de vinculação a crenças nucleares que não ajudam e no sofrimento emocional associado (de Oliveira, 2008; de Oliveira, Hemmany et al., 2012). Além disso, há alguma evidência de que a aplicação de técnicas associadas à TCP tem melhor resultado do que a aplicação de técnicas associadas à TCC tradicional. Por exemplo, em um pequeno estudo randomizado controlado (ERC), clientes com transtorno de ansiedade social que usaram o registro de pensamento baseado em processo, uma técnica central na TCP, foram comparados com clientes com transtorno de ansiedade social que usaram o registro de pensamento de Greenberger e Padesky (1995), bem como um registro de dados positivos. O objetivo de ambas as intervenções foi a reestruturação de crenças nucleares associadas à ansiedade social (em vez de facilitar a exposição a situações sociais e avaliativas temidas, como frequentemente se faz em outras abordagens de TCC para ansiedade social). Embora os resultados tenham indicado que ambas as abordagens estavam associadas a reduções significativas nos sintomas de ansiedade social e nas manifestações fisiológicas de ansiedade, os participantes do grupo de registro de pensamento baseado em processo relataram maior redução no medo de avaliação negativa, na evitação social e na angústia, bem como melhoria da qualidade de vida (de Oliveira, Powell et al., 2012). É possível que o processo de avaliação em duas fases associado a essa abordagem – ou seja, as duas "alegações" feitas pela promotoria e pelo advogado de defesa – permita uma reestruturação mais sistemática e exaustiva de crenças que não ajudam do que a normalmente obtida nas abordagens tradicionais de TCC. Recentemente foram publicadas evidências preliminares indicando que a inclusão da técnica da cadeira vazia, descrita anteriormente na seção sobre terapia do esquema, aumenta a eficácia em relação ao formato de registro de pensamento baseado em processo convencional, talvez porque realce o aspecto experiencial do exercício (Delavechia, Velasquez, Duran, Matsumoto, & de Oliveira, 2016).

Terapia metacognitiva

De acordo com Wells (2009), metacognição é "aquele aspecto da cognição que controla a forma como uma pessoa pensa e se comporta em resposta a um pensamento, uma crença ou um sentimento" (p.4). Na terapia metacognitiva, a intervenção é dirigida (a) ao modo como os clientes respondem a essas experiências internas e (b) às crenças errôneas sobre essas experiências. Exemplos de crenças errôneas incluem: "A preocupação vai me ajudar a me preparar para a adversidade" e "Devo controlar meus pensamentos, ou algo ruim vai acontecer". Em vez de alterar o conteúdo das crenças dos clientes, os terapeutas metacognitivos os ajudam a reconhecer as consequências desses pensamentos, que estes os mantêm presos a um estado de afeto negativo ou que têm investido neles grande quantidade de tempo e energia mental que poderiam ser usados de forma mais adaptativa. Muitas técnicas tradicionais de TCC podem ser usadas a partir de uma abordagem de terapia metacognitiva (p. ex., questionamento socrático, experimentos comportamentais), mas elas são implementadas com o intuito de reconhecer e modificar avaliações distorcidas sobre as crenças, em vez de mudá-las.

Uma intervenção exclusiva incorporada à terapia metacognitiva é o *treinamento atencional*, o qual consiste em técnicas cujo objetivo é regular o pensamento e modificar crenças metacognitivas que não ajudam. Ele intervém no nível de uma *síndrome cognitiva atencional* desadaptativa, caracterizada por "um estilo de pensamento perseverante que assume a forma de preocupação ou ruminação, de atenção com foco na ameaça e comportamentos de enfrentamento disfuncionais que produzem o efeito contrário (p. ex., supressão do pensamento, evitação, uso de substância)" (Wells, 2009, p. 10). A principal técnica de treinamento da atenção na terapia metacognitiva aumenta sua flexibilidade, ensinando os clientes a focar sua atenção em um estímulo predeterminado, a despeito de outros estímulos internos ou externos que podem desviá-la. Por exemplo, os terapeutas pedem aos clientes para se concentrarem no som de sua voz, das pancadinhas em uma mesa ou nos estalidos de um *timer*. Na continuação do treinamento da atenção, pede-se aos clientes que pratiquem alternar sua atenção entre dois sons de forma controlada e, depois, expandir sua atenção e captar todos os sons ao mesmo tempo. As habilidades que os clientes adquirem a partir dessa tarefa os ajudam a interromper a ruminação sobre pensamentos que não ajudam experimentados em suas vidas diárias.

Uma segunda intervenção exclusiva incorporada à terapia metacognitiva é *detached mindfulness* (Wells, 2009). Na terapia metacognitiva, o termo *mindfulness* não é usado exatamente da mesma forma que nas abordagens descritas mais detalhadamente no Capítulo 9, pois, nesse contexto, ele se refere apenas a estar consciente das experiências internas, como pensamentos, crenças e memórias, ou consciência metacognitiva. A meditação não é um componente central da conceitualização de *mindfulness* de Wells, nem consciência do momento presente. Desapego (*detachment*) refere-se a (a) deixar passar qualquer reatividade a metacognições, de modo que elas sejam reconhecidas por não influenciarem mais ações, e (b) reconhecimento de que elas são separadas da própria pessoa. Os terapeutas metacognitivos facilitam a *detached mindfulness* fazendo perguntas como: "Você consegue olhar para essas crenças como um observador externo?". Metáforas ilustrando vividamente o conceito de consciência individual são incorporadas à terapia, tais como pedir aos clientes que se concentrem em uma imagem mental de um tigre e observem seu comportamento, para que possam reconhecer que os movimentos na imagem são espontâneos e separados deles próprios.

Estão se acumulando evidências que comprovam a eficácia do programa completo de terapia metacognitiva, bem como de alguns de seus componentes específicos, tais como o treinamento da atenção. Por exemplo, Wells e colaboradores (2008) descobriram que a terapia metacognitiva foi superior ao relaxamento aplicado no tratamento do transtorno de ansiedade generalizada (TAG), com 80% dos tratados com terapia metacognitiva definidos como "recuperados" após o tratamento (por meio de pontuações no Questionário de Preocupação Penn State; Meyer et al., 1990), 70% considerados recuperados em uma avaliação de seguimento aos seis meses, e 80% considerados recuperados em uma avaliação de seguimento aos 12 meses. Normann, van Emmerik e Morina (2014) realizaram uma recente metanálise examinando tamanhos de efeito da terapia metacognitiva no tratamento de depressão, TAG, TEPT e transtorno obsessivo-compulsivo (TOC). O tamanho de efeito antes e após o tratamento (*g* de Hedges) nas medidas de resultados primários de ansiedade, depressão e metacognição foi de 2,00. O tamanho de efeito do pré-tratamento ao seguimento foi de 1,68 (*g* de Hedges), indicando que os ganhos basicamente se mantiveram no seguimento. Tamanhos de efeito entre grupos indicaram que a terapia metacognitiva superou em muito as condições de lista de espera-controle após o tratamento (g de Hedges = 1,81) e superou inclusive a TCC tradicional (g de Hedges = 0,97). Entretanto, o tamanho de efeito para comparação com TCC tradicional deve ser interpretado com cautela, uma vez que se baseia em dados de apenas cinco estudos com tamanhos de amostra relativamente pequenos. Mesmo assim, um conjunto impressionante de evidências está se acumulando em apoio à eficácia da terapia metacognitiva, acrescentando uma nova dimensão importante para o campo por chamar atenção para o papel central desempenhado pela metacognição no sofrimento emocional. Tal linha de pesquisa também mostra que essa terapia pode conseguir modificar crenças sobre a importância ou o sentido da própria cognição.

Esclarecimento e implementação de valores

Como será discutido no Capítulo 9, terapeutas que praticam a terapia de aceitação e compromisso (ACT) dão grande ênfase ao esclarecimento de valores e a viver de acordo com eles (p. ex., Hayes et al., 2012). De acordo com Harris (2009):

> Valores são declarações sobre o que queremos fazer com nossa vida: sobre o que queremos defender e como queremos nos comportar de maneira contínua. Eles são princípios condutores que podem nos guiar e nos motivar em nossa passagem pela vida. (p. 189)

Uma maneira de considerar o trabalho em torno de valores é que eles fornecem as bases para novas crenças adaptativas que podem orientar o modo pelo qual os clientes vivem suas vidas. Em tempos de adversidade ou decepção, crenças nucleares negativas que não ajudam são ativadas, e os clientes tipicamente estreitam sua atenção com base na incapacidade de viver segundo um valor específico. Por exemplo, o homem de meia-idade que perdeu o emprego, descrito anteriormente neste capítulo, pode estar preocupado com a incapacidade de viver de acordo com os valores de realização profissional e sucesso financeiro. Entretanto, assumindo um ponto de vista mais amplo, ele pode passar a ver que está vivendo de acordo com outros valores igualmente reverenciados, como amor, perdão e bondade (cf. Leahy, 2003). Assim, um núcleo negativo que não ajuda pode ser ativado, mas os clientes ainda podem viver de acordo com seus valores mais fundamentais. Além disso, um foco no quadro geral em relação aos seus valores pode orientar as escolhas feitas posteriormente em suas vidas, as quais podem alimentar uma visão mais adaptativa de si mesmos.

A Figura 5.1 representa um modelo retirado de minha prática clínica para viver uma vida valorosa. Segundo esse modelo, o viver pautado por valores consiste de duas dimensões ortogonais – nossos papéis mais importantes (i.e., *o que* estamos fazendo com nosso tempo – ação contínua; Harris, 2009) e o tipo de pessoa que queremos ser (i.e., *como* estamos abordando as atividades nas quais nos envolvemos com nosso tempo). Considera-se que bem-estar, plenitude e satisfação com a vida são reforçados quando as pessoas maximizam o grau em que estão envolvidas em atividades valorosas e vivendo suas vidas de forma coerente com seus valores. Do ponto de vista da modificação

```
                    │ O tipo de pessoa
                    │ que você quer ser
                    │
              ╭─────┼─────╮
              │ Viver pautado │
      ────────┤  por valores  ├────────
              │               │     Seus papéis
              ╰─────┬─────╯     mais importantes
                    │
                    │
                    │
```

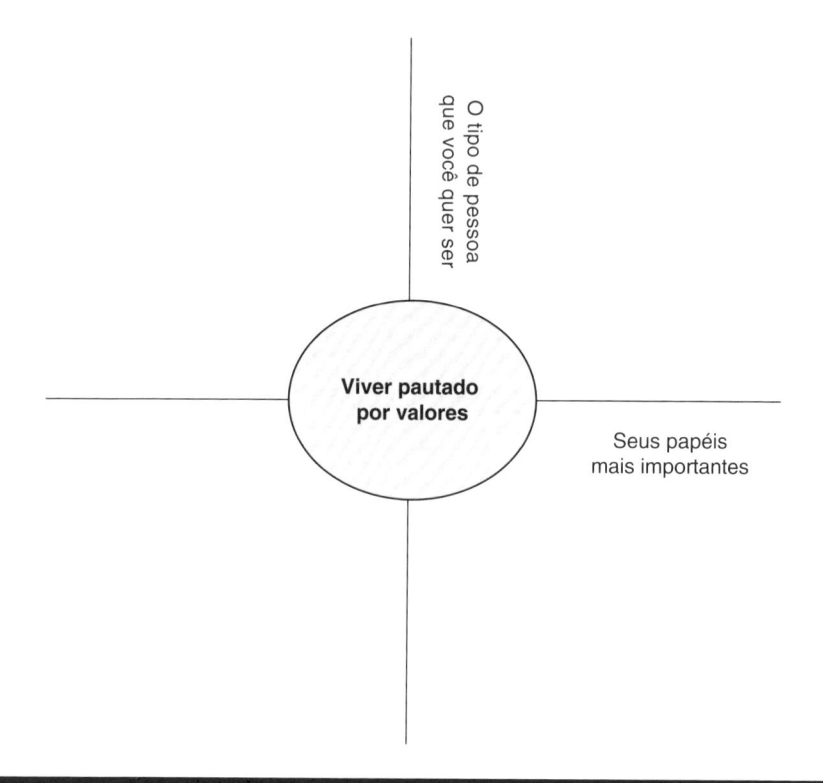

Figura 5.1

VIVER UMA VIDA VALORIZADA.

de crenças, o esquema do viver pautado por valores fornece uma orientação para que as pessoas tomem decisões e se conduzam de maneira coerente com uma visão positiva e saudável para si mesmas. Quando as pessoas estão vivendo uma vida valorosa, prevê--se que terão experiências incompatíveis com crenças que não ajudam (p. ex., "Eu sou inútil") e reforçarão uma nova crença mais saudável (p. ex., "Eu tenho uma vida que vale a pena viver").

Existem várias maneiras inovadoras de ajudar os clientes a esclarecer seus valores, muitas estão resumidas em um manual de tratamento de ACT da autoria de Russ Harris (2009). Por exemplo, os clientes podem imaginar o que as pessoas diriam sobre eles em seu funeral ou escrever seu próprio obituário – uma técnica também descrita por terapeutas cognitivo-comportamentais experientes (D. Dobson & Dobson, 2009) – para esclarecer como desejam ser lembrados. Os terapeutas podem propor cenários, como ganhar na loteria, e incentivar os clientes a identificar como gastariam o dinheiro e com quem o compartilhariam. Os clientes podem contemplar seus modelos exemplares para identificar pessoas que os inspiram e os tipos de força de caráter personificados por essas pessoas.

Outra técnica para identificar e viver uma vida valorosa, também derivada da prática clínica, é fazer uso de gráficos setoriais para ajudar os clientes a conceitualizar como melhor usar seu tempo para viver de acordo com seus valores. Por exemplo, eles podem ser incentivados a elaborar um gráfico mostrando como estão usando atualmente seu tempo quando não estão dormindo (i.e., um gráfico "real"). Depois, podem elaborar um segundo gráfico descrevendo como gostariam de dividir seu tempo de acordo com seus valores (i.e., um gráfico "ideal"). Gráficos setoriais reais e ideais vazios podem ser encontrados nos recursos eletrônicos deste livro.

A Figura 5.2 mostra gráficos setoriais reais e ideais para Ginny, que reconheceu que trabalhar muitas horas a privava da oportunidade de participar em outras atividades valorosas. Ela estimou que dedicava aproximadamente dois terços de suas horas de vigília ao trabalho e o restante do tempo era dividido entre sua família, atividades relacionadas com a igreja e atividades de lazer, como assistir à televisão e navegar na internet. Ela reconheceu que seu estilo de vida atual deixava pouco ou nenhum tempo para focar em saúde e bem-estar e no cultivo de amizades, coisas que ela incluiu em seu gráfico de *pizza* ideal. Ela também percebeu que estava passando por cima de algumas atividades valorosas com seus pais e irmãos. Usando o contraste entre os gráficos reais e ideais como guia, ela se esforçou para diminuir a quantidade de tempo dedicada ao trabalho, eliminando assistir à televisão e navegar na internet como atividades de "enchimento", quando percebia que estava muito cansada para trabalhar, e aumentando o tempo dedicado à saúde e ao bem-estar, à família e aos amigos. Seguindo seu gráfico de *pizza* ideal, Ginny começou a reforçar a crença de ser capaz de fazer mudanças positivas em sua vida, o que diminuiu a força das crenças de ser fraca e incapaz.

A ideia subjacente às técnicas descritas nesta seção é de que a identificação e o esclarecimento dos próprios valores permitem aos clientes fazer escolhas coerentes com seus valores, o que, por sua vez, deve ajudar a solidificar crenças saudáveis sobre si mesmos, o mundo e o futuro. Às vezes, os clientes precisam de um recurso rápido para consultar toda vez que se defrontem com uma decisão sobre como responder a uma situação ou usar seu tempo. Para atender a essa necessidade, eles podem desenvolver uma "declaração de missão" personalizada para guiá-los nesses momentos. Exemplos de declarações de missão incluem: "Eu sou uma pessoa que vive a vida com paixão e criatividade" ou "Acima de tudo, eu valorizo usar meu tempo de forma mais consciente e focada no presente do que de forma irracional". Esse tipo de declaração de missão pode não apenas ajudar os clientes a fazer escolhas de acordo com seus valores, mas também funcionar como uma crença saudável alternativa às crenças que não ajudam e que podem envolvê-los em depressão, ansiedade, culpa e desespero.

Embora o esclarecimento de valores seja parte central das abordagens terapêuticas de aceitação e compromisso (ver Cap. 9), há poucas evidências demonstrando essa técnica como especificamente relacionada a resultado positivo e modificação de crenças que não ajudam. Como ela tem sido usada com sucesso na prática cognitivo-comportamental (p. ex., Leahy, 2003), o próximo passo é submetê-la a escrutínio empírico. Enquanto aguardamos dados sobre amostras clínicas publicados em revistas validadas, os terapeutas cognitivo-comportamentais podem funcionar como cientistas praticantes e examinar sua

Gráfico setorial real

- Família
- Trabalho
- Televisão e internet
- Igreja

Gráfico setorial ideal

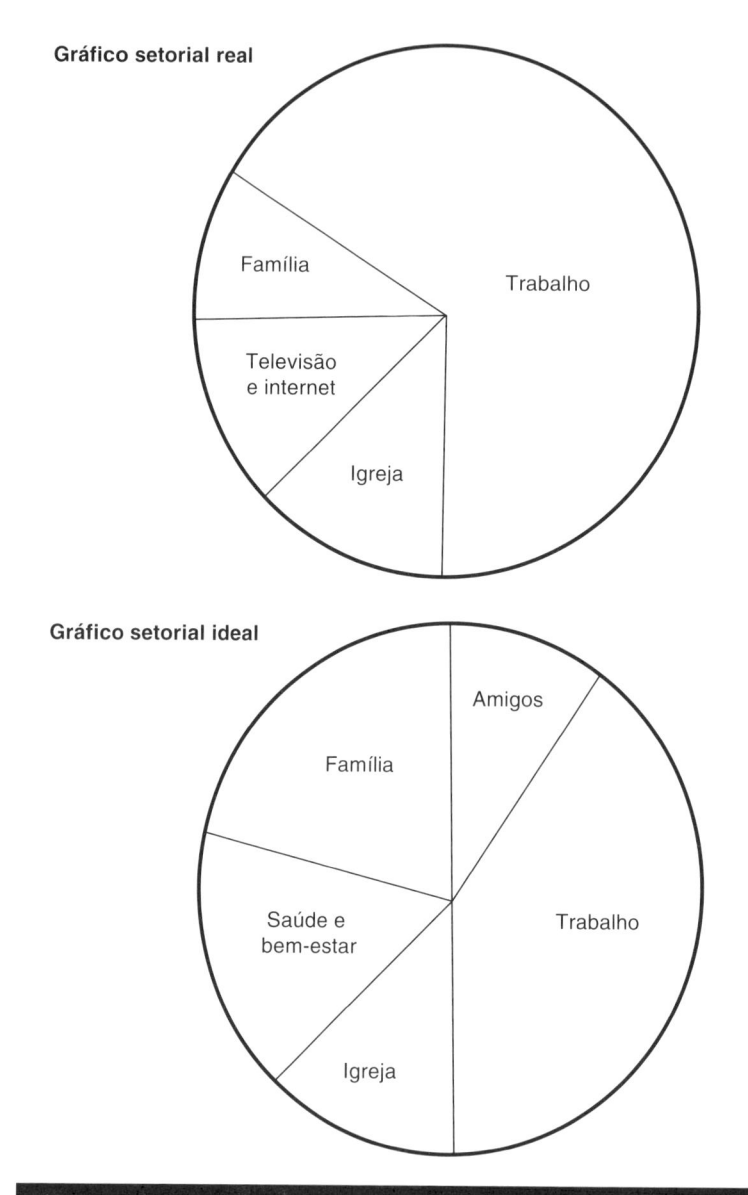

- Amigos
- Família
- Saúde e bem-estar
- Trabalho
- Igreja

Figura 5.2

GRÁFICO SETORIAL REAL *VERSUS* IDEAL.

eficácia em suas próprias práticas, acompanhando o humor dos clientes antes e depois de receber essa intervenção, o grau em que eles acreditam em crenças disfuncionais negativas e até que ponto estão se envolvendo em comportamento adaptativo.

CONCLUSÃO

Muitos clientes que se apresentam para tratamento são caracterizados por crenças subjacentes que não ajudam, além de pensamentos automáticos situacionais associados a estresse emocional. Embora alguns clientes encerrem a terapia depois que adquirem habilidades para suavizar pensamentos automáticos focados no presente e comportamentos de enfrentamento que não ajudam, muitos terapeutas cognitivo-comportamentais acreditam que a maior mudança ocorre quando crenças subjacentes que não ajudam são identificadas, compreendidas e modificadas. De acordo com esse ponto de vista, a modificação dessas crenças (a) diminuirá a probabilidade de que pensamentos automáticos situacionais negativos surjam em momentos de estresse e adversidade, (b) diminuirá a intensidade desses pensamentos automáticos situacionais quando eles surgem e (c) aumentará a probabilidade de que os clientes abordem e lidem com tal estresse e adversidade de forma adaptativa.

A abordagem tradicional de modificação de crenças envolve um procedimento tríplice em que o terapeuta trabalha com o cliente para identificar crenças que não ajudam, definir seus componentes específicos, bem como colocar em palavras uma nova crença, mais saudável e razoável, e começar a acumular experiências para reforçá-la. Técnicas de reestruturação cognitiva descritas no capítulo anterior também podem ser aplicadas à modificação de crenças. Técnicas adicionais descritas em recursos de TCC seminais incluem o registro de dados positivos, o *continuum* cognitivo, agir "como se", testes históricos, *role-play* intelectual-emocional, reestruturação das memórias iniciais e análise de vantagens e desvantagens.

A terapia do esquema é uma abordagem inovadora para modificação de crenças desenvolvida por Jeffrey Young e colaboradores ao longo das últimas três décadas. Embora ela já exista há algum tempo, o que a torna inovadora é sua aplicação criativa em apresentações clínicas caracterizadas por transtornos da personalidade e/ou outras condições crônicas de saúde mental. Ela utiliza estratégias tradicionais de TCC, como reestruturação cognitiva e treinamento de habilidades, e, do ponto de vista mais inovador, incorpora técnicas de outras orientações teóricas (p. ex., a técnica da cadeira vazia, da terapia Gestalt), centra-se na relação terapêutica como um agente de mudança e introduz os construtos de confrontação empática e reparentalização limitada. As poucas publicações sobre a eficácia da terapia do esquema trazem dados promissores.

Há uma escassez de pesquisas sobre inovações na modificação de crenças fora da terapia do esquema. Uma razão para isso é que o estudo sobre modificação de crenças em si é muito menos desenvolvido do que em outras estratégias de TCC. Entretanto, quatro inovações adicionais merecem menção. Uma delas é o reprocessamento de imagens, que emergiu da terapia do esquema e agora está sendo enquadrado como intervenção por seu próprio mérito. Os poucos trabalhos examinando sua eficácia para uma série de problemas de saúde mental sugerem que apresenta potencial para ser uma poderosa técnica para alcançar mudança cognitiva. A segunda é a TCP, uma abordagem inovadora desenvolvida por Irismar de Oliveira. Ela incorpora a metáfora do tribunal para ajudar os clientes a superar a ambivalência associada à adoção de novas crenças. A literatura apoiando a eficácia da TCP está se expandindo, e, atualmente, treinamentos em TCP são oferecidos internacionalmente para promover um foco na mudança de crenças. A terceira é a terapia metacognitiva, com seu foco inovador nas crenças sobre a própria cognição. Essa forma de terapia também está recebendo bastante atenção nos círculos acadêmicos e clínicos, e muitos terapeutas cognitivo-comportamentais avaliam rotineiramente as crenças metacognitivas desadaptativas em sua prática. A quarta é o enfoque no esclarecimento de valores, mais consistentemente associada à ACT. Embora o esclarecimento de valores seja usado para muitas finalidades, quando é usado a serviço da modificação de crenças, ajuda a moldar novas crenças equilibradas e saudáveis, e fornece uma diretriz pela qual os clientes podem optar por se envolver em comportamentos saudáveis para reforçá-las.

As orientações para futuras pesquisas na área de modificação de crenças são três. Em primeiro lugar, a pesquisa empírica deve estabelecer que a modificação de crenças melhora o resultado. Embora terapeutas cognitivo-comportamentais experientes proponham que a maior mudança ocorre quando crenças que não ajudam são identificadas e modificadas (p. ex., J. S. Beck, 1995, 2011; Wenzel, 2012), essa afirmação deve ter base em evidências. Em segundo lugar, estendendo essa noção, a pesquisa deve identificar as apresentações clínicas específicas para as quais a modificação de crenças é indicada. O trabalho de Young com clientes com transtornos da personalidade levanta a suposição lógica de que o trabalho de modificação de crenças é mais relevante para clientes com esses transtornos ou outras condições crônicas de saúde mental, mas, novamente, é necessária evidência empírica para confirmar tal noção. Finalmente, essa literatura seria beneficiada por pesquisa orientada ao processo cujo objetivo fosse isolar os mecanismos de mudança responsáveis por resultados positivos – especialmente resultados que estejam além daqueles normalmente obtidos em TCC tradicional. Tal pesquisa forneceria dados esclarecedores sobre o grau em que a mudança de crenças, a aliança terapêutica (vista como particularmente importante na terapia do esquema) e outras variáveis conduzem resultados positivos com essas abordagens de tratamento.

Ativação comportamental

Ativação comportamental (AC) é uma estratégia em que o trabalho terapêutico tem como objetivo ajudar os clientes a se envolver mais ativamente em suas vidas, aumentando a probabilidade de receberem reforço positivo por seu comportamento. De acordo com Dimidjian, Barrera, Martell, Muñoz e Lewinsohn (2011), os objetivos da AC são

> (a) aumentar o engajamento em atividades adaptativas (que muitas vezes são aquelas associadas à experiência de prazer ou domínio), (b) diminuir o envolvimento em atividades que mantêm a depressão ou aumentam o risco de depressão, e (c) resolver problemas que limitam o acesso à recompensa ou mantêm ou aumentam o controle aversivo. (p. 3-4)

Os clientes aprendem a não esperar até "sentir vontade" de se envolver em determinada atividade, mas que, ao se envolverem na atividade, quer sintam vontade ou não, eles obterão um benefício antidepressivo. Em seu importante manual de tratamento, no qual descrevem a AC, Martell, Dimidjian e Herman-Dunn (2010) referiram-se a ela como uma abordagem do viver *de fora para dentro*, em oposição à postura anterior, de *dentro para fora*.

A AC é fundamentada em uma rica tradição de teoria e pesquisa comportamental (Ramnerö, Folke, & Kanter, 2016). Por exemplo, Ferster (1973) observou que o comportamento das pessoas deprimidas é governado pelo reforço negativo, em vez de pelo reforço positivo. Ou seja, indivíduos deprimidos se envolvem em comportamentos direcionados principalmente a reduzir um estado aversivo (p. ex., fugir, evitar), em vez de se envolver em comportamentos intrinsecamente gratificantes. Como resultado, eles obtêm menos recompensas de suas atividades diárias do que pessoas não deprimidas. O renomado psicólogo Peter Lewinsohn ampliou essas ideias, propondo que a depressão resulta de uma baixa taxa de reforço positivo contingente à resposta. A referência a *contingente à resposta* é fundamental, pois significa que as pessoas deprimidas não estão obtendo recompensas positivas de seus próprios esforços. A falta de reforço positivo contingente à resposta pode ocorrer por três razões principais: pode ser que a pessoa tenha pouco acesso aos reforçadores, pode se dar em razão da falta de capacidade de aproveitar esses reforçadores, ou é possível que esse comportamento deprimido seja reforçado em maior grau do que um comportamento saudável não deprimido (Lewinsohn, 1974). De fato, pesquisas experimentais confirmam que indivíduos deprimidos apresentam um déficit de responsividade à recompensa e falta de capacidade de adaptar seu comportamento em função da recompensa (Pizzagalli, Iosifescu, Hallett, Ratner, & Fava, 2008; Vrieze et al., 2013). Quando pessoas deprimidas não obtêm reforço positivo contingente à resposta, isso cria um círculo vicioso de depressão, à medida que ficam cada vez mais deprimidas e letárgicas, tornando ainda menos provável que se esforcem para obter reforço positivo no futuro (Addis & Martell, 2004).

A AC é uma estratégia de intervenção central no tratamento cognitivo-comportamental da depressão e é o tema deste capítulo. Em consonância com os outros capítulos deste livro, este inclui seções sobre abordagens tradicionais e inovadoras dessa intervenção estratégica. Existem duas abordagens contemporâneas distintas, mas sobrepostas, da AC. Ambas são descritas na seção sobre inovações, assim como dados sobre sua eficácia.

ABORDAGENS TRADICIONAIS DA AC

A abordagem tradicional beckiana da AC envolve duas etapas principais: (a) monitoramento de atividades e (b) agendamento de atividades. O monitoramento de atividades é uma técnica em que o cliente registra todas as atividades nas quais se envolveu no tempo entre as sessões. O objetivo do monitoramento das atividades é determinar os tipos de comportamentos associados à depressão e servir como linha de base com a qual os clientes podem comparar sua depressão e seus níveis de atividade à medida que começam a se tornar mais ativos (A. T. Beck et al., 1979; J. S. Beck, 2011). Os clientes registram a maneira como estão usando seu tempo em intervalos de uma hora. Então, dão classificações que demonstram a recompensa obtida. Mais tradicionalmente, eles classificam cada atividade em duas escalas: (a) domínio (ou realização; 0 = nenhum senso de domínio e realização, 10 = maior senso de domínio e realização); e (b) prazer (0 = nenhum prazer, 10 = maior senso de prazer). No fim do dia, classificam seu nível geral de depressão. Espera-se que observem uma relação distinta entre seu nível de atividade e o nível de depressão, com a ideia de que, quanto maior o senso de domínio e prazer obtido, melhor se sintam naquele dia, e, quanto menor o senso de domínio e prazer, mais deprimidos se sintam naquele dia.

Uma vez que concluíram existir uma ligação entre o nível de domínio e prazer associado a suas atividades e sua depressão, os clientes trabalham com os terapeutas no agendamento de atividades. *Agendamento de atividades* é o planejamento cujo objetivo é proporcionar uma sensação de domínio e prazer, com a expectativa de que o envolvimento nessas atividades eleve o humor, resultando em um menor nível de depressão durante o dia. Ao longo do tempo, espera-se que os clientes observem os benefícios do agendamento de atividades e comecem a fazê-lo por conta própria, contribuindo para seu bem-estar geral. É importante reconhecer que, apesar de Aaron T. Beck ter divulgado amplamente essas técnicas no contexto de seus protocolos de terapia cognitiva, o monitoramento e o agendamento das atividades já haviam, na verdade, sido desenvolvidos por Lewinsohn e colaboradores e incorporados ao seu tratamento comportamental para depressão independentemente do trabalho de Beck (p. ex., Lewinsohn, 1974; Lewinsohn, Biglan, & Zeiss, 1976).

Um construto importante na abordagem beckiana da AC é a *atribuição de tarefas graduadas*, definida como o processo pelo qual os clientes iniciam pela implementação de atividades simples e relativamente fáceis e depois passam para o agendamento de atividades que envolvem graus maiores de complexidade e dificuldade. Essa abordagem da AC aumenta a probabilidade de os clientes serem inicialmente bem-sucedidos, melhorando a motivação para se envolver em atividades e a confiança de que poderão cumpri-las. Ao estabelecer metas para AC, é mais eficaz que os clientes sejam específicos, e não vagos (Locke & Latham, 1990), e se concentrem em metas mais imediatas do que de longo prazo (Bandura & Schunk, 1981). Os clientes facilmente se enquadram em um padrão de pensamento do tipo tudo ou nada, de tal modo que ficam desanimados se não completam suas atividades. Assim, é importante ser realista para maximizar a probabilidade de sucesso, mesmo para os clientes mais deprimidos. A divisão em etapas para alcançar um objetivo maior proporciona oportunidades adicionais para experiências de sucesso ou experiências que ofereçam um senso de domínio ou prazer contingente à resposta.

Na terapia cognitiva beckiana tradicional, a AC não era necessariamente uma intervenção autônoma (e o Dr. Beck só usou o termo ativação comportamental muitos anos depois, quando houve um ressurgimento da atenção a ela na literatura empírica). Na verdade, o Dr. Beck frequentemente sugeriu que clientes deprimidos se beneficiariam de monitoramento e agendamento de atividades no início do tratamento a fim de se tornarem mais ativos e envolvidos em suas vidas e se sentirem um pouco melhor, o que lhes permitiria aproveitar algumas das outras intervenções que a TCC oferece, como a reestruturação cognitiva. Além disso, mesmo quando os terapeutas cognitivos que utilizavam o protocolo de Beck se concentravam no comportamento, a mudança cognitiva que ocorria quando a mudança comportamental era implementada foi fundamental para entender o mecanismo pelo qual se pensava que a terapia cognitiva funcionava (Hollon, 1999). No entanto, como veremos no restante deste capítulo, a pesquisa sugere que a AC tanto pode ser implementada como um tratamento autônomo quanto pode ser incluída nos programas completos de terapia cognitivo-comportamental (TCC).

ABORDAGENS INOVADORAS DA AC

Esta seção descreve muitos novos desenvolvimentos na implementação da AC, ocorridos ao longo dos últimos 20 anos. Inicia-se com uma consideração de maneiras criativas de adaptar as atividades de monitoramento e agendamento de atividades descritas por A. T. Beck e colaboradores (1979), de forma muito semelhante a como eu fiz em relação a adaptações criativas da reestruturação cognitiva no Capítulo 4. Logo a seguir são descritos dois programas de tratamento contemporâneos de AC. A seção conclui com a consideração de outros alvos de mudança que podem ser abordados utilizando-se um arcabouço de AC.

Adaptações do monitoramento e do agendamento de atividades

As abordagens tradicionais do monitoramento e do agendamento de atividades enfatizavam o registro de atividades a cada hora do dia e, à medida que o tratamento avançava, também o agendamento de atividades em determinadas horas do dia. Entretanto, a experiência clínica sugere que alguns clientes preferem variações dessa abordagem. Embora A. T. Beck e colaboradores (1979) recomendassem muito o monitoramento e o agendamento de atividades, particularmente para clientes gravemente deprimidos, muitas pessoas com depressão severa sentem-se sobrecarregadas com atividades de registro em frequência horária. Os terapeutas que implementam monitoramento e agendamento de atividades podem considerar com seus clientes a possibilidade de eles ficarem sobrecarregados e, caso prevejam que isso pode acontecer, é possível modificar o exercício de modo que seu "espírito" seja mantido ao acomodar as preferências dos clientes.

Há muitas maneiras de modificar o monitoramento das atividades, incluindo pedir ao cliente que (a) registre atividades apenas por alguns dias entre as sessões (talvez, dois dias da semana e um dia durante o fim de semana; Lejuez, Hopko, & Hopko, 2001); (b) registrar atividades para as partes mais problemáticas do dia, como após o trabalho e nos fins de semana; (c) obter auxílio de um cônjuge, familiar ou amigo íntimo; ou (d) registrar atividades por meio de gravação de voz, usando seus *smartphones* ou *tablets* (ver Wenzel, 2013). Os terapeutas cognitivo-comportamentais também podem abrir mão do registro de atividades em determinados segmentos e, em vez disso, desenvolver uma lista de verificação de atividades associadas à sensação de realização ou prazer (ver a planilha nos recursos eletrônicos deste livro). Ao fim do dia, os clientes podem verificar as atividades nas quais se envolveram e fazer uma avaliação geral da depressão para o dia (Wenzel et al., 2011). O ponto aqui é que é mais importante coletar alguns dados úteis, caracterizando com precisão a maneira como estão despendendo momentos-chave em seus dias, aumentando a probabilidade de conclusão do exercício, em vez de insistir que apresentem todos os dados, possivelmente diminuindo a probabilidade de conclusão da tarefa de casa.

Da mesma forma, alguns clientes recusam a proposta de agendar atividades de uma em uma hora. As preocupações incluem não saber exatamente o que farão nos dias para os quais as atividades estão programadas, questionar se terão energia para assumir a atividade e antever (apropriadamente) a probabilidade de fatores externos interferirem em sua capacidade de realizar a atividade (p. ex., mau tempo para uma corrida ao ar livre). Assim, os terapeutas são altamente encorajados a adotar uma abordagem flexível ao agendamento de atividades (Wenzel, 2013). Flexibilidade pode significar que os clientes concordam em se envolver em uma atividade em algum momento durante um determinado dia ou parte de um dia (p. ex., terça-feira de manhã). Pode significar identificar um momento de "segunda chance" para se envolver na atividade caso ela não tenha sido feita quando apareceu pela primeira vez no cronograma. Pode significar identificar uma atividade de apoio se um fator externo interferir no exercício (p. ex., uma aula de ioga se o mau tempo impedir uma corrida ao ar livre). Os terapeutas cognitivo-comportamentais consideram que a flexibilidade no agendamento de atividades impede que os clientes caiam em uma mentalidade do tipo tudo ou nada quando não conseguem se envolver em uma atividade, de modo que concluam que "não podem fazê-lo", então "por que se incomodar" tentando realizar as atividades subsequentes no cronograma de atividades.

Essas adaptações ao monitoramento e ao agendamento de atividades não são necessariamente novas. Elas estão incluídas nesta seção sobre inovações para lembrar ao leitor que é muito mais importante que as intervenções clínicas sejam feitas de maneira estratégica e criativa, com base na conceitualização de caso cognitiva da apresentação clínica individualizada, do que de uma forma mecanicista ou rígida. As técnicas cognitivo-comportamentais, incluindo monitoramento e agendamento de atividades, são mais eficazes quando aplicadas com base em princípios teóricos, em vez de etapas específicas que podem ser publicadas em um manual de tratamento.

Ativação comportamental contemporânea

Ativação comportamental contemporânea (ACc) é um termo que eu uso neste livro para me referir ao protocolo avaliado pela primeira vez pelo renomado psicólogo Neil S. Jacobson e posteriormente refinado por seus muitos colaboradores, incluindo Christopher Martell, Michael Addis e Sona Dimidjian (p. ex., Addis & Martell, 2004; Martell, Addis, & Jacobson, 2001; Martell et al., 2010). Eu cunhei o termo ACc para distinguir essa abordagem específica de referências mais gerais a AC. Nesta seção, descrevo algumas das principais técnicas associadas à ACc.

Como a abordagem beckiana tradicional da TCC, o monitoramento e o agendamento de atividades são de importância central na ACc. Os terapeutas que praticam essa técnica estão especialmente atentos às oportunidades de fornecer reforço positivo durante o monitoramento e o agendamento de atividades, com a ideia de que um reforço positivo aumentará a probabilidade de o cliente continuar a se engajar no comportamento adaptativo (Martell et al., 2010). Em outras palavras, os terapeutas que utilizam técnicas de ACc aplicam princípios de condicionamento operante na sessão para recompensar mudanças comportamentais saudáveis e maximizar a probabilidade de os clientes continuarem a implementá-las em suas vidas. Por exemplo, quando um cliente relata que seguiu o agendamento de atividades, o terapeuta pode transmitir uma sensação genuína de curiosidade sobre como foi para ele envolver-se em atividades programadas e sobre os efeitos que tal envolvimento teve em seu humor. Quando um cliente relata que se envolveu em uma atividade mesmo quando não sentia vontade de fazer isso, o terapeuta pode responder com elogio ou encorajamento. Assim, os terapeutas cognitivo-comportamentais estão cientes das contingências que mantêm ou desencorajam o comportamento de um cliente tanto dentro como fora da sessão, e eles usam seu próprio comportamento para aumentar a probabilidade de futuras mudanças comportamentais. Como ilustram esses exemplos, a aplicação da teoria da aprendizagem à conceitualização da apresentação clínica do cliente (ver Cap. 2) é central na ACc.

Em longo prazo, as atividades mais sustentáveis são muitas vezes as naturalmente reforçadas. Segundo Martell e colaboradores (2010), "reforço natural significa que as consequências de reforço decorrem logicamente do comportamento e são nativas do ambiente" (p. 106). Considere um cliente que espera obter um efeito antidepressivo se exercitando. O aumento do tônus muscular e a perda de peso seriam reforçadores naturais, ao passo que dar a si próprio um pequeno deleite após o exercício, não. Isso significa que os terapeutas que usam a ACc quase sempre não encorajam seus clientes a iniciar por atividades que consideram aversivas e associadas a pouca recompensa. Por exemplo, ao iniciar o agendamento de atividades, muitos se concentram em tarefas acumuladas, como lavar a louça ou pagar contas atrasadas. Contudo, se não tiverem um senso intrínseco de domínio ou prazer por completar essas tarefas, talvez seja mais eficaz começar com outra coisa. Muitas vezes, eu os incentivo a começar por atividades verdadeiramente prazerosas, a fim de obter todos os benefícios da AC logo no início, o que pode então gerar mais energia e motivação para assumir tarefas que são aversivas, mas precisam ser feitas.

Os terapeutas cognitivo-comportamentais praticantes de ACc prestam muita atenção aos comportamentos de evitação de seus clientes, os quais podem estar agravando sua depressão. Eles conduzem "análises A-B-C" para identificar os *a*ntecedentes, ou gatilhos, dos comportamentos (*b*ehaviors) de evitação, bem como as *c*onsequências dos comportamentos evitativos que fornecem reforço temporário (i.e., análise funcional). Esses terapeutas estão muito mais preocupados com a função dos comportamentos de seus clientes do que com a forma deles em si. Tomemos, por exemplo, alguém deprimido que parece estar ativamente envolvido em sua vida social, enviando mensagens de texto a seus amigos, comentando suas postagens nas mídias sociais e encontrando-os para um café. Embora seja verdade que essas atividades podem proporcionar uma sensação de prazer e, portanto, ter o potencial de exercer um efeito antidepressivo, sua função subjacente também poderia ser de evitação. Se o cliente usa essas atividades como uma maneira de adiar o pagamento de contas, estudar para uma prova ou lidar com um problema premente, esses comportamentos podem ser mais prejudiciais do que úteis. Os terapeutas praticantes de ACc estão atentos a essas contingências contextuais e abordam-nas diretamente na sessão. Esse exemplo ilustra um comportamento de evitação sutil; comportamentos típicos de evitação observados incluem assistir à televisão em excesso, navegar na internet e usar drogas e álcool. Para superar a evitação, os terapeutas que implementam ACc geralmente adotam o acrônimo ACTION: *a*valiam a função do comportamento, escolhem (*c*hoose) uma ação, experimentam (*t*ry) o comportamento escolhido, *i*ncorporam novos comportamentos a uma rotina, *o*bservam os resultados e *n*unca desistem (Martell et al., 2010).

Martell e colaboradores (2010) também enfatizaram a importância de mirar na ruminação característica dos clientes deprimidos, a qual muitas vezes os impede de envolverem-se em atividades agradáveis. *Ruminação* é definida como a tendência de fixar a experiência em um estado emocional negativo, como a depressão (Nolen-Hoeksema, 2000; Nolen-Hoeksema, Wisco, & Lyubomirsky, 2008). As pessoas que ruminam tendem a ficar perguntando por que estão experimentando seu estado emocional negativo e se fixam em como isso está causando danos. Em outras palavras, têm dificuldade em pensar em outras coisas além do quão mal se sentem, reavivando a diferença entre como se sentem atualmente e como gostariam de se sentir ou como se sentiram no passado (Watkins, 2016). A ruminação não só mantém a atenção focada no interior, privando o indivíduo de ter uma conexão significativa com outras pessoas ou com seu ambiente, mas também interfere na resolução efetiva de problemas (p. ex., Donaldson & Lam, 2004). Embora os conteúdos do pensamento negativo, como a ruminação, tenham sido foco de reestruturação cognitiva, a ruminação é abordada dentro da ACc em termos de sua função. Assim, os terapeutas que implementam a ACc usam empirismo colaborativo para identificar o que estava acontecendo antes de o cliente cair no padrão de ruminação e o que aconteceu a partir de então, a fim de determinar se há consequências reforçando a ruminação, perpetuando esse estilo cognitivo. Os clientes também são incentivados a reconhecer as consequências indesejáveis disso (p. ex., oportunidades perdidas) para que possam cogitar mais ativamente a possibilidade de envolvimento em comportamentos mais significativos. É especialmente importante avaliar a ruminação quando os clientes indicam que de fato participaram de atividades que deveriam estar associadas a um sentimento de realização ou prazer, mas não obtiveram tais benefícios correspondentes. Nesses casos, é possível que eles não estejam totalmente presentes enquanto realizam essas atividades, ruminando sobre o quanto se sentem mal durante a participação.

De acordo com Martell e colaboradores (2010), uma tarefa fundamental ao trabalhar com clientes que ruminam é ajudá-los a diferenciar as instâncias em que a ruminação está funcionando a seu favor das instâncias em que ela está funcionando contra eles, com a ideia de que esse estímulo os ajudará a reconhecer sua ruminação como manifestação de comportamento evitativo. A regra de dois minutos é uma técnica útil para fazer essa determinação (Addis & Martell, 2004). Depois de pensar sobre um problema durante dois minutos, os clientes são convidados a considerar se esse pensar os aproximou da resolução do problema ou forneceu uma compreensão adicional dele e também se eles se sentem melhor depois de pensar um pouco. Se a resposta a essas perguntas for negativa, então é provável que a ruminação seja inadequada e algo deve ser feito para romper o ciclo. As formas de interromper a ruminação dos clientes incluem (a) reconhecer as consequências da ruminação, o que pode motivá-los a praticar comportamentos alternativos; (b) aplicar habilidades efetivas de resolução de problemas para resolver o problema diretamente; (c) desviar a atenção para suas experiências externas (p. ex., imagens, sons, odores), em vez de enrolarem-se dentro de suas cabeças; (d) reorientarem-se à tarefa em mãos, usando a sigla RSA, ou *ruminação sinaliza ação*; e (e) usarem distração para focar em algo novo ou diferente (Martell et al., 2010). Em essência, os clientes são treinados a conduzir uma análise funcional de seu comportamento de ruminação, a fim de identificar gatilhos e consequências e mudar essas contingências contextuais (cf. Watkins, 2016; Watkins et al., 2007).

Um conjunto de pesquisas empíricas examinou como a AC aplicada isoladamente se compara aos programas de TCC completos. Por exemplo, em um estudo randomizado controlado (ERC) seminal, N. S. Jacobson e colaboradores (1996) atribuíram aleatoriamente 152 adultos com transtorno depressivo maior a um dos três tratamentos: (a) AC (i.e., um precursor do protocolo de ACc descrito nesta seção); (b) AC mais reestruturação cognitiva de pensamentos automáticos; e (c) um programa completo de TCC, ou AC mais reestruturação cognitiva tanto de pensamentos como de crenças automáticas. A hipótese era de que o programa completo de TCC superaria a AC mais reestruturação de pensamentos automáticos e que AC mais reestruturação de pensamentos automáticos superaria AC sozinha. Em vez disso, descobriu-se que os três tratamentos estavam associados a resultados semelhantes (ou não houve diferenças significativas entre eles), com taxas de melhora variando de 58,1 a 68,0%, e taxas de recuperação variando de 46,4 a 56,0%. Em uma avaliação de seguimento aos seis meses, esse padrão de resultados persistiu, com diferenças não significativas entre as taxas de recorrência, variando de 7,7 a 18,9%, e o número de "semanas bem" variando de 19,8 a 22,2 semanas. Em uma avaliação de seguimento aos dois anos, dependendo da definição de recuperação utilizada, entre 50 e 60% dos participantes que completaram o tratamento se recuperaram da depressão e não houve diferenças significativas entre os grupos (Gortner, Gollan, Dobson, & Jacobson, 1998). Esses resultados levaram à hipótese de a AC ser tão eficaz quanto um programa completo de TCC na redução da depressão.

O tratamento de AC no estudo de N. S. Jacobson e colaboradores (1996) consistia basicamente das técnicas comportamentais incluídas na TCC beckiana tradicional (ver Kanter et al., 2010). N. S. Jacobson e colaboradores desenvolveram posteriormente o programa completo de ACc e procuraram replicar os resultados de 1996 usando esse programa (Dimidjian et al., 2006). Nesse ERC, 241 adultos com transtorno depressivo maior foram designados aleatoriamente para uma de quatro condições: (a) AC (i.e., o protocolo de ACc descrito nesta seção); (b) um programa completo de TCC (chamado *terapia cognitiva* na época); (c) medicação antidepressiva, especificamente, paroxetina; e (d) comprimido de placebo. Os resultados foram estratificados em função da baixa e da alta severidade da depressão (determinada por um ponto de corte de 20 na Escala de Avaliação de Depressão de Hamilton [HRSD], Hamilton, 1960). Considerando os participantes com baixa severidade na depressão, não houve diferenças entre os grupos, mesmo na condição do comprimido de placebo, independentemente de as análises serem direcionadas às pontuações dimensionais nas medidas de depressão ou às categorias de resposta e remissão. No entanto, os resultados foram mais matizados entre os participantes com alta severidade. Por exemplo, observaram-se diferenças grupais quando as taxas de resposta e remissão foram calculadas usando pontuações no Inventário de Depressão de Beck-II ([BDI-II] A. T. Beck et al., 1996; resposta = pelo menos 50% de redução nas pontuações, remissão = pontuações inferiores a 8). Especificamente, 76% dos participantes com alta severidade da depressão que receberam AC preencheram critérios de resposta ou remissão, comparando-se a 49% dos participantes que receberam TCC e 48% que receberam medicação antidepressiva.

Dimidjian e colaboradores avaliaram as diferenças grupais entre clientes que completaram tratamento durante um período de seguimento de dois anos (K. S. Dobson et al., 2008). A recaída foi definida como uma pontuação igual ou superior a 14 na HRSD ou uma "classificação de *status* psiquiátrico" igual a 5 (1 = ausência de sintomatologia, 6 = presença definitiva e grave de psicopatologia) por duas semanas consecutivas no primeiro ano de seguimento; recorrência foi definida da mesma forma, mas voltada ao segundo ano de seguimento. As taxas de recaída durante o primeiro ano foram de

39% no grupo de TCC, 50% no grupo de AC, 53% entre os participantes autorizados a continuar sua medicação antidepressiva (cMAD) e 59% entre os participantes que interromperam a medicação antidepressiva e começaram a tomar um comprimido de placebo (cPLA). Os cálculos de redução relativa do risco indicaram que a TCC reduziu o risco de recaída em 64%; a AC, em 50%; e a medicação antidepressiva, em 33%. As taxas de recorrência foram 24, 26 e 52% nos grupos de TCC, AC e antidepressivos, respectivamente. TCC e AC reduziram o risco de recorrência em 63%. A resposta sustentada, definida como conclusão e resposta ao tratamento e ausência de recaídas durante o primeiro ano de seguimento, foi de 20, 23, 28 e 35% nas condições de cPLA, cMAD, AC e TCC, respectivamente. Embora esses dados de seguimento levantem a hipótese de que o programa completo de TCC possa ter efeitos mais duradouros em comparação com a AC sozinha, eles também oferecem suporte adicional para que a AC seja um tratamento eficiente em longo prazo.

Jonathan Kanter e colaboradores adaptaram a ACc para latino-americanos com depressão (BAL; Kanter, Dieguez-Hurtado, Rusch, Busch, & Santiago-Rivera, 2008; Santiago-Rivera et al., 2008). Eles argumentaram que a abordagem da AC seria adequada para esses clientes porque é ativa e focada no presente (o que é preferível nessa comunidade), mantém um mecanismo de ação consistente, independentemente dos objetivos e valores de vida em que um cliente escolhe se concentrar no tratamento, além de ser objetiva e parcimoniosa – qualidades importantes para disseminar o tratamento para populações que, historicamente, encontraram barreiras no acesso a um tratamento de qualidade (Kanter et al., 2015). Os resultados de um ERC recente comparando a BAL com o tratamento de costume sugerem que a BAL é mais eficaz e efetiva do que o tratamento de costume, conforme medido por mudanças nas pontuações no HRSD e no BDI, em clientes que receberam mais sessões de terapia (p. ex., 9 a 12 sessões; Kanter et al., 2015), e que os clientes que recebem BAL permanecem em tratamento por mais tempo do que os que recebem tratamento como de costume (Kanter, Santiago-Rovera, Rusch, Busch, & West, 2010; Kanter et al., 2015).

Assim, a AC é um tratamento autônomo que enfatiza a aplicação de contingências comportamentais tanto dentro da sessão quanto na vida fora da sessão. Os clientes aprendem a superar os padrões de evitação a fim de envolverem-se em comportamentos saudáveis e antidepressivos, bem como engajarem-se em comportamentos associados a uma sensação de domínio e prazer. Eles aprendem a decompor metas e soluções para problemas em partes menores e a superar a ruminação disfuncional. Além disso, os dados apoiando a eficácia dessa abordagem são impressionantes, havendo provas convincentes de sua aplicação intercultural.

Tratamento breve de ativação comportamental para depressão

O tratamento breve de ativação comportamental para depressão (BATD) é outra abordagem à AC desenvolvida ao mesmo tempo que o trabalho de Martell, Dimidjian e colaboradores para refinar o tratamento comportamental de Neil S. Jacobson para depressão (Hopko, Lejuez, Ruggiero, & Eifert, 2003; Lejuez, Hopko, Acierno, Daughters,

& Pagoto, 2011; Lejuez, Hopko, & Hopko, 2001; Lejuez, Hopko, LePage, Hopko, & McNeil, 2001). Como a intervenção da ACc descrita na seção anterior, ele intervém principalmente no nível do comportamento, e não no nível da cognição ou da emoção. Seu objetivo geral é "aumentar o valor dos reforçadores de comportamento saudável (i.e., socializar-se, permanecer ativo, etc.) e diminuir o valor dos reforçadores de comportamento deprimido (i.e., retraimento, uso de substâncias, etc.)" (Balán, Lejuez, Hoffer, & Blanco, 2016, p. 207).

Existem muitos aspectos semelhantes entre a abordagem de AC descrita na seção anterior e o BATD. Ambos estão firmemente fundamentados em 40 anos de teoria comportamental. Ambos vão além da programação direta de atividades prazerosas, concentrando-se, em vez disso, nas funções do comportamento em que os clientes se envolvem, bem como na função de sua evitação. Ambos permitem a conceitualização rica das contingências idiográficas que mantêm o comportamento desadaptado dos clientes e, em última análise, a sua depressão. Além disso, ambos minimizam a necessidade de controlar ou mudar pensamentos e humores diretamente. Em vez disso, promovem o envolvimento em comportamentos saudáveis, apesar dos estados internos aquém de ideais.

Os terapeutas cognitivo-comportamentais utilizam o trabalho de BATD com seus clientes para esclarecer seus valores, o que, por sua vez, fornecerá um enquadramento para as atividades em que eles escolherem se engajar. O engajamento em atividades valorizadas também está incluído no protocolo de ACc de Martell e colaboradores (2010), mas recebe especial ênfase no BATD. No capítulo anterior, vimos que o esclarecimento de valores pode ajudar os clientes a criar crenças mais equilibradas e úteis sobre si mesmos e suas vidas. Aqui, vemos que o esclarecimento de valores também pode moldar o comportamento das pessoas. Assim, uma característica relativamente única do BATD é o foco em valores (definidos como "ideal, qualidade ou forte convicção em um certo modo de vida"; Lejuez et al., 2011, p. 129), de modo que os clientes identifiquem seus valores mais importantes em diversos campos da vida (p. ex., relacionamentos, educação/carreira, recreação/interesses, mente/corpo/espiritualidade, responsabilidades diárias), bem como atividades concretas correspondentes aos seus valores. Quando os clientes monitoram suas atividades, atribuem uma classificação de desfrute e importância, em vez de prazer e domínio, com esta última classificação especificamente dirigida aos valores. Então, eles identificam comportamentos específicos que possam praticar diariamente, sejam coerentes com seus valores e razoáveis à luz de seu tempo, capacidade e recursos. Eles contam com o apoio de indivíduos que lhes auxiliem em suas tentativas de realizar atividades difíceis. Além disso, formam uma hierarquia de atividades que varia de "mais fácil" a "mais difícil", com o intuito de ajudar a gradualmente retomar o envolvimento com seus ambientes. Os clientes são incentivados a darem-se recompensas se tiverem concluído as atividades programadas ou combinar com um amigo próximo ou familiar que o faça.

Alguns ERCs e estudos abertos menores produziram dados que apoiam a eficácia do BATD. Com base nos dados obtidos em seu maior estudo, Hopko, Lejuez e colaboradores concluíram que o BATD é eficaz como terapia de resolução de problemas para clientes deprimidos com câncer de mama, com taxas de resposta e remissão combinadas de ambos os grupos utilizando pontuação no BDI-II de 70% e pontuações no HRSD de 78% (Hopko et al., 2011). Esse estudo baseou-se nos resultados de um estudo aberto, no qual Gawrysiak, Nicholas e Hopko (2009) compararam uma única sessão de BATD com uma condição de controle sem tratamento em estudantes universitários deprimidos e descobriram que 93% dos estudantes que receberam BATD melhoraram, com base em alteração na pontuação no BDI-II, comparando-se com 31% dos estudantes na condição de controle. Dados-piloto indicam que o BATD é efetivo na redução dos sintomas de depressão (Hopko, Lejuez, LePage, Hopko, & McNeil, 2003) e na melhoria do funcionamento geral quando aplicado a pacientes internados, com a ideia de que o tratamento continuaria em regime ambulatorial após a alta (Folke et al., 2015). Também foram apresentadas evidências preliminares de sua eficácia em populações relacionadas, inclusive para idosos experimentando luto complicado e pessoas com transtornos relacionados a substâncias e sintomas depressivos elevados (Daughters et al., 2008; MacPherson et al., 2010). Recentemente, a entrevista motivacional (EM) foi integrada ao BATD com base em dados sugerindo que a realização regular de tarefas de casa está associada a uma redução nos sintomas depressivos (Hopko et al., 2008; Ryba, Lejuez, & Hopko, 2014) e, portanto, a atenção à motivação para o tratamento é primordial.

Alvos de mudança inovadores

Até agora, a investigação contemporânea de AC teve como alvo principal as apresentações clínicas em que a depressão é um componente significativo, sendo que alguns dos estudos citados previamente examinaram essa técnica dirigida a comportamentos relacionados à depressão em amostras de apresentações clínicas complexas, caracterizadas por comorbidade entre depressão e outro transtorno mental. Uma extensão inovadora da AC é examinar o grau em que ela pode atacar vários aspectos de um quadro clínico complexo, além de depressão. Estudos preliminares sugerem que ela pode realmente atingir esse objetivo, pois em pequenos estudos demonstra ser capaz de reduzir sintomas de depressão e estresse pós-traumático em veteranos militares (Jakupcak et al., 2006; Strachan, Gros, Ruggiero, Lejuez, & Acierno, 2012) e em sobreviventes de acidentes de automóvel (Wagner, Zatzick, Ghesquire, & Jurkovich, 2007).

Clinicamente, a AC tem sido usada de forma criativa para abordar vários aspectos de outras apresentações clínicas complexas que são interligadas e afetam umas às outras. Em uma demonstração em vídeo publicada pela American Psychological Association (2015), tratei uma mulher branca divorciada, de quase 60 anos, que se apresentou com comorbidade de transtorno depressivo maior e transtorno do jogo. O monitoramento de atividades foi iniciado com dois propósitos. Em primeiro lugar, como ela mencionou passar a maior parte do tempo assistindo à televisão, além de ter um emprego do qual não gostava muito. Eu suspeitei que ela não estava obtendo de sua vida o reforço positivo contingente à resposta. Portanto, ponderei que o monitoramento renderia informações precisas sobre suas atividades diárias, para que pudéssemos começar a programar atividades que lhe dessem uma maior sensação de domínio e prazer – esse raciocínio é compatível com o material apresentado neste capítulo até agora. Em segundo lugar, essa cliente indicou claramente que o jogo era um problema para ela, então eu também ponderei que o monitoramento de atividades geraria dados relevantes para uma análise funcional de seu comportamento de jogo patológico, oferecendo informações sobre os antecedentes e as consequências dos jogos de azar. Esse segundo objetivo representa uma aplicação única da AC.

Resultados do monitoramento de atividades indicaram que essa cliente não jogava sistematicamente durante toda a semana, mas sim em momentos-chave nos fins de semana, quando estava entediada ou sentia-se solitária, geralmente no meio da tarde. Com base nessa informação, concentramos nossos esforços na programação de atividades para esses horários. Por exemplo, ela começou a visitar familiares, caminhar com seus vizinhos e visitar atrações na área metropolitana em que vivia, algo de que não desfrutava desde sua infância. No pouco tempo em que trabalhei com ela para fins de demonstração em vídeo, ela melhorou da depressão (medida pelo Patient Health Questionnaire-9; www.phqscreeners.com) e absteve-se de jogar nas semanas finais de nosso trabalho. Portanto, essa cliente obteve dois ganhos importantes mediante uma intervenção baseada em AC: seu humor melhorou, e ela impediu seu comportamento de jogo. Esses dois resultados alimentaram-se mutuamente, pois, quanto mais seu humor melhorava, menos ela experimentava impulsos para jogar e, quanto menos jogava, melhor se sentia a seu próprio respeito e sobre sua situação de vida. Além disso, esses ganhos também serviram para aumentar seu senso de autoeficácia ou sua crença de que era capaz de fazer mudanças positivas em sua vida.

Embora Ginny, o caso apresentado no Capítulo 2, não estivesse deprimida, é possível imaginar que aspectos da AC contribuiriam para o desenvolvimento de hábitos de autocuidado saudáveis. Ela poderia começar a monitorar suas atividades com a intenção de identificar momentos do dia nos quais seria possível se dedicar a alimentação saudável, exercícios e meditação. Usando os dados de monitoramento, Ginny poderia reservar tempo para essas atividades (i.e., programação de atividades), com a ideia de que implementá-las regularmente ao longo do tempo iria torná-las habituais.

Outro uso inovador de um aspecto da AC – especificamente, o monitoramento de atividades – pode ser implementá-la para atingir uma característica única de uma apresentação clínica de depressão – um estilo de memória supergeneralizada. *Memória supergeneralizada* é definida como a incapacidade de lembrar experiências específicas de sua vida (Williams et al., 2007; Williams & Broadbent, 1986). Esse déficit está associado à manutenção da depressão, pois as pessoas que apresentam esse estilo têm dificuldade de lembrar experiências positivas (Williams & Broadbent, 1986), o que colabora na dificuldade de imaginar o futuro com especificidade (Williams et al., 1996) e para uma sensação de falta de esperança de que as suas experiências possam ser diferentes. Além disso, ela contribui para um déficit na resolução de problemas, pois as pessoas que apresentam esse estilo têm dificuldade para aproveitar as experiências e lembrar como resolveram problemas semelhantes no passado (Goddard, Dritschel, & Burton, 1996, 1997). Esse fenômeno é semelhante a uma observação relacionada associada à depressão – a de que ela tende a estar associada ao pensamento mais abstrato e menos concreto, contribuindo para um ciclo disfuncional de ruminação (p. ex., Takano & Tanno, 2009).

Terapeuticamente, clientes deprimidos com esse estilo muitas vezes comparecem às sessões com a vaga noção de que sua depressão aumentou no período entre as sessões, mas com pouca informação específica quanto ao que ocorreu nesse intervalo que poderia explicar tal aumento. Quando esses clientes têm dificuldade em recordar especificamente como gastaram seu tempo entre as sessões, é difícil conceitualizar os antecedentes e as consequências do transtorno e formular uma intervenção cujo alvo seja um aspecto específico de sua apresentação clínica depressiva. Assim, o monitoramento de atividades pode servir a um duplo propósito. Em primeiro lugar, como vimos no exemplo anterior, pode preparar o palco para uma intervenção de AC típica para depressão. Contudo, em segundo lugar, nesse caso, pode exercitar a prática em focar a atenção de maneira específica, com isso treinando o cliente para superar seu estilo de memória supergeneralizada. Superar esse estilo de memória ajudaria a fazer intervenções terapêuticas mais orientadas (e, assim, possivelmente mais eficazes), mas também poderia melhorar a resolução de problemas, outro veículo pelo qual os clientes superam a depressão e uma série de outros transtornos mentais.

Uma ressalva importante a não esquecer é que a pesquisa empírica ainda precisa confirmar que a AC é eficaz para tratar transtorno do jogo, estabelecer hábitos saudáveis em clientes não necessariamente deprimidos ou superar memória supergeneralizada. Entretanto, esses exemplos ilustram a aplicação criativa e criteriosa da AC aos problemas da vida real frequentemente encontrados na prática clínica. Além dos dados de eficácia disponíveis, terapeutas cognitivo-comportamentais ficam atentos à teoria, à literatura de pesquisa sobre os processos psicológicos associados a transtornos mentais (tais como memória supergeneralizada) e aos resultados de análise funcional para orientar sua escolha de intervenção, todos os quais se encontram em ação nos exemplos anteriores.

CONCLUSÃO

A AC é uma abordagem de tratamento relativamente simples em que o terapeuta ajuda o cliente deprimido a se tornar mais envolvido em sua vida, aumentando assim a oportunidade para que ele obtenha reforço positivo de resposta contingente do seu ambiente. A ideia é que a obtenção desse reforço positivo de resposta contingente proporcione uma sensação de alegria e prazer, bem como de aumento da autoeficácia, os quais deverão ter um efeito antidepressivo. A AC é uma estratégia que pode ser incluída em um programa completo de TCC (J. S. Beck, 2011; Wenzel, 2013) e também pode ser aplicada como um tratamento único por si só (Lejuez et al., 2011; Martell et al., 2010).

Em geral, os terapeutas que implementam AC começam com o monitoramento de atividades, a fim de identificar como, exatamente, o cliente está usando seu tempo e os tipos de atividades associadas a humor deprimido. Posteriormente, a atividade de programação é usada para ajudar o cliente a desenvolver um plano para gastar seu tempo de forma mais gratificante e associada a mais domínio e prazer. Os clientes deprimidos normalmente começam com pequenas atividades e, quando têm experiências de sucesso, passam a encarar tarefas e atividades maiores que possam ter parecido muito pesadas no início do tratamento.

É importante que os terapeutas cognitivo-comportamentais incorporem flexibilidade à AC. Registrar atividades e suas respectivas classificações de domínio e prazer a cada hora do dia pode ser uma tarefa árdua para alguns pacientes. Outros ficam desanimados quando programam desenvolver uma atividade, mas não conseguem cumpri-la, o que os leva a abandonar todo o exercício. A incorporação de planos e opções de substituição de forma empática e colaborativa é o segredo para maximizar a probabilidade de que a AC seja bem-sucedida. A implementação dessa abordagem flexível para a AC pode proteger contra a tendência a cair em uma armadilha de pensar em termos de tudo ou nada, de modo que os clientes possam dar-se crédito por completar uma atividade ou parte de uma atividade, mesmo não sendo exatamente o que ou quando eles tinham planejado.

Muitos estudiosos realizaram um trabalho impressionante desenvolvendo AC como um programa completo de tratamento. Embora esses programas incorporem algumas técnicas de TCC-padrão, como programação e monitoramento de atividades, eles são inovadores por causa do enquadramento funcional contextual que facilita a conceitualização de caso e a aplicação do tratamento. Além disso, esses programas de AC contemporâneos costuram temas de superação da evitação, diminuição da ruminação e engajamento em atividades coerentes com os valores do cliente.

Os dados que comprovam a eficácia da AC são impressionantes – não há dúvida de que se trata de uma poderosa intervenção para clientes deprimidos (p. ex., Dimidjian et al., 2006; K. S. Dobson et al., 2008; Gortner et al., 1998; Jacobson et al., 1996). Ela também reduz a depressão em uma série de populações clínicas, como, por exemplo, indivíduos com problemas de saúde significativos, como o câncer (p. ex., Hopko et al., 2011). Trabalhos metanalíticos que incorporam dados cobrindo várias abordagens de AC confirmam sua eficácia. Por exemplo, Cuijpers, van Straten e Warmerdam (2007a) calcularam um grande tamanho de efeito pré e pós (i.e., d de Cohen = 0,87) para intervenções comportamentais para depressão, incluindo agendamento de atividade. Ekers, Richards e Gilbody (2007) calcularam tamanhos de efeito (diferenças médias padrão [DMP]), demonstrando a eficácia de abordagens comportamentais para tratamento da depressão, para as seguintes comparações: (a) controles (DMP = -0,70), (b) psicoterapia breve (DMP = - 0,56) e (c) psicoterapia de apoio (DMP = -0,75). Uma metanálise subsequente encontrou um tamanho de efeito de 0,78 (g de Hedges) caracterizando as diferenças após o tratamento entre os clientes designados para intervenções de AC e clientes designados para condições de controle (i.e., controles de lista de espera, contato mínimo, comprimido de placebo), com um tamanho de efeito (g de Hedges) de 0,74 quando as análises foram limitadas aos clientes que preencheram os critérios para transtorno depressivo maior (Mazzucchelli, Kane, & Rees, 2009). Estas últimas metanálises também determinaram que as abordagens comportamentais para o tratamento de depressão foram mais ou menos equivalentes a um programa completo de TCC.

O que tudo isso significa para o clínico praticante? Em primeiro lugar, tanto AC sozinha como AC no contexto de um programa completo de TCC são tratamentos eficazes para transtorno depressivo maior. Esses dados levantam a possibilidade de que a AC seja uma intervenção mais eficiente no sentido de que a reestruturação cognitiva de pensamentos e crenças não é necessária para obter o mesmo resultado. Assim, terapeutas aplicando AC estão sem dúvida praticando dentro de diretrizes baseadas em evidências. No entanto, os dados de seguimento de K. S. Dobson e colaboradores (2008) também indicam a possibilidade de que o programa completo de TCC resulte em um efeito ligeiramente mais duradouro do que AC sozinha. Se replicada, essa descoberta pode ter importantes implicações de saúde pública para a prevenção da depressão. Por exemplo, pode ser que AC seja uma intervenção eficiente, de baixo custo, para clientes com um primeiro episódio de transtorno depressivo maior, mas o programa completo de TCC seja indicado para aqueles com transtorno depressivo maior recorrente ou crônico, uma vez que já demonstraram propensão à recaída. Tais descobertas teriam implicações diretas para a seleção de intervenção.

Pesquisas examinando a eficácia da AC para outros transtornos mentais, com outras finalidades que não a redução da depressão (quando pertinente), seriam bem-vindas. Como mencionado anteriormente, existe uma pequena literatura sugerindo que essa abordagem é eficaz na redução dos sintomas em clientes com transtorno de estresse pós-traumático (TEPT; Jakupcak et al., 2006; Strachan et al., 2012; Wagner et al., 2007). O exemplo da cliente com transtorno de jogo, apresentado anteriormente neste capítulo, sugere que a AC poderia compor um programa de tratamento cognitivo-comportamental efetivo com potencial de reduzir o comportamento de jogo patológico; estudos para verificar essa observação seriam bem-vindos. Não é difícil imaginar a aplicação de AC para o tratamento de transtorno de ansiedade social, de modo que esses clientes poderiam ser incentivados a adotar uma abordagem de atribuição graduada de tarefas a fim de aumentar as interações com outras pessoas que ofereçam suporte e reforço positivo, bem como para clientes com transtornos alimentares a fim de dirigir sua atenção a atividades que não girem em torno de comida, restrição, exercício e outros estímulos que manteriam sua patologia, e sim fornecer reforço positivo natural. Já se especulou sobre como a AC pode ser usada para expandir o repertório de enfrentamento e comportamentos de autocuidado saudáveis em clientes com transtornos da personalidade (Dimaggio, Salvatore, Lysaker, Ottavi, & Popolo, 2015; Hopko, Sanchez, Hopko, Dvir, & Lejuez, 2003) e transtornos de ansiedade em geral (Hopko, Robertson, & Lejuez, 2006). Entretanto, é provável que a AC vá continuar tendo maior relevância no tratamento da depressão, à luz da sólida teoria a partir da qual ela evoluiu.

Como já foi dito em muitos dos capítulos até este ponto, a investigação sobre os mecanismos de mudança associados à AC seria bem-vinda. N. S. Jacobson e colaboradores (1996) assumiram essa tarefa de forma rudimentar, examinando correlações entre as medidas de construtos cognitivos e comportamentais e resultados dentro de seus três tratamentos ativos. Evidentemente, seria de se esperar que um aumento no engajamento em atividades prazerosas (como medido pela Programação de Eventos Agradáveis; MacPhillamy & Lewinsohn, 1971) estaria associado a uma redução da depressão na condição de AC, ao passo que uma redução nas cognições problemáticas (como medida pelo Questionário de Pensamentos Automáticos [Hollon & Kendall, 1980] e pelo Questionário de Estilo Atributivo Expandido [Peterson & Villanova, 1988]) estaria associada a uma redução na depressão nas condições que incorporaram reestruturação cognitiva. Contudo, os participantes no estudo geralmente aumentaram seu envolvimento em atividades agradáveis e diminuíram seu pensamento problemático, e nenhuma das medidas diminuiu diferencialmente em função da condição de tratamento. Inesperadamente, alteração inicial na medida do estilo atributivo esteve associada a resultado na condição de AC, não às condições de tratamento que incorporaram reestruturação cognitiva; e aumento na frequência de eventos agradáveis esteve associado ao resultado no programa completo de TCC, não na AC sozinha. Assim, essas análises não estabeleceram mecanismos específicos de tratamento das mudanças, embora elas tenham chamado atenção para o fato de que mecanismos de mudança conjeturados muitas vezes não se realizam quando submetidos ao exame empírico. Investigações criativas sobre de que modos específicos esses tratamentos funcionam estão no topo da agenda para pesquisadores de psicoterapia no século XXI.

7

Exposição

Define-se *exposição* como o contato sistemático e prolongado com um estímulo ou situação temida. Trata-se de um componente fundamental do tratamento cognitivo-comportamental dos transtornos de ansiedade, do transtorno obsessivo-compulsivo (TOC) relacionados e dos transtornos relacionados a trauma e a estressores. A reestruturação cognitiva talvez seja a estratégia mais central associada à terapia cognitivo-comportamental (TCC) em geral, porque ela decorre mais diretamente da teoria cognitiva e porque geralmente é apropriado incorporá-la ao tratamento da maioria dos problemas de saúde mental ou de adaptação. Contudo, a exposição é considerada o componente mais central no tratamento de transtornos mentais caracterizados por ansiedade e evitação. De fato, a maioria dos terapeutas cognitivo-comportamentais especializados concordaria que o tratamento cognitivo-comportamental desses transtornos seria incompleto sem a inclusão de exposição (p. ex., Arch & Craske, 2009; Deacon & Abramowitz, 2004; Moscovitch, Antony, & Swinson, 2008).

A exposição pode assumir muitas formas, dependendo da natureza do estímulo ou da situação temida. A *exposição in vivo* é a exposição na vida real a um objeto de medo. Por exemplo, um cliente que tem fobia de sangue, ferimento e injeção pode assistir a filmes sangrentos ou doar sangue, ou um sobrevivente de agressão sexual pode retornar ao local do ataque. Na *exposição imagística*, os clientes usam imagens vívidas para imaginar eventos traumáticos que lhes aconteceram no passado ou catástrofes que temem que ocorram no futuro. Os clientes que praticam *exposição interoceptiva* intencionalmente evocam sensações fisiológicas desconfortáveis temidas, como subir e descer escadas para acelerar os batimentos cardíacos, ou rodopiar em uma cadeira para ficar tonto. O segredo com todos esses tipos de exposição é os clientes de alguma forma enfrentarem seus medos, ao invés de evitá-los, e aprenderem que podem tolerar sofrimento emocional na presença de um estímulo ou situação temida. Independentemente do tipo específico de exposição praticado, seu objetivo é a *extinção*, na qual "a repetição do estímulo temido na ausência da consequência temida e qualquer comportamento de fuga ou evitação resultará na redução do medo" (Abramowitz, Deacon, & Whiteside, 2011, p.15).

As abordagens cognitivo-comportamentais que adotam forte ênfase na exposição são altamente eficazes. Por exemplo, Norton e Price (2007) calcularam um tamanho de efeito muito grande (g de Hedge), de 1,56, registrando a diferença entre sintomas pré e pós-tratamento em clientes com transtornos de ansiedade que participaram de um programa de TCC incluindo exposição. Concentrando-se especificamente no transtorno de pânico, Siev e Chambless (2007) descobriram que 77% dos clientes que receberam um programa de TCC incluindo exposição não relataram mais ataques de pânico no fim do tratamento, comparando-se com 53% dos que receberam apenas relaxamento. Além disso, 72% dos clientes participantes de um programa de TCC que incluiu exposição apresentaram alterações clinicamente significativas em comparação com 50% daqueles que receberam apenas relaxamento. Na sua avaliação do significado clínico dos ganhos obtidos na TCC baseada em exposição para TOC, Abramowitz (1998) relatou que, tanto em pós-tratamento quanto em aproximadamente 20 semanas a partir de então, a pontuação média dos clientes que participaram de TCC baseada em exposição estava dentro de um desvio-padrão da população normativa no Inventário Obsessivo-compulsivo de Maudsley (Hodgson & Rachman, 1977). Examinando a exposição (em vez de uma abordagem de TCC mais ampla com muitas estratégias, incluindo exposição) especificamente para transtorno de ansiedade social, Fedoroff e Taylor (2001) calcularam os tamanhos de efeito pré e pós-tratamento (ds de Cohen) para inventários de autoavaliação e medidas avaliadas por observador de 1,08 e 3,47, respectivamente. Além disso, um tipo de exposição – exposição prolongada – também é altamente eficaz no transtorno de estresse pós-traumático (TEPT), superando as condições de controle nas medidas de resultado primário dos sintomas de estresse pós-traumático (g de Hedges = 1,08) e em medidas secundárias de ansiedade, depressão e qualidade de vida (g de Hedges = 0,77; Powers, Halpern, Ferenschak, Gillihan, & Foa, 2010).

A exposição é uma estratégia comportamental que evoluiu bastante durante o último meio século ou mais. A próxima seção descreve a forma como o pensamento sobre essa estratégia se desenvolveu ao longo do tempo, bem como a teoria predominante subjacente à terapia de exposição que conduziu a prática de exposição desde a segunda metade da década de 1980. No entanto, a maior parte deste capítulo é dedicada aos novos desenvolvimentos iniciados em 2008 com a publicação de um artigo seminal detalhando uma nova teoria da exposição (Craske et al., 2008). São descritas implicações clínicas para a prática da exposição à luz dessa nova teoria. Além disso, descrevem-se também outras inovações que afetam a prática da terapia de exposição, incluindo uma abordagem inovadora para aumentar a exposição, veículos inovadores para a aplicação de exposição e alvos inovadores para exposição.

ABORDAGENS HISTÓRICAS E TRADICIONAIS DA EXPOSIÇÃO

Talvez a primeira tentativa documentada de exposição tenha sido relatada por Mary Cover Jones (1924), que usou princípios comportamentais para tratar os medos das crianças após a demonstração de Watson e Raynor (1920) de que uma criança pequena pode desenvolver medo de ratos brancos simplesmente emparelhando a apresentação de um rato branco com um barulho alto assustador (ver Cap. 2). Os resultados de sua série de casos sugeriram que duas abordagens para redução do medo pareciam bem-sucedidas: (a) condicionamento direto, em que as crianças foram gradualmente expostas a um estímulo temido enquanto simultaneamente comiam doces (i.e., uma atividade prazerosa) e (b) imitação de outras crianças. A condição de condicionamento direto é um precursor da exposição (embora também existam importantes implicações da condição de imitação, pois elas preveem o uso da modelagem do terapeuta). Suas ideias ficaram inativas por cerca de 30 anos, até que o movimento de terapia comportamental surgisse na década de 1950, época em que os profissionais de saúde mental questionavam a eficácia das tradições terapêuticas dominantes (p. ex., psicoterapia psicodinâmica) no tratamento do medo e da ansiedade (Rachman, 2015).

Uma séria atenção acadêmica à exposição começou com o trabalho do renomado psiquiatra Joseph Wolpe, que utilizou os princípios da terapia comportamental para elaborar uma estratégia chamada *dessensibilização sistemática* (p. ex., Wolpe, 1959). Os clientes que foram submetidos à dessensibilização sistemática entravam em um estado de relaxamento e depois participavam de um exercício de exposição no qual tinham contato real ou por imaginação com um estímulo ou uma situação temida. Assim como Mary Cover Jones, Wolpe emparelhou exposição com um estado agradável. O objetivo da dessensibilização sistemática era o cliente estar relaxado na presença de um estímulo ou situação de medo, para que ele pudesse experimentar uma resposta incompatível com a do medo. Wolpe referiu-se ao mecanismo de ação da dessensibilização sistemática como *inibição recíproca*, significando que a resposta de relaxamento inibiu a resposta de medo e vice-versa.

Tratamentos adicionais baseados em exposição começaram a surgir nas décadas de 1970 e 1980 (Abramowitz et al., 2011). *Inundação* é uma abordagem na qual o cliente tem contato com seu mais temido estímulo ou situação e assim permanece, sem fugir. Em contraste com a dessensibilização sistemática, a inundação é conduzida de uma maneira tudo ou nada, em vez de ser gradual. Seu objetivo é facilitar a extinção do medo, levando o cliente a experimentar a ativação de um alto nível de ansiedade, a qual diminui ao longo do tempo sem depender do comportamento de evitação. A *terapia implosiva* é semelhante à inundação em sua intensidade, mas se difere no sentido de que é usada exclusivamente a exposição imaginária, empregando cenários exagerados que refletem conflitos psicodinâmicos (p. ex., rejeição dos pais).

A prática contemporânea de exposição surgiu quando terapeutas comportamentais influentes, como Isaac Marks e Stanley "Jack" Rachman, identificaram o elemento comum que associava dessensibilização sistemática, inundação e terapia implosiva – contato com estímulo ou situação temida na ausência de evitação ou fuga (ver Abramowitz et al., 2011). Argumentou-se que o componente de relaxamento da dessensibilização sistemática e as interpretações psicodinâmicas associadas à terapia implosiva eram periféricos. Na verdade, pesquisas empíricas mostraram que a exposição imaginária era igualmente eficaz, independentemente de haver relaxamento (p. ex., McGlynn, Soloman, & Barrios, 1979), e, quando o relaxamento aumentava a eficácia, isso se dava em razão das imagens vívidas, as quais realmente aumentavam a excitação e assim contradiziam o princípio da inibição recíproca (p. ex., Borkovec & Sides, 1979). Em pouco tempo foram desenvolvidos vários protocolos de exposição adotando a abordagem sistemática e graduada, aplicados clinicamente a clientes e avaliados na literatura de pesquisa.

Por muitos anos, assumiu-se que o aprendizado de extinção era alcançado via mecanismo de *habituação*, ou o processo pelo qual o corpo se adapta a um novo estímulo. Pense no que acontece quando um bebê está deitado de costas e vê um novo brinquedo pendurado em seu móbile. Inicialmente, ele se mostra muito interessado, como evidenciam os olhos arregalados, as pupilas dilatadas e a atenção fixa. Entretanto, com o tempo, ele se acostuma à presença do novo brinquedo e seus olhos voltam ao seu estado normal. Para tomar emprestado um exemplo de Abramowitz e colaboradores (2011), o mesmo acontece quando entramos em uma piscina fria. Se ficarmos na água o suficiente, não sentiremos mais frio. Não é que a temperatura da água tenha mudado – foi o nosso corpo que se adaptou a ela. De acordo com os proponentes dos modelos de habituação da exposição, quanto mais um cliente permanece em contato com um estímulo ou uma situação temida, mais seu estado mental, fisiológico e cognitivo se adaptará, e menor será a intensidade do medo relatado.

Com base nesse modelo, as tentativas de exposição normalmente são realizadas da maneira relatada a seguir. Antes de iniciá-la, os clientes fazem uma avaliação inicial do medo, geralmente classificando-o em termos de 0 a 10 Unidades Subjetivas de Desconforto (USD, onde 0 = sem medo, 10 = o maior medo que podem imaginar). Depois, eles se envolvem no exercício de exposição, de modo que tenham contato com o estímulo ou a situação temida. Uma vez que, tradicionalmente, a habituação foi considerada um mecanismo fundamental da mudança associada a desfecho bem-sucedido, os clientes são encorajados a permanecer expostos, sem fugir ou se envolver em comportamentos de evitação, até que seus níveis de medo tenham diminuído substancialmente. Ao longo do exercício, os terapeutas vão obtendo avaliações adicionais das USD dos clientes para monitorar seus níveis de medo. Os terapeutas prestam especial atenção a duas avaliações principais de USD: (a) a classificação máxima durante o teste e (b) a classificação final após a conclusão de uma tentativa de exposição. De acordo com esse modelo, o cliente deve demonstrar *habituação durante a sessão*, de modo que haja uma queda significativa nas avaliações de USD do auge ao fim do teste de exposição. Abramowitz e colaboradores (2011) defenderam que os níveis de medo fossem reduzidos ao menos pela metade e até um nível de desconforto apenas leve, definido como igual ou inferior a 3 em uma escala de 10 USD. Além disso, o cliente deve demonstrar *habituação entre sessões*, de modo que as classificações relatadas em tentativas posteriores do mesmo exercício devem ser menores do que as classificações feitas em tentativas anteriores.

Esses princípios foram fundamentais para uma teoria seminal chamada *teoria do processamento emocional* (Foa & Kozak, 1986, posteriormente revisada por Foa & McNally, 1996). De acordo com essa teoria, quando uma pessoa é confrontada com um estímulo ou uma situação temida, uma *estrutura de medo* é ativada, consistindo em representações mentais do estímulo, a resposta da pessoa (p. ex., aceleração cardíaca) e o significado do estímulo (p. ex., "Eu vou ser prejudicado"). Quanto mais a estrutura do medo for ativada, maior será a classificação inicial de USD do cliente e maior a intensidade das sensações fisiológicas de desconforto experimentadas. Ocorre *aprendizado corretivo* quando o cliente incorpora informações incompatíveis com a estrutura do medo (p. ex., o cliente não é prejudicado) a uma estrutura sem medo. Duas fontes importantes de informações incompatíveis são a habituação intrassessão e a habituação entre sessões. Ao implementar a exposição a partir desse enquadramento, os terapeutas normalmente trabalham em colaboração com seus clientes para desenvolver uma *hierarquia* de estímulos e situações temidas, às quais o cliente será exposto de forma gradual e sistemática. Os clientes identificam manifestações de seu comportamento de ansiedade e evitação e atribuem avaliações de USD para organizar uma hierarquia que vai dos estímulos e situações de menor ansiedade aos que provocam mais ansiedade. Em geral, começa-se com o item classificado como mais baixo na hierarquia, de modo a adquirir prática com o contato prolongado e sistemático com esse item, e, após o domínio, passa-se ao próximo item na hierarquia. Os clientes em TCC baseada em exposição normalmente participam de um exercício de exposição em sessão com seu terapeuta e depois continuam a praticar a mesma exposição intensivamente como tarefa de casa entre sessões (Wenzel, 2013).

ABORDAGENS INOVADORAS PARA A EXPOSIÇÃO

Como se verá nesta seção, surgiram enormes inovações no estudo e na prática da exposição. Esta seção começa com uma discussão detalhada de um paradigma que desafia o modelo de habituação que acabamos de descrever. Também detalha uma abordagem de tratamento farmacológico única com o potencial de aumentar os benefícios da exposição. Além disso, inclui uma discussão de maneiras inovadoras de aplicar exposição, como o uso de tecnologia por meio de programas de realidade virtual e da internet. Finalmente, apresenta alguns alvos inovadores para exposição, como contratempos sociais no transtorno de ansiedade social, incerteza, situações e estímulos que provocam uma reação de desgosto.

Aprendizagem inibitória

O ano de 2008 testemunhou um desafio às explicações baseadas na habituação para o mecanismo de ação subjacente à exposição, bem como para implicações para a prática (Craske et al., 2008; ver também Craske, Liao, Brown, & Vervliet, 2012; Craske, Treanor, Conway, & Zbozinek, 2014). Com base no modelo de habituação descrito anteriormente, esperava-se que a ativação máxima do medo, a habituação intrassessão e a habituação entre sessões estivessem associadas ao resultado, independentemente de os níveis de medo serem medidos por avaliações de USD ou por monitoramento de fatores fisiológicos variáveis, como frequência cardíaca ou condutância da pele. Entretanto, pesquisas empíricas geralmente não comprovavam esses princípios básicos do modelo de habituação. Por exemplo, muitos estudos descobriram que algumas, mas não todas, medidas de ativação máxima do medo se correlacionaram positivamente com o resultado (p. ex., Foa, Riggs, Massie, & Yarczomer, 1995; Kozak, Foa, & Steketee, 1988; P. J. Lang, Melamed, & Hart, 1970; Pitman, Orr, Altman, & Longpre,

1996a); alguns estudos não encontraram associação entre ativação máxima do medo e resultado (p. ex., Baker et al., 2010; Kamphuis & Telch, 2000; Pitman, Orr, Altman, & Longpre, 1996b; Rauch, Foa, Furr, & Filip, 2004); e ainda outros encontraram a associação inversa oposta (p. ex., Foa et al., 1983; Telch et al., 2004). Da mesma forma, muitos estudos não encontraram associação entre habituação intrassessão e resultado (p. ex., Baker et al., 2010; Kozak et al., 1988; Pitman et al., 1996a, 1996b); outros demonstraram que a exposição leva a um resultado positivo na ausência de habituação intrassessão (p. ex., Tsao & Craske, 2000) ou quando as tentativas de exposição foram interrompidas no auge da ativação do medo, não permitindo que a habituação intrassessão ocorresse (p. ex., Emmelkamp & Mersch, 1982; Rachman, Craske, Tallman, & Solyom, 1986). As evidências de uma associação da habituação entre sessões e o resultado positivo com exposição também são mistas, com alguns estudos indicando associações para algumas medidas de habituação entre sessões, mas outros não (p. ex., Kozak et al., 1988; P. J. Lang et al., 1970; Pitman et al., 1996a); outros estudos encontraram associação para o medo autorrelatado (p. ex., Foa et al., 1983; Rauch et al., 2004), mas não mediram os indicadores fisiológicos da ansiedade; e ainda outros encontraram associação entre habituação entre sessões e resultado de curto prazo, mas sem resultado no seguimento (Baker et al., 2010).

Craske e colaboradores (2008) propuseram um quadro alternativo denominado modelo de *aprendizagem inibitória*. De acordo com esse modelo, níveis elevados de medo inicial e diminuição no medo durante e entre sessões não precisam necessariamente ocorrer para alcançar-se um resultado positivo na exposição. Em vez disso, uma nova aprendizagem precisa ocorrer. Ou seja, é muito importante o cliente saber que o resultado esperado do contato com o estímulo ou situação temida não decorre de sua apresentação. Esse novo aprendizado não apaga ou enfraquece o antigo, mas forma uma nova rota fortalecida com cada teste de exposição (Craske et al., 2012). Os objetivos da exposição associados ao paradigma do aprendizado inibitório são (a) nova aprendizagem de associações sem ameaça entre estímulos e situações temidas e resultado, (b) a capacidade de acessar essa nova aprendizagem em diferentes contextos e (c) tolerância, em vez de redução do medo em si. Existem muitas implicações clínicas para a prática de exposição com base nessa abordagem teórica. Nas seções subsequentes, várias aplicações clínicas inovadoras são descritas.

Desfecho de violação de expectativas

Talvez a implicação mais fundamental dessa abordagem seja a de que o cliente deve ser exposto a uma circunstância na qual suas expectativas de um resultado trágico são violadas (Abramowitz & Arch, 2014; Arch & Craske, 2011; Craske et al., 2008, 2014). A violação das expectativas leva a novas aprendizagens, indicando que o contato com um estímulo ou uma situação temida não acarreta o resultado aversivo esperado. Por exemplo, se um cliente com transtorno de pânico acredita que só pode tolerar se exercitar por um minuto antes de sofrer um infarto, então um exercício de exposição apropriado seria se exercitar por mais de um minuto. Mesmo que sua ansiedade não diminua até o fim desse exercício, ele terá aprendido que pode tolerar o desconforto de praticá-lo por mais tempo do que esperava. Esse tipo de procedimento facilita a extinção porque a apresentação de um estímulo temido ocorre na ausência de um resultado aversivo esperado.

Quando o objetivo da exposição é incompatibilizar expectativas, logicamente, a aquisição de classificações de USD não é enfatizada. Em vez disso, os clientes podem fazer *classificações de expectativa*, nas quais indicam o grau esperado de certos resultados aversivos à medida que o teste de exposição prossegue, bem como se esses resultados realmente ocorrem (Arch & Craske, 2011). Além disso, eles podem avaliar o grau em que estão tolerando seu desconforto (veja a ficha de registro de exposição adaptada para essas variáveis nos recursos eletrônicos complementares deste livro). Os terapeutas cognitivo-comportamentais praticantes da exposição a partir desse enquadramento pedem aos clientes que tirem conclusões de suas classificações e verbalizem o que aprenderam do exercício de exposição para atingir a consolidação da memória (Craske et al., 2014).

Além disso, como será discutido mais detalhadamente adiante neste capítulo, é importante que os terapeutas cognitivo-comportamentais praticantes da exposição a partir de uma abordagem de aprendizagem inibitória abstenham-se de usar técnicas de reestruturação cognitiva que poderiam reduzir a expectativa de um resultado negativo. Por exemplo, tradicionalmente, era comum os terapeutas combinarem reestruturação cognitiva com exposição, de modo que, antes do início de um exercício, incentivavam seus clientes a reconhecer a baixa probabilidade de um desfecho aversivo ou o fato de que provavelmente ele não seria tão ruim quanto previam. No entanto, de acordo com Craske e colaboradores (2014), a aplicação dessa técnica tem o potencial de reduzir a expectativa de um desfecho aversivo e, portanto, diminuir a incompatibilidade entre a expectativa de um cliente e o desfecho real.

Apresentação de múltiplos estímulos temidos

Há evidências de que existe uma associação entre a intensidade do estímulo temido e a aprendizagem que acontece quando o desfecho aversivo esperado não ocorre (Rescorla, 2000). Uma maneira de intensificar o estímulo temido é incluir a apresentação de múltiplos estímulos durante uma única tentativa de exposição, o que Craske e colaboradores (2012) chamaram de *superextinção* ou *extinção aprofundada* (Abramowitz & Arch, 2014; Arch & Craske, 2011; Craske et al., 2008, 2012, 2014). Por exemplo, um cliente com TOC pode se envolver em exposição *in vivo* tocando vasos sanitários em um banheiro público, combinada com exposição imaginária ligada a contaminar seus entes queridos. Um cliente com transtorno de pânico e agorafobia comórbidos pode fazer exercícios para aumentar a frequência cardíaca (i.e., exposição interoceptiva) em um local que exceda a distância de casa que ele prevê ser capaz de suportar (i.e., exposição *in vivo*). Craske e colaboradores (2014) recomendam que (a) múltiplos estímulos sejam combinados em um exercício após os clientes terem sido expostos a cada um isoladamente e que (b) os terapeutas devem garantir que os clientes esperem que todos os estímulos incluídos nos exercícios de exposição prevejam o mesmo estímulo incondicionado.

Prevenção de sinais e comportamentos de segurança

Muitos clientes com transtornos de ansiedade, TOC e relacionados e transtornos relacionados a trauma e a estressores dependem de sinais ou comportamentos de segurança para manejar sua ansiedade. Um *sinal de segurança* pode ser a presença de outra pessoa (p. ex., o cônjuge) ou objetos reconfortantes (p. ex., um frasco de alprazolam). Os *comportamentos de segurança* são rituais mentais ou comportamentais, como contar, rezar, tocar objetos em determinada ordem, buscar renovação da confiança e procurar informações na internet. A finalidade dos sinais e comportamentos de segurança é reduzir a ansiedade. Embora os clientes possam experimentar seu uso como efetivo no curto prazo, a redução da ansiedade não dura, e eles rapidamente se encontram em dificuldades emocionais. O uso de sinais e comportamentos de segurança está contraindicado na terapia de exposição porque priva os clientes da oportunidade de aprender que os resultados aversivos não ocorrerão em sua ausência. Além disso, também eliminam a oportunidade de os clientes saberem que podem tolerar um alto nível de ansiedade. Em outras palavras, a partir de uma perspectiva de aprendizagem inibitória, os sinais e comportamentos de segurança enfraquecem a força de novas associações entre a presença de um estímulo temido e a ausência de um desfecho aversivo (Abramowitz & Arch, 2014; Arch & Craske, 2011; Craske et al., 2008, 2012).

A exposição com prevenção de resposta (EPR) é um tratamento comportamental para o TOC que existe há muitos anos (p. ex., Foa & Goldstein, 1978). Como o próprio nome sugere, existem dois focos nesse tratamento: exposição a estímulos ou situações temidas (p. ex., ter pensamentos blasfemos) e prevenção de comportamentos ritualísticos para neutralizar a ansiedade (p. ex., admitir pecados a Deus). Assim, o gradual abandono de sinais e comportamentos de segurança não é necessariamente inovador por si só. Entretanto, o que é inovador é sua ligação à teoria da aprendizagem inibitória, uma vez que essa teoria propõe um mecanismo claro para a maneira como a prevenção de resposta funciona. Além disso, os clínicos estão cada vez mais conscientes de que os sinais e comportamentos de segurança às vezes podem ser sutis e não observáveis e podem ocorrer em conjunto com muitos transtornos relacionados à ansiedade, não apenas o TOC.

Aqui novamente, é importante reconhecer que ferramentas cognitivo-comportamentais aparentemente adaptativas podem de fato servir como sinais e comportamentos de segurança (ver Abramowitz & Arch, 2014; Arch & Craske, 2011). Por exemplo, se um cliente com receios obsessivos de causar danos aos outros se pergunta continuamente sobre a probabilidade de isso realmente acontecer – e conclui que a probabilidade é muito baixa, ou nula –, então ele estará dando a si mesmo a certeza de que o resultado aversivo não ocorrerá, podendo inadvertidamente perpetuar a noção de que, se ele estivesse em uma situação na qual realmente fosse mais propenso a causar danos aos outros, então as consequências seriam trágicas. Os clientes às vezes têm uma sensação de alívio quando completam o teste de exposição, acreditando ter obtido uma "prova" de que seus medos são sem sentido (Abramowitz & Arch, 2014). Em vez disso, seria mais eficaz se concentrar em tolerar o medo associado à possibilidade de causar danos aos entes queridos, tolerando a incerteza de resultados aversivos e normalizando a angústia. Da mesma forma, muitos clientes usam o controle da respiração como forma de manejar a ansiedade quando em contato com um estímulo ou uma situação temida. Na superfície, essa parece ser uma estratégia adaptativa para manejar ou reduzir a ansiedade. Contudo, estudos de desmantelamento mostram que ela não melhora o resultado (Schmidt et al., 2000) e seu uso transmite aos clientes a mensagem de que sua ansiedade deve ser reduzida, em vez de tolerada, e que algo aversivo pode acontecer se eles continuarem a experimentar um alto nível de ansiedade (ver o Cap. 8 para uma discussão adicional). De acordo com Arch e Craske (2011), as estratégias cujo objetivo é a redução do medo imediato e de curto prazo têm o potencial de interferir na aprendizagem de longo prazo e eventualmente no resultado. Especialistas no campo recomendam evitar a dependência de sinais e comportamentos de segurança, a menos que o cliente não esteja disposto a prosseguir o tratamento sem eles. Nesse caso, eles deveriam ser gradualmente eliminados (Craske et al., 2014; Hermans, Craske, Mineka, & Lovibond, 2006).

Introdução de variações nos exercícios de exposição

De acordo com Craske e colaboradores (2008), a memória para aprendizagem prévia é aprimorada se houver variação no contexto em que ocorre a aprendizagem. Isso ocorre porque pistas de recuperação adicionais são formadas, aumentando a probabilidade de que alguma delas ative a aprendizagem anterior quando encontrada. Além disso, o envolvimento em um exercício de exposição em outros contextos ensina ao cliente que os princípios podem ser aplicados apesar de diferenças aleatórias que mudam de situação para situação. Algumas pesquisas empíricas apoiam essa sugestão. Por exemplo, Rowe e Craske (1998b) relataram que a exposição a múltiplas aranhas estava associada a uma melhor manutenção dos ganhos de tratamento durante o seguimento do que a exposição a uma única aranha. Já A. J. Lang e Craske (2000) relataram que envolver-se em exercícios de exposição de acordo com uma ordem aleatória na hierarquia estava associado a menor ansiedade geral um mês após o tratamento do que envolver-se em exposição realizada de acordo com uma sequência escalonada e linear seguindo uma hierarquia. Esse resultado positivo ocorreu apesar de os participantes na condição de ordem aleatória terem relatado níveis mais altos de ansiedade máxima durante os exercícios de exposição.

Existem várias formas de introduzir variações nos exercícios de exposição. Como foi observado no estudo de Rowe e Craske (1998b), a variação pode ser introduzida no nível do estímulo. Um cliente com fobia de aranhas pode ter contato com vários tipos diferentes delas. Um cliente com ansiedade social relativa à interação com possíveis parceiros românticos pode iniciar contato com uma variedade de pessoas, tais como pessoas que são e não são fisicamente atraentes ou que exibem e não exibem sinais de *status* social. A variação também pode ser obtida realizando-se exercícios de exposição em diferentes ambientes. Por exemplo, um cliente com obsessões sobre causar danos a sua família pode se dedicar à exposição imaginária do mesmo cenário enquanto está no consultório do terapeuta, em sua casa, em seu local de trabalho e em locais aleatórios na cidade. Os exercícios de exposição também podem variar conforme o ponto em que o teste terminou (p. ex., às vezes, quando ele está com alto nível de ansiedade; às vezes, quando ele está com baixo nível de ansiedade); o cliente, assim, é forçado a tolerar a incerteza sobre se um resultado aversivo ocorrerá (Abramowitz & Arch, 2014). Os exercícios de exposição na imaginação também podem variar em função da quantidade de incerteza empregada, ao passo que, em alguns casos, o cliente imaginaria a pior hipótese e, em outros, não seria claro se a pior hipótese ocorreria (Abramowitz & Arch, 2014).

Processamento linguístico

Segundo Lieberman e colaboradores (2007), o processamento linguístico, ou o uso de linguagem para rotular as experiências, ativa o córtex pré-frontal, o que, por sua vez, diminui a atividade da amígdala, que é essencial no condicionamento do medo. Assim, Craske e colaboradores (2012) eram partidários da rotulação de estímulos temidos e respostas emocionais no decurso da terapia de exposição, a fim de amortecer a atividade na rota de condicionamento do medo. Pesquisas preliminares indicam que a adição de rotulação de afeto à terapia de exposição resulta em redução da condutância da pele na presença de uma aranha se comparada a exposição isolada, exposição mais reavaliação cognitiva e exposição mais distração (Kircanski, Lieberman, & Craske, 2012).

Extinção reforçada ocasional

Ocorre *extinção reforçada* quando a pior hipótese realmente ocorre após a apresentação do estímulo ou a situação temida. Do ponto de vista do condicionamento clássico, isso significa que o estímulo condicionado (EC) é emparelhado com o estímulo incondicionado (EI). Exemplos incluem instâncias nas quais um cliente com transtorno de pânico realmente tem uma crise durante um teste de exposição ou quando um cliente socialmente ansioso de fato experimenta rejeição social em uma tentativa de exposição. Embora, na superfície, essa abordagem da exposição possa parecer contraintuitiva, ela promove novos aprendizados porque aumenta a importância do estímulo ou da situação temida, criando uma oportunidade madura para uma nova aprendizagem (Craske et al., 2014). Ela também está associada a uma menor probabilidade de reaquisição do medo após a conclusão de uma exposição, como apoiam dados ainda não publicados coletados por Michelle Craske e sua equipe.

Alcançando o melhor espaçamento das tentativas de exposição

Os clínicos são incentivados a pensar sobre o espaçamento das tentativas de exposição para alcançar o melhor aprendizado de extinção. Segundo a pesquisa em psicologia cognitiva, ocorre maior aprendizado quando a pessoa experimenta esquecimento parcial entre as tentativas, o que lhe dá uma oportunidade de adquirir prática na recuperação da informação aprendida na tentativa anterior, aumentando assim a capacidade de armazenamento (Bjork & Bjork, 1992). A prática em massa, ou a prática de várias tentativas de exposição em breve sucessão (p. ex., diariamente), pode não permitir à pessoa experimentar esquecimento parcial e, portanto, não daria a oportunidade de praticar o ato de recuperação. Ao mesmo tempo, é importante que a força dos estímulos encontrados nas tentativas de exposição seja suficiente para efetuar violação de expectativa (cf. Cain, Blouin, & Barad, 2004), como pode ser visto em tentativas de exposição espaçadas. Assim, os terapeutas que espaçam as tentativas de exposição também devem assegurar que essas tentativas sejam potentes o suficiente para facilitar uma nova aprendizagem.

Para conciliar esses pontos de vista conflitantes, Michelle Craske, Jonathan Abramowitz e colaboradores têm defendido uma programação *espaçada expansiva* de sessões de exposição. Por exemplo, um terapeuta usando uma programação espaçada expansiva pode iniciar com uma frequência de duas sessões por semana, depois diminuir a frequência para uma vez por semana, depois para uma vez a cada duas semanas e, por fim, para sessões até menos frequentes (Abramowitz & Arch, 2014; Abramowitz et al., 2011). Rowe e Craske (1998a) compararam quatro sessões de exposição conduzidas em um único dia (i.e., exposição em massa) com quatro sessões de exposição realizadas em um padrão de dia 1–dia–2–dia 4–dia 8 (i.e., exposição espaçada expansiva) no tratamento de aracnofobia. Embora os clientes na condição de exposição em massa tenham demonstrado maior habituação (i.e., diminuições na ansiedade) do que aqueles na condição espaçada expansiva, eles também se mostram mais propensos a apresentar um retorno do medo à aranha do treino, bem como a novas aranhas em uma avaliação de seguimento de um mês.

Aprendizagem inibitória: um resumo

O discurso acadêmico sobre o paradigma de aprendizagem inibitória tem recebido muita atenção desde a publicação do artigo seminal de Craske e colaboradores (2008). No momento da redação desse artigo, existiam inúmeras discussões em vários *listservs* sobre TCC nos quais terapeutas cognitivo-comportamentais discutiam formas de otimizar a aplicação de exposição a partir desse enquadramento. A principal mensagem da literatura sobre aprendizagem inibitória é que é a violação de expectativas, e não a habituação em si, o construto mais importante a tomar como alvo na exposição. Quando os terapeutas cognitivo-comportamentais atuam a partir de um enquadramento de habituação, encorajam seus clientes a permanecer no exercício de exposição até sua ansiedade ter diminuído a não mais do que um nível leve (cf. Abramowitz et al., 2011). Isso muitas vezes exigia que as sessões de exposição durassem além do tempo tradicional de 45 a 50 minutos, o que muitos clínicos tinham dificuldade de implementar em suas agendas. Muitos terapeutas cognitivo-comportamentais acreditam que praticar a partir de um enquadramento de aprendizagem inibitória tira do terapeuta e do cliente a pressão por alcançar habituação, pois então podem ficar confiantes de estar ocorrendo uma nova aprendizagem que pode melhorar o resultado, mesmo que a ansiedade de um cliente não diminua substancialmente durante os exercícios de exposição.

Estimuladores cognitivos

Um *estimulador cognitivo* é um agente farmacológico administrado concomitantemente com terapia de exposição a fim de melhorar seu resultado. De acordo com McGuire, Lewin e Storch (2014), "intensificadores cognitivos são compostos que influenciam rotas de sinalização envolvidas na plasticidade sináptica de regiões cerebrais (p. ex., amígdala, hipocampo, córtex pré-frontal) associadas à aprendizagem do medo para melhorar os circuitos neurais de extinção do medo" (p. 894). Em outras palavras, sua administração pode aumentar os processos neuroquímicos envolvidos, a fim de otimizar a aprendizagem que ocorre em testes de exposição, acentuando assim sua potência. Por exemplo, uma vez que os receptores de glutamato do tipo N-metil-D-aspartato (NDMA) desempenham um papel na aprendizagem de extinção, é possível que o realce da ação facilitadora nesses receptores melhore a aprendizagem.

A D-cicloserina (DCS) é uma substância agonista parcial no sítio de ligação da glicina do receptor NDMA. Embora relacionada ao tratamento da tuberculose, a DCS tem sido cada vez mais usada para facilitar a consolidação dos processos de aprendizagem associados à extinção do medo (Ledgerwood, Richardson, & Cranney, 2003). Muitos estudos sugerem que o acréscimo de DCS resulta em pequenas a moderadas melhorias na eficácia da exposição em comparação à aplicação de exposição sem DCS (ver Norberg, Krystal, & Tolin, 2008, para uma metanálise). Especificamente, o acréscimo da DCS melhorou o resultado tanto no pós-tratamento como no seguimento de pacientes tratados com terapia de exposição sofrendo de uma fobia específica (p. ex., Ressler et al., 2004), transtorno de pânico (Otto et al., 2010), transtorno de ansiedade social (Hofmann et al., 2006) e TEPT (de Kleine, Hendriks, Kusters, Broekman, & Van Minnen, 2012). Resultados positivos também foram obtidos para clientes com TOC no pós-tratamento, embora haja pouca evidência de que esses ganhos persistem em períodos de seguimento (p. ex., Kushner et al., 2007; Wilhelm et al., 2008), provavelmente porque tais estudos incluíram tamanhos de amostra pequenos e não tiveram força suficiente para detectar resultados significativos. Os resultados desse conjunto de pesquisas sugerem que a administração ótima de DCS é de 50 mg entre 1 e 2 horas antes de iniciar-se um teste de exposição (McGuire et al., 2014). Além disso, os resultados desses estudos geralmente apoiam a noção de que o acréscimo de DCS pode acelerar o tratamento (p. ex., Ressler et al., 2004), o que é importante à luz do fato de que muitos clientes interrompem prematuramente o tratamento (Hofmann & Suvak, 2006).

Outros agentes farmacológicos têm sido bem-sucedidos na melhoria do resultado de exposição. Por exemplo, a atividade do sistema noradrenérgico, incluindo o neurotransmissor norepinefrina, desempenha um papel na consolidação de memórias emocionais (McGaugh, 2004). A ioimbina é um agente farmacológico, vendido sem receita, antagonista do receptor α2-adrenérgico seletivo, significando que aumenta a norepinefrina e, portanto, é um marcador de estresse. Desse modo, pode atuar aumentando o medo durante a exposição, criando um ambiente maduro para que ocorra um novo aprendizado. Embora o corpo de pesquisa sobre o aumento de ioimbina seja muito menor e consista de mais resultados mistos do que o corpo de literatura sobre o aumento de DCS, há evidências preliminares de que ela melhora o resultado em claustrofobia (Powers, Smits, Otto, Sanders, & Emmelkamp, 2009) e transtorno de ansiedade social (Smits et al., 2014).

A exposição combinada com o uso de glicocorticoides foi examinada para o mesmo fim. Os glicocorticoides são hormônios esteroides naturais liberados para regular o estresse. A pesquisa sugere que a administração de glicocorticoides esteroidais facilita a consolidação da memória de longo prazo quando administrados antes ou imediatamente depois de um teste de aprendizagem (Buchanan & Lovallo, 2001). Os resultados de três estudos sugerem que a administração desses hormônios aumenta o resultado no pós-tratamento e no seguimento em clientes com uma fobia específica (de Quervain et al., 2011; Soravia et al., 2006, 2014). Contudo, a pesquisa ainda precisa examinar o seu impacto sobre a eficácia da exposição para outros transtornos de ansiedade, transtornos relacionados ao TOC e transtornos relacionados a trauma e a estressores.

Atualmente, essa investigação com frequência é realizada no âmbito da academia, e o grau em que a exposição combinada com estimulantes cognitivos é eficaz na prática clínica diária não está claro. Entretanto, os profissionais são incentivados a manterem-se atentos à literatura sobre potencializadores cognitivos e, caso não sejam profissionais que prescrevem medicamentos, a levar esses dados à atenção dos que prescrevem e a trabalhar em colaboração para usá-los na prática clínica.

Uso da tecnologia

A tecnologia atualmente disponível pode ser um trunfo na condução de exposição. Ter pronto acesso a imagens e até mesmo a experiências consideradas ameaçadoras pode tornar mais fácil praticar a exposição entre as sessões, já que esses estímulos podem estar disponíveis em casa e ser acessados a qualquer momento.

Exposição com base na internet

Recursos como o YouTube proporcionam muitas oportunidades para fazer exposição no escritório ou em casa. Uma busca por termos como "aranhas peludas" e "alturas assustadoras" gera uma série de vídeos a que os clientes podem assistir para fins de exposição. Além disso, as imagens podem ser alteradas para se tornarem "hiper-reais", de modo que os aspectos mais temíveis de imagens ameaçadoras podem ser realçados (p. ex., imagens de aranhas com mais de uma cabeça, mais pernas e presas pingando sangue; Matthews, Naran, & Kirkby, 2015). Plataformas para a aplicação de exposição *on-line* estão continuamente sendo desenvolvidas (p. ex., www.feardrop.com para medo de aranhas [Matthews et al., 2015]; NO FEAR Airlines para medo de voar, atualmente sob avaliação [Quero et al., 2015]).

Exposição por realidade virtual

Um uso inovador da tecnologia para facilitar a terapia de exposição é a aplicação de realidade virtual a fim de simular situações temidas que, de outro modo, seriam difíceis ou antiéticas se replicadas. Segundo Powers e Emmelkamp (2008), "A realidade virtual integra, em tempo real, computação gráfica, dispositivos de rastreamento do corpo, exibições visuais e outros estímulos sensoriais para mergulhar os pacientes em um ambiente virtual gerado por computador" (p. 562). Assim, a realidade virtual permite que os clientes sejam colocados em um ambiente gerado por computador repleto de características contextuais correspondentes às nuances de seus medos. Ela tem o potencial de atingir aqueles que, de outra forma, não participariam de um tratamento baseado em exposição, pois um estudo constatou que quase 90% das pessoas com medo de aranhas preferem exposição por realidade virtual à exposição *in vivo* (Garcia-Palacios, Hoffman, See, Tsai, & Botella, 2001).

A pesquisa mostra que a exposição realizada por meio de realidade virtual é altamente eficaz. Powers e Emmelkamp (2008) calcularam um grande tamanho de efeito em 13 estudos comparando exposição por realidade virtual com as condições de controle no grau em que o sofrimento subjetivo foi reduzido após o tratamento (*d* de Cohen = 1,11). Grandes tamanhos de efeito também foram encontrados quando transtornos de ansiedade e transtornos relacionados a trauma e a estressores foram examinados separadamente, bem como quando variáveis de resultado secundárias (p. ex., comportamento de evitação, medições fisiológicas) foram consideradas. Surpreendentemente, eles constataram um pequeno tamanho de efeito no sentido de a exposição por realidade virtual ser ligeiramente mais eficaz do que exposição *in vivo* (*d* de Cohen = 0,35). Embora promissores, os resultados foram baseados principalmente em mudanças nas medidas de autorrelato de ansiedade e angústia, deixando em aberto a questão referente ao grau em que os resultados podem se generalizar à vida real. Os resultados de uma metanálise mais recente demonstraram que a exposição por realidade virtual supera significativamente as condições de controle de lista de espera (*d* de Cohen = 1,12) e que os programas de TCC empregando exposição por realidade virtual apresentam resultados semelhantes aos de programas usando as estratégias tradicionais de TCC sem a inclusão de exposição por realidade virtual (Opris et al., 2012). Mais estudos nessa metanálise incluíram medidas comportamentais de comprometimento do que na metanálise de Powers e Emmelkamp, e os autores não encontraram nenhuma diferença entre os programas de TCC com exposição por realidade virtual e os programas tradicionais no resultado dessas medidas. Uma metanálise posterior examinou especificamente essa questão e confirmou um padrão semelhante – que a exposição por realidade virtual resulta em melhorias significativas nas avaliações comportamentais do pré ao pós-tratamento (*g* de Hedges = 1,23), que a exposição por realidade virtual supera condições de controle de lista de espera em apreciações comportamentais pós-tratamento (*g* de Hedges = 1,41) e que não há nenhuma diferença no desempenho pós-tratamento nas avaliações comportamentais entre realidade virtual e exposição *in vivo* (*g* de Hedges = 0,13; Morina, Ijntema, Meyerbröker, & Emmelkamp, 2015). Ao menos um estudo descobriu que a exposição por realidade virtual foi eficaz para os clientes que não responderam à exposição *in vivo* tradicional (Difede et al., 2007).

Nem todo terapeuta terá acesso aos recursos necessários para aplicar exposição por realidade virtual. Contudo, há uma série de vantagens nessa abordagem se um terapeuta tiver acesso ao equipamento necessário (Emmelkamp, 2005). Por exemplo, no caso de clientes com fobia de voar, a exposição por realidade virtual é muito mais econômica do que a exposição *in vivo*, a qual exigiria que os clientes (e talvez seus terapeutas!) comprassem várias passagens de avião. A exposição pode ser realizada no gabinete do terapeuta, tornando-a mais prática de administrar dentro de uma estrutura tradicional de sessão de 50 minutos. A mesma exposição estará disponível ao cliente, permitindo testes repetidos. Além disso, em alguns casos, o terapeuta poderá programar o conteúdo para maximizar o grau em que fatores contextuais associados a medos idiossincráticos do cliente serão incorporados.

Exposição aos medos mais centrais

De acordo com Abramowitz e colaboradores (2011), é fundamental incorporar os piores temores dos clientes ao plano de exposição; não fazer isso aumenta a probabilidade de ser mantida a crença de que há algo realmente perigoso em relação aos itens no topo de sua hierarquia. Embora, às vezes, possa ser difícil construir exercícios de exposição tocando nos piores temores dos clientes, esta seção contém duas abordagens à exposição com base empírica que utilizam uma grande dose de criatividade para alcançar este objetivo.

Exposição a contratempos sociais

Exercícios de exposição para clientes com transtorno de ansiedade social normalmente envolvem colocá-los em situações nas quais têm de interagir com os outros, como iniciar uma conversa enquanto aguardam em uma fila do caixa, pedir um favor a um conhecido ou convidá-lo para almoçar, ou fazer um pedido de comida em um restaurante. Embora essas situações sejam lógicas e suscetíveis de associação à ansiedade em clientes com esse transtorno, um dos principais objetivos de exposições desse tipo é mostrar a eles que contratempos sociais são improváveis (Fang, Sawyer, Asnaani, & Hofmann, 2013). Contudo, um contratempo social é o pior medo para a maioria das pessoas socialmente ansiosas, porque atribuem um custo excessivamente alto à sua ocorrência. Na verdade, a modificação do alto custo associado aos contratempos sociais foi identificada como um mediador da mudança no tratamento cognitivo-comportamental da ansiedade social (Hofmann, 2000, 2004).

Como resultado de tal teoria e pesquisa, terapeutas cognitivo-comportamentais e seus clientes são encorajados a ser maximamente criativos na construção de exposição a contratempos sociais, não apenas a participação em interação social mais geral. De acordo com Fang e colaboradores (2013),

> o objetivo das exposições a contratempos sociais é violar de propósito normas e padrões sociais percebidos [do cliente], a fim de romper o ciclo de autorreforço de antecipação temerosa e posterior uso de estratégias de prevenção. [Os clientes] são convidados a criar intencionalmente as consequências negativas temidas de uma situação social. Como resultado, são forçados a reavaliar a ameaça percebida de uma situação social depois de ver que contratempos não levam a consequências temidas de longa duração, irreversíveis e negativas. (p. 214)

Dados de estudos empíricos sugerem que a incorporação de exposição a contratempos sociais melhora o resultado do tratamento mais do que TCC tradicional, que tem como objetivo demonstrar a baixa probabilidade de ocorrência da pior hipótese (D. M. Clark et al., 2003; Hofmann & Smits, 2008).

O Quadro 7.1 contém exemplos de exposição a contratempos sociais. Fang e colaboradores (2013) descreveram muitos exemplos adicionais de exposições desse tipo. A principal característica dessas exposições é que os clientes se abrem para reações negativas dos outros, justamente aquilo que temem. Segundo Fang e colaboradores

(2013), a experiência clínica sugere que os clientes não são mais propensos a abandonar o tratamento se praticarem exposição a contratempos sociais do que seriam se praticassem qualquer outra exposição a situações sociais e avaliativas. Em minha experiência clínica, depois que os clientes têm experiências de sucesso com exposições associadas a níveis de angústia de leves a moderados, eles passam a ver o planejamento de exposições como um desafio e até se divertem um pouco pensando em exposições mais difíceis de realizar. Todos os itens no Quadro 7.1, que não têm uma citação correspondente, são de minha própria experiência clínica, e, em todos os casos, o cliente era o único identificador da ideia para a exposição.

Exposição à incerteza

A *intolerância à incerteza* é uma característica fundamental dos transtornos relacionados à ansiedade, como transtorno de ansiedade generalizada (TAG) e TOC. Ela é definida como "uma característica disposicional que resulta de um conjunto de crenças negativas sobre a incerteza e suas implicações" (Dugas & Robichaud, 2007, p. 24). Pessoas caracterizadas por intolerância à incerteza interpretam estímulos ambíguos de maneira ameaçadora (Dugas et al., 2005), necessitam de mais informações do que outras para tomar decisões e carecem de confiança em suas decisões quando confrontadas com situações ambíguas (Ladouceur, Talbot, & Dugas, 1997). Assim, segue-se que a exposição à incerteza as ajudaria a tolerá-la e a aprender que ela não é equivalente a resultados adversos ou trágicos.

O conceito de *incerteza* é decididamente mais abstrato do que o de muitos outros alvos de exposição, tais como aranhas, pensamentos intrusivos ou situações sociais. Em seu protocolo de tratamento inovador em TCC para TAG, centrado sobretudo na intolerância à incerteza, Michel Dugas e Melisa Robichaud (2007) fizeram várias sugestões sobre como expor os clientes a uma incerteza que maximize o desconforto,

---

QUADRO 7.1 EXEMPLOS DE EXPOSIÇÕES A CONTRATEMPOS SOCIAIS

- Cantar em um metrô (Fang et al., 2013).
- Convidar 20 mulheres escolhidas aleatoriamente na rua para sair (Hofmann, 2010).
- Fazer intencionalmente uma longa pausa durante um discurso antes de prosseguir (Fang et al., 2013).
- Vestir uma fantasia ou uma peruca durante um discurso (Fang et al., 2013).
- Andar por aí com papel higiênico pendurado nas próprias calças (Fang et al., 2013).
- Solicitar muitas substituições insensatas ao pedir um prato.
- Sentar-se no assento de outra pessoa (de preferência em um lugar desejável) durante um evento esportivo.
- Usar o equipamento da academia incorretamente.
- Vestir roupas com furos para fazer compras em uma loja sofisticada.
- Fazer perguntas tolas a um funcionário da loja enquanto faz compras.
- Comprar alguma coisa embaraçosa (p. ex., fraldas para adultos) e conversar com o balconista enquanto paga o item.

mas não os coloque em perigo. Exemplos incluem não verificar nem reler *e-mails* ou mensagens de texto de baixa prioridade, abster-se de buscar tranquilização antes de tomar pequenas decisões e comer em um restaurante ou assistir a um filme sem ter lido comentários. Na verdade, Ginny, o caso apresentado no Capítulo 2, participou de algumas exposições à incerteza, como abster-se de (a) reler *e-mails* rotineiros enviados aos clientes, (b) pedir *feedback* direto dos clientes antes de pontos-chave no projeto e (c) vasculhar a internet para obter informações sobre o prognóstico da doença de Alzheimer de sua mãe. A exposição na imaginação também pode ser modificada para incorporar intolerância à incerteza. Por exemplo, pode-se elaborar cenários de exposição de 1 a 5 minutos concentrados no medo do cliente, mas empregando certeza e eliminando quaisquer elementos com possibilidade de neutralizar a ansiedade ao longo da narrativa. Ginny também participou de um exercício de exposição na imaginação desse tipo, no qual elaborou um roteiro em que muitos de seus clientes respondiam menos do que o habitual e ela não tinha certeza se estavam descontentes com o seu trabalho. Os resultados de um estudo randomizado controlado (ERC) avaliando a eficácia de uma abordagem de TCC para TAG incorporando exposição à incerteza indicaram que a TCC superou uma condição de controle de lista de espera e modestamente superou relaxamento aplicado, com evidência de que os clientes que receberam TCC continuaram a melhorar ao longo do período de seguimento de 24 meses (Dugas et al., 2010).

Exposição à repulsa

O advento do século XXI testemunhou a expansão de um foco na exposição para o tratamento de transtornos baseados no medo à exposição no tratamento de reações de repulsa. Por exemplo, Smits, Telch e Randall (2002) demonstraram que a exposição estava associada a uma redução significativa do medo e da repulsa no tratamento de fobia de aranhas, embora a taxa de diminuição do medo tenha sido mais rápida do que a taxa de diminuição da repulsa. O ritmo mais lento de extinção da repulsa do que do medo foi demonstrado com outras condições de ansiedade, incluindo fobia de sangue, ferimento e injeção (Olatunji, Smits, Connolly, Willems, & Lohr, 2007) e temores de contaminação (Adams, Willems, & Pontes, 2011; Olatunji, Wolitzky-Taylor, Willems, Lohr, & Armstrong, 2009). A pesquisa de mediação sugere que reduções tanto do medo como da repulsa são importantes para o sucesso do tratamento de transtornos de ansiedade, como fobia de aranha, levantando a possibilidade de que a exposição deva ser dirigida a ambas as experiências emocionais (Olatunji, Huijding, de Jong, & Smits, 2011). Contudo, até o momento, poucas pesquisas examinaram de que maneira os princípios do enquadramento de aprendizagem inibitória se aplicam ao tratamento de exposição à repulsa. No entanto, os terapeutas são incentivados a avaliar a presença de níveis clinicamente significativos de repulsa em clientes com transtornos mentais relacionados, tais como TOC ou determinadas fobias, e, havendo tal presença, são incentivados a acompanhar a redução da repulsa associada a exercícios de exposição, além da redução do medo.

CONCLUSÃO

De todas as estratégias de intervenção descritas neste livro, a exposição talvez seja a estratégia que mais evoluiu desde seus primeiros dias, tanto em termos de como é realizada quanto dos fundamentos teóricos que orientam sua prática. A exposição foi uma característica central da dessensibilização sistemática de Joseph Wolpe, na qual ela era emparelhada com relaxamento muscular, presumindo-se que os clientes aprenderiam a emparelhar uma resposta de relaxamento com estímulos e situações temidas, em vez de uma resposta de medo. Com o tempo, foi determinado que o ingrediente-chave da dessensibilização sistemática era o contato prolongado com o estímulo ou a situação temida, e, por isso, os protocolos de exposição começaram a focar nesse contato, em vez de em elementos alheios. Durante muitos anos depois disso, presumiu-se que a exposição funcionava pelo mecanismo de habituação, de tal modo que a adaptação ocorreria por meio do contato prolongado e repetido com estímulos e situações temidos, podendo ser medida por diminuições no sofrimento subjetivo durante e entre testes de exposição. Contudo, na última década, Michelle Craske e colaboradores avaliaram as informações sobre essa noção e concluíram que a habituação não é necessária para que a exposição seja bem-sucedida. Seu paradigma de aprendizagem inibitória está rapidamente se tornando o arcabouço pelo qual os terapeutas cognitivo-comportamentais praticam exposição.

Há muitas implicações do paradigma de aprendizagem inibitória para a prática clínica. No nível mais fundamental, os terapeutas não precisam ficar atrelados de forma tão direta aos níveis de USD e estender a sessão de exposição para além do tempo-padrão alocado, a fim de esperar pela diminuição desses níveis, significando que ocorreu habituação. Os clientes, e igualmente os terapeutas, com frequência são assegurados de que, segundo esse paradigma, um novo aprendizado está ocorrendo mesmo nos casos nos quais a classificação de ansiedade de um cliente não diminui no decorrer de um teste de exposição. Além disso, a abordagem de aprendizagem inibitória se presta a muitas formas criativas de implementar exposição, tais como (a) aplicar as exposições de modo aleatório a partir da hierarquia, em vez de seguir sistematicamente dos itens classificados como de menor ansiedade aos classificados como de maior ansiedade; (b) obter outras classificações, que não as USD, tais como o grau em que os clientes violaram suas expectativas, e (c) incluir vários sinais que ativam a ansiedade durante o exercício da exposição.

Contudo, as inovações na aplicação de exposição não se limitam àquelas que decorrem da abordagem de aprendizagem inibitória. O uso de agentes farmacológicos para facilitar a consolidação da aprendizagem durante a exposição tem o potencial não só de melhorar o resultado, mas também de facilitar uma colaboração única entre terapeutas e médicos prescritores. A tecnologia se presta muito bem à exposição. No mínimo, os clientes podem acessar imagens e vídeos de estímulos ameaçadores e situações temidas que facilitem a prática em casa. Entretanto, programas sistemáticos de exposição baseados na internet estão atualmente sendo avaliados na literatura como uma grande promessa, que sem dúvida será útil para clientes com pouco tempo ou recursos para buscar psicoterapia em consultório ou, em casos extremos, clientes com agorafobia sem disposição ou incapazes de se deslocar até o consultório de um terapeuta. Os programas de exposição por realidade virtual criam ambientes realistas para a prática de exposição em circunstâncias impossíveis de replicar, e a pesquisa demonstra que ela é tão eficaz quanto a exposição *in vivo* e pode ser mais aceitável para os clientes. Finalmente, houve grandes inovações em alvos criativos para exposição, incluindo contratempos sociais no tratamento do transtorno de ansiedade social, situações indutoras de incerteza no tratamento da TAG e a repulsa que acompanha uma série de transtornos relacionados à ansiedade.

As orientações para pesquisas futuras são muitas. Em primeiro lugar, o paradigma de aprendizagem inibitória é um dos enquadramentos mais criteriosos vistos na história recente, com uma forte base na teoria e no trabalho da psicologia experimental cognitiva. O campo se beneficiaria de uma comparação direta de um programa de tratamento de exposição baseado em habituação com um programa de tratamento à base de aprendizagem inibitória, com foco não só em resultado, mas também em abandono, manutenção dos ganhos, generalização dos ganhos, aceitabilidade do tratamento e mecanismos de mudança. Em segundo lugar, a literatura sobre estimuladores cognitivos é forte, mas esses agentes farmacológicos ainda têm de ser utilizados de modo generalizado para esse fim na prática clínica. Uma pesquisa estabelecendo a relação custo-benefício da terapia de exposição combinada a acréscimo farmacológico forneceria dados muito necessários para facilitar a difusão dessa abordagem de tratamento combinado. Em terceiro lugar, a exposição tem, historicamente, sido considerada um tratamento relacionado a uma taxa especialmente alta de recusa ou desistência (embora alguns dados refutem essa suposição; ver Olatunji, Deacon, & Abramowitz, 2011). Seria interessante investigar em que medida a combinação de entrevista motivacional e programas de TCC envolvendo exposição, mencionada brevemente no Capítulo 3, melhora o resultado, a retenção de tratamento e o cumprimento da tarefa de casa. Além disso, a coleta prospectiva de dados abordando a aceitabilidade do tratamento e a motivação para o tratamento em programas de TCC baseados em exposição forneceria mais subsídios para esclarecer se os clientes têm mais dificuldade para adotar a terapia de exposição do que outras abordagens terapêuticas. Em quarto lugar, embora os dados apoiando a eficácia da terapia de exposição por realidade virtual sejam encorajadores, uma abordagem modificada – exposição por realidade aumentada – vem recebendo atenção. Nessa abordagem à exposição, não é criado um mundo inteiramente novo, como na realidade virtual, mas elementos virtuais são incorporados ao mundo do cliente (Baus & Bouchard, 2014). Por exemplo, o cliente pode visualizar uma imagem de sua mão sobre a mesa e ver uma imagem virtual de uma aranha chegando cada vez mais perto. Essa inovação pode ser ainda mais realista e generalizável do que a realidade virtual, aumentando potencialmente o resultado. Finalmente, a pesquisa sobre a eficácia da exposição para apresentações clínicas especiais deve ser expandida. Para dar apenas um exemplo, listas de discussão de TCC têm sido inundadas com perguntas sobre a melhor maneira de tratar misofonia, ou excessiva aversão a certos sons, como os de fungar, tossir ou pigarrear. Pequenos estudos de caso examinaram a eficácia dos programas de TCC incluindo a exposição a esses sons para desenvolver tolerância e aceitação (p. ex., Bernstein, Angell, & Dehle, 2013; McGuire, Wu, & Storch, 2015). Tal pesquisa inovadora tem o potencial de estender a utilidade da exposição para outras experiências emocionais aversivas além de apenas o medo.

8

Manejo do afeto

A dificuldade em lidar com afeto negativo intenso está no cerne das lutas de muitos clientes com problemas de adaptação e de saúde mental, levando-os, em muitos casos, a finalmente buscar uma intervenção. Na verdade, os clientes frequentemente solicitam "ferramentas de enfrentamento" para lidar com ansiedade, tristeza, raiva, culpa e outras experiências emocionais desagradáveis. Ao longo das últimas duas décadas, os construtos da regulação emocional e da tolerância ao sofrimento – ambos relevantes para esses casos – receberam muita atenção, e o desenvolvimento dessas abordagens produziu uma série de ferramentas que os clientes podem usar para manejar o afeto negativo.

Existem muitas definições sobrepostas de *regulação emocional*. De acordo com Bridges, Denham e Ganiban (2004), ela envolve "processos fisiológicos, comportamentais e cognitivos que permitem aos indivíduos modularem a experiência e a expressão de emoções positivas e negativas" (p. 340). Da mesma forma, Gross (2014) definiu regulação emocional como "moldar quais emoções sentimos, quando as sentimos e como as experimentamos ou expressamos" (p. 6). A capacidade de regular as emoções depende da interação entre tendências e restrições de base biológica no ambiente social. Ocorre *desregulação emocional* quando uma pessoa não responde de forma flexível e adaptativa às exigências do ambiente frequentado. Desregulação emocional não é simplesmente a experiência de afeto negativo; ela é a incapacidade de alcançar um estado de homeostase emocional à luz dos eventos em curso no ambiente.

A regulação emocional desempenha um papel fundamental no bem-estar e na qualidade de vida. Bridges e colaboradores (2004) postularam, ainda, que "a regulação emocional adaptativa envolve a capacidade de experimentar emoções genuínas e expressá-las de maneira a permitir que os indivíduos atinjam seus objetivos de regulação emocional (p. ex., segurança, manutenção de interações positivas, competência percebida)" (p. 344). Clore e Robinson (2000) propuseram a noção de regulação emocional como muito mais do que maximização do prazer e minimização da dor e sofrimento em curto prazo, incluindo o direcionamento de esforços para se envolver em relacionamentos e atividades significativas que continuariam a pagar "dividendos afetivos" no mais longo prazo (p. 165). A partir desses pontos de vista, uma pessoa está demonstrando regulação emocional quando é capaz de atingir seus objetivos e viver de acordo com seus valores, independentemente da emoção particular experimentada.

Marsha Linehan, desenvolvedora da terapia comportamental dialética (DBT), diferencia regulação emocional de *tolerância ao sofrimento*, esta última se refere à capacidade de uma pessoa suportar desconforto ou crises momentâneas sem se envolver em comportamento autodestrutivo (Linehan, 1993a, 1993b; 2015). A tolerância ao sofrimento depende muito do conceito de aceitação (ver também o Cap. 9), pois pessoas que praticam tolerância ao sofrimento são encorajadas a aceitar a dor emocional experimentada sem lutar contra isso. Como Linehan observou na edição mais recente do seu manual de treinamento de habilidades (Linehan, 2015), a aquisição de habilidades de tolerância ao sofrimento ajuda os clientes a aprender a "suportar a dor com habilidade" (p. 416).

O objetivo da regulação emocional e da tolerância ao sofrimento é ajudar as pessoas a manejar uma emoção aversiva e até mesmo insuportável. Contudo, conceitualmente, há uma diferença entre as duas. As habilidades de tolerância ao sofrimento devem ser usadas no momento de um afeto negativo, quando a pessoa está em risco de fazer algo perigoso para diminuir seu sofrimento, como cortar-se ou se envolver em um comportamento impulsivo autodestrutivo. As habilidades de tolerância ao sofrimento não são destinadas a resolver problemas no longo prazo e melhorar a qualidade de vida. Em contraste, a regulação emocional é um construto mais amplo, e as habilidades de regulação emocional são realmente destinadas a exercer benefícios de mais longo prazo. As pessoas que praticam regularmente habilidades de regulação emocional estão estabelecendo hábitos saudáveis que aumentam seus recursos psicológicos e promovem resiliência, os quais podem, por sua vez, ajudá-las a enfrentar desafios e desapontamentos.

Embora a distinção conceitual entre esses construtos seja útil, há, na realidade, uma sobreposição entre os dois conjuntos de habilidades. Para tomar um exemplo, o relaxamento muscular é uma técnica utilizada por muitos terapeutas cognitivo-comportamentais para reduzir a ansiedade, a raiva e a tensão, e, como descrito na próxima seção, é uma habilidade adquirida ao longo do tempo. Muitos clientes empregam o relaxamento muscular em suas rotinas diárias como forma de se afastar da agitação da vida e se centrar. Quando usado dessa maneira, o relaxamento muscular seria visto como habilidade de regulação emocional. Contudo, também pode ser usado em um momento de angústia, a fim de reduzir rapidamente a reatividade emocional e acalmar, permitindo ao indivíduo em sofrimento usar outras ferramentas cognitivo-comportamentais para abordar o problema em questão. Quando visto dessa maneira, o relaxamento muscular seria considerado uma habilidade de tolerância ao sofrimento. Assim, eu vejo as habilidades de regulação emocional e de tolerância ao sofrimento como extremos opostos de um *continuum* representando benefícios em mais longo prazo e imediatos, com muitas habilidades em qualquer um dos conjuntos situando-se em algum lugar intermediário (ver Fig. 8.1).

Muitos terapeutas cognitivo-comportamentais veem a regulação emocional e as habilidades de tolerância ao sofrimento como "ferramentas" que os clientes podem le-

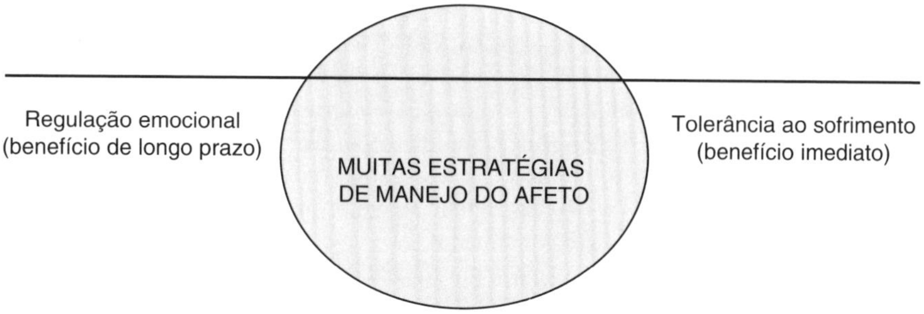

Figura 8.1

| Regulação emocional (benefício de longo prazo) | MUITAS ESTRATÉGIAS DE MANEJO DO AFETO | Tolerância ao sofrimento (benefício imediato) |

CONTINUUM DA REGULAÇÃO EMOCIONAL À TOLERÂNCIA AO SOFRIMENTO.

var em seus "cintos de utilidades", estando disponíveis quando delas precisarem. Juntas, considero essas ferramentas como aquelas que promovem o manejo do afeto. Eu defino *manejo do afeto* como um conjunto de técnicas que ajudam as pessoas a lidar com as demandas da vida de forma equilibrada e adaptável. Elas podem ser usadas nas ocasiões em que forem necessárias, como quando uma pessoa está enfrentando um alto nível de afeto negativo em resposta a um estressor ou a uma decepção. Contudo, quando praticadas ao longo do tempo, vejo-as como construindo o "sistema imunológico psicológico" de uma pessoa. Quanto mais forte é o sistema imunológico, maior a probabilidade de enfrentar estressores e decepções de forma centrada, equilibrada, adaptativa e hábil. Em outras palavras, os benefícios da prática regular dessas habilidades (mesmo em momentos de relativa calma) podem se acumular e construir resiliência.

ABORDAGENS TRADICIONAIS DO MANEJO DO AFETO

Nesta seção, eu descrevo duas abordagens usadas por muitos terapeutas cognitivo-comportamentais (e muitos de outras orientações teóricas) durante décadas – relaxamento muscular e respiração.

Relaxamento muscular

Embora existam muitas abordagens ao relaxamento muscular, nesta seção descrevo o *relaxamento muscular progressivo* (RMP) e o *relaxamento aplicado* (RA) em virtude da riqueza da pesquisa empírica que investigou sua eficácia. O RMP é uma estratégia originada pelos escritos de Edmund Jacobson na década de 1930 (1934, 1938), o qual argumentou que o relaxamento das fibras musculares é o oposto fisiológico da tensão e, portanto, seria apropriado para o tratamento da ansiedade (Bernstein, Borkovec, & Hazlett-Stevens, 2000). Ele foi posteriormente incorporado à abordagem sistemática de dessensibilização de Joseph Wolpe, de modo que os clientes foram ensinados a emparelhar relaxamento com exposição na imaginação a estímulos ou situações temidas (ver Cap. 7).

Em seu atual formato, o RMP envolve tensionar e relaxar 16 grupos musculares diferentes (Bernstein et al., 2000, ver Quadro 8.1). O terapeuta indica ao cliente que tensione cada um desses grupos musculares por vez por aproximadamente 5 a 7 segundos e então solte o grupo muscular e se concentre na sensação de calor e relaxamento por cerca de 30 a 40 segundos. Cada grupo muscular deve ser tensionado e relaxado duas vezes antes de o cliente passar para o próximo grupo. Os clientes praticam relaxamento como tarefa de casa entre as sessões, preferencialmente, duas vezes ao dia. Ao longo do tempo, os grupos musculares são combinados, de modo que os clientes praticam com sete grupos musculares, depois quatro e, por fim, passam a relaxar o corpo inteiro pela memória. Pode-se adquirir habilidade em RMP com 10 sessões.

O RA é uma extensão do RMP, no qual os clientes aprendem a aplicar suas habilidades de relaxamento quando percebem ansiedade em suas vidas diárias (Bernstein et al., 2000). Os clientes que participam de RA primeiro envolvem-se em automonitoramento para detectar mudanças fisiológicas, emocionais e cognitivas que sinalizam ansiedade. Depois de se tornarem peritos no reconhecimento de indícios iniciais de ansiedade, os clientes são incentivados a praticar o relaxamento ao detectar tais indícios enquanto vivem suas vidas. Além disso, na sessão, cliente e terapeuta reconhecem casos em que a ansiedade aumenta durante a discussão e aproveitam a oportunidade para aplicar habilidades de relaxamento nesse momento. A exposição na imaginação a situações temidas pode ser usada especificamente com o objetivo de proporcionar a oportunidade de ter sucesso na aplicação de habilidades de relaxamento.

Como a ativação comportamental descrita no Capítulo 6, o relaxamento muscular (i.e., RMP ou RA) é considerado tanto uma técnica incorporada aos programas de tratamento de terapia cognitivo-comportamental (TCC) como um tratamento de boa qualidade por si só. Na verdade, às vezes ele é usado como um tratamento de comparação em

QUADRO 8.1 GRUPOS MUSCULARES EM RELAXAMENTO PROGRESSIVO

- Mão e antebraço dominantes
- Bíceps dominante
- Mão e antebraço não dominantes
- Bíceps não dominante
- Testa
- Bochechas superiores e nariz
- Bochechas inferiores e maxilares
- Pescoço e garganta
- Peito, ombros e parte superior das costas
- Região abdominal
- Coxa dominante
- Panturrilha dominante
- Pé dominante
- Coxa não dominante
- Panturrilha não dominante
- Pé não dominante

Fonte: Bernstein e colaboradores (2000).

ensaios clínicos avaliando a eficácia da TCC e de outros tratamentos ativos (p. ex., Norton, 2012b). Os resultados das metanálises geralmente indicam que o relaxamento é tão eficaz quanto um programa completo de TCC para transtorno de ansiedade generalizada (TAG; Siev & Chambless, 2007) e que, embora o relaxamento muscular tenha algum grau de eficácia no tratamento de alguns outros transtornos de ansiedade (p. ex., transtorno de pânico, fobias específicas, transtorno de ansiedade social), protocolos completos de TCC geralmente superam o relaxamento sozinho para essas condições (Fedoroff & Taylor, 2001; Siev & Chambless, 2007; Wolitzky-Taylor, Horowitz, Powers, & Telch, 2008). Segundo Bernstein e colaboradores (2000), o relaxamento muscular não é eficaz como tratamento autônomo para transtorno de estresse pós-traumático, transtorno obsessivo-compulsivo ou depressão, embora tenha sido incorporado a programas maiores, considerados eficazes, de TCC para esses problemas de saúde mental. O relaxamento muscular teve muito sucesso na área da medicina comportamental, mostrando eficácia para condições médicas como dor de cabeça (Penzien & Holroyd, 1994), insônia (Irwin, Cole, & Nicassio, 2006) e dor crônica (J. J. Wilson & Gil, 1996).

Treinamento respiratório

O *treinamento respiratório* é uma técnica que intervém no nível de padrões de respiração desregulados para aliviar a ansiedade e melhorar o bem-estar geral (Meuret, Wilhelm, Ritz, & Roth, 2003). Seu objetivo é fazer com que os clientes adotem uma respiração com ritmo e profundidade uniformes (i.e., respiração controlada), a fim de reduzir hipocapnia, ou um estado de dióxido de carbono diminuído (CO_2) no sangue, que é um indicador de hiperventilação (Meuret, Ritz, Wilhelm, & Roth, 2005). Ele está incluído nos programas de tratamento cognitivo-comportamental para muitos transtornos relacionados à ansiedade (p. ex., Barlow & Craske, 2007) e até serviu como protocolo de tratamento completo para transtorno de pânico (Clark, Salkovskis, & Chalkley, 1985; Rapee, 1985; Salkovskis, Jones, & Clark, 1986).

Os clientes participantes de treinamento respiratório aprendem a diminuir sua dependência da respiração torácica superficial e, em seu lugar, praticam respiração diafragmática, a qual visa preencher completamente os pulmões com ar. A seguir apresenta-se um procedimento típico de treinamento respiratório (Hazlett-Stevens & Craske, 2008). Antes de prosseguir, os clientes aprendem sobre a fisiologia da respiração para que tenham um fundamento lógico para a técnica e entendam que a hiperventilação, embora assustadora, não é perigosa. Eles aprendem que a taxa ideal de respiração é de 10 a 14 respirações por minuto, ainda que, depois de adquirirem habilidade na respiração diafragmática, venham a ser instruídos a diminuir sua respiração para 8 a 10 respirações por minuto. O terapeuta modela a respiração diafragmática colocando uma mão no tórax e outra mão no abdome, e o cliente pratica com *feedback* corretivo do terapeuta. Depois, o cliente é instruído na prática doméstica, seguindo um protocolo que envolve encontrar um lugar confortável e tranquilo, iniciar respiração diafragmática, contar a cada inspiração e dizer "relaxe" a cada expiração, indo até "10" e voltando a "1".

Ginny, a cliente apresentada no Capítulo 2, regularmente incorporava a respiração controlada (aprendida durante terapia anterior) ao seu dia quando ficava sobrecarregada com as demandas dos clientes e tinha a sensação de que podia sofrer uma crise de pânico. Quando notava sensações fisiológicas, como aceleração do coração e respiração rápida e superficial, ela fechava o *laptop*, apagava as luzes e seguia o procedimento descrito no parágrafo anterior. Isso a ajudava a centrar-se emocional e fisiologicamente, e permitia que continuasse seu trabalho no computador, lidando com um pedido por vez.

ABORDAGENS INOVADORAS AO MANEJO DO AFETO

As inovações na área de manejo do afeto se concentram em dois domínios principais. Um deles é um exame crítico do grau em que uma dessas técnicas – especificamente, o treinamento respiratório – é indicada ou contraindicada. O segundo domínio se concentra em avanços no campo que expandem o repertório de ferramentas de manejo disponíveis para terapeutas e seus clientes. Cada uma dessas áreas é considerada sucessivamente nesta seção.

Questão inovadora: o treinamento respiratório é sempre útil?

Segundo Meuret e colaboradores (2003), David Barlow, importante estudioso que desenvolveu protocolos de tratamento cognitivo-comportamental para ansiedade e pânico, considera a manutenção do treinamento respiratório nesses programas como derivada, principalmente, do fato de que os clientes parecem vê-lo como benéfico, quando, na realidade, ele é apenas um pequeno contribuinte para o resultado positivo. Alguns dados levantam a possibilidade de o treinamento respiratório ser desnecessário para um bom resultado, especificamente no tratamento cognitivo-comportamental do transtorno de pânico. Por exemplo, Craske, Rowe, Lewin e Noriega-Dimitri (1997) compararam a exposição interoceptiva ao treinamento respiratório no tratamento do transtorno de pânico com agorafobia. Seus resultados indicaram a exposição interoceptiva como equivalente ao treinamento respiratório em muitas medidas, porém, mais eficaz do que este na redução da frequência e da gravidade do pânico no pós-tratamento e na avaliação de seguimento de seis meses. Além disso, Schmidt e colaboradores (2000) compararam TCC (composta de psicoeducação, reestruturação cognitiva e exposição) com e sem um componente de treinamento de respiração com uma condição de controle de lista de espera para clientes com pânico. Embora não tenham observado diferenças entre TCC com ou sem treinamento respiratório nas medidas de resultado, os resultados nos contrastes planejados mostraram que a TCC sem treinamento respiratório excedeu a condição de controle de lista de espera em 11 de 12 variáveis de resultado, ao passo que a TCC com treinamento respiratório excedeu a condição de controle de lista de espera em apenas 8 das 12 variáveis. Em um tipo diferente de estudo, Conrad e colaboradores (2007) determinaram que as instruções de respiração simples, incluindo as instruções anteriormente ilustradas, não exercem os benefícios esperados na fisiologia respiratória em clientes com transtorno de pânico. Com base nesses dados, estudiosos e praticantes começaram a questionar a necessidade de treinamento respiratório, pelo menos no tratamento do transtorno de pânico.

Mais fundamentalmente, Schmidt e colaboradores (2000) levantaram a hipótese de que exercícios de respiração sirvam como um falso auxílio de segurança, que poderia ser realmente contraindicado no tratamento. Como foi visto no Capítulo 7, quando as pessoas se envolvem em comportamentos para reduzir sua ansiedade ou para proteger--se de uma ameaça, elas aprendem que a ansiedade é ruim (e, portanto, deve ser evitada) e que há validade no perigo associado a uma ameaça percebida. Consequentemente, privam-se da oportunidade de ter experiências de aprendizado corretivas para superar essas noções. Schmidt e colaboradores especularam que o uso de respiração controlada durante as exposições poderia ser uma explicação para casos nos quais a ansiedade persiste apesar das repetidas apresentações de estímulos temidos.

Outro problema igualmente fundamental com o treinamento de respiração tradicional é que ele pode exacerbar os próprios sintomas que busca reduzir. De acordo com Meuret e colaboradores (2003), as instruções dadas em estudos sobre a eficácia do treinamento respiratório geralmente não são claras e parecem se concentrar exclusivamente na redução da taxa respiratória. Contudo, a regulação respiratória exige um foco tanto na taxa respiratória quanto no volume periódico (i.e., profundidade). A diminuição da taxa respiratória pode levar à diminuição do CO_2 no sangue, intensificando a hiperventilação à medida que as pessoas começam a compensar respirando mais profundamente (Meuret, Wilhelm, & Roth, 2004). Isso vai contra o princípio pelo qual muitas pessoas vivem (e que os profissionais de saúde mental podem aconselhar): "respire fundo" (Meuret & Ritz, 2010). Se os clientes estão respirando profundamente de forma a absorver muito oxigênio, facilitando a hiperventilação, então ocorrerá um aumento no pH do sangue, e muitos efeitos adversos podem resultar ou se intensificar. Esses efeitos adversos incluem vasos sanguíneos restritos e diminuída propensão para liberar oxigênio na corrente sanguínea, o que poderia explicar um aumento de vertigens, tonturas, formigamento e dormência nas extremidades; sudorese, aceleração cardíaca e cansaço em razão da energia despendida na hiperventilação; e sensação de falta de ar (Hazlett--Stevens & Craske, 2008). Portanto, não é uma surpresa que o treinamento respiratório tradicional não melhore os sintomas de pânico, e, caso o faça, então, deve ser por efeitos placebo (A. Meuret, comunicação pessoal, 29 de setembro de 2016).

Como, então, o terapeuta deve proceder? Quando um cliente solicita ferramentas de manejo do afeto, o terapeuta deve incentivar o treinamento respiratório? No mínimo, os terapeutas não precisam considerar o treinamento respiratório como a principal abordagem para clientes com transtornos de ansiedade. Se alguém solicita especificamente uma ferramenta para regular a respiração, o terapeuta não deve se esquecer de educá-lo sobre a fisiologia da respiração e as consequências de respirar muito profundamente (o que pode induzir hiperventilação) ou respirar muito devagar (o que pode ser compensado pela respiração profunda e, por sua vez, induzir hiperventilação). A respiração regulada, ou respirar a taxa e profundidade normais, é um objetivo importante a ser alcançado pelos clientes. Muitos exercícios de *mindfulness* concentrados na respiração (ver Cap. 9) não têm por objetivo mudar a respiração, mas simplesmente proporcionar uma oportunidade de perceber como ela está e alcançar um foco no momento presente. É provável que esses exercícios possam atingir os objetivos de manejo do afeto que os clientes esperam quando solicitam tais ferramentas. Quando os terapeutas optam por incorporar treinamento de respiração em seu trabalho cognitivo-comportamental com clientes ansiosos submetidos à exposição, devem ficar atentos aos casos em que eles usam a respiração controlada como um falso auxílio de segurança durante os exercícios de exposição e ajudá-los a abandonar seu uso à medida que a exposição prossegue (ver Hazlett-Stevens & Craske, 2008).

Estratégias inovadoras no manejo do afeto

Terapia comportamental dialética

A terapia comportamental dialética (DBT) é uma abordagem cognitivo-comportamental utilizada há mais de duas décadas. Contudo, ela foi incluída nesta seção sobre inovações porque foi realmente revolucionária quando seu manual foi publicado pela primeira vez em 1993 (Linehan, 1993a, 1993b). Além disso, ela continua exercendo grande influência no campo, com programas de DBT estabelecidos em muitas instituições de tratamento psiquiátrico em todos os Estados Unidos e uma série de pesquisas investigando aplicações para populações especiais e em contextos singulares. O manual de treinamento de habilidades recentemente passou por uma revisão importante (Linehan, 2015), e muitas novas habilidades foram incluídas. Após uma breve descrição da abordagem da DBT, destaco algumas dessas novas habilidades incluídas no manual de treinamento de habilidades revisado, bem como algumas das habilidades particularmente inovadoras incluídas em ambas as edições.

A DBT foi desenvolvida como um tratamento cognitivo-comportamental para clientes com transtorno da personalidade *borderline* (TPB), uma população que à época era considerada difícil de tratar. Há uma dialética quando duas coisas que parecem opostas existem simultaneamente e devem ser reconhecidas e aceitas como tal. O conceito de dialética permeia o curso do tratamento, de modo que os clientes são encorajados a empenhar-se tanto pela aceitação quanto pela mudança, e os terapeutas são encorajados a adotar uma postura de validação e de resolução de problemas. A DBT envolve quatro componentes: (a) terapia individual, (b) terapia grupal baseada em habilidades, (c) consulta entre terapeutas que estão aplicando DBT e (d) treinamento telefônico por terapeuta individual. A terapia individual prossegue segundo uma hierarquia de metas, começando pelos comportamentos do cliente que ameaçam sua vida, depois comportamentos que interferem na terapia, então comportamentos que interferem na qualidade de vida, depois estabilização das habilidades comportamentais, estresse pós-traumático e, finalmente, obtenção de um senso de autovalidação e autorrespeito. Nos grupos de DBT, os clientes recebem habilidades em quatro domínios ou módulos: (a) *mindfulness*, (b) eficácia interpessoal, (c) regulação emocional e (d) tolerância ao sofrimento. Os terapeutas individuais treinam os clientes enquanto tentam implementar essas habilidades em suas vidas diárias.

Embora a eficácia e a efetividade da DBT tenham sido avaliadas por inúmeros investigadores, os dois estudos seminais conduzidos por Linehan e colaboradores merecem atenção. Há mais de 25 anos, Linehan, Armstrong, Suarez, Allmon e Heard (1991) compararam a DBT com o tratamento usual para clientes com TPB que relataram pelo menos dois incidentes de parassuicídio (i.e., comportamento autodestrutivo com ou sem intenção suicida) nos cinco anos anteriores. A DBT foi associada a uma redução significativa no comportamento parassuicida – 63,6% das pessoas designadas para DBT apresentaram pelo menos um episódio parassuicida durante o ano de tratamento, em relação a 95,5% daquelas tratadas como de costume. Em relação à condição de tratamento usual, as participantes de DBT apresentaram incidentes parassuicidas medicamente menos graves, foram mais propensas a permanecer em terapia e tiveram menos tempo de hospitalização psiquiátrica. Posteriormente, Linehan e colaboradores (2006) compararam a DBT com tratamento por especialistas nomeados por colegas para mulheres com TPB com pelo menos dois incidentes de parassuicídio nos cinco anos anteriores (e um nas oito semanas anteriores). Esse foi um projeto de pesquisa especial, cujo objetivo era desvendar os efeitos específicos da TCC *versus* os fatores comuns que se esperava estarem presentes no tratamento administrado tanto por terapeutas comportamentais dialéticos como pelos especialistas da comunidade. Conforme os resultados, os clientes que receberam DBT apresentaram a metade da taxa de tentativas de suicídio (23,1%) em relação aos atendidos por especialistas (46%). Como também foi demonstrado por Linehan e colaboradores (1991), o risco médico de comportamento parassuicida foi menor nos clientes tratados com DBT do que nos tratados por especialistas. Além disso, em relação aos clientes tratados por especialistas, os que receberam DBT tiveram menos hospitalizações psiquiátricas e atendimentos de emergência e foram menos propensos a abandonar o tratamento.

Todas as habilidades ensinadas na regulação emocional e nos módulos de tolerância ao sofrimento podem ser usadas a serviço do manejo do afeto. As habilidades específicas incluídas no manual original de treinamento de habilidades (Linehan, 1993b) incluíam as relacionadas a estabelecimento de hábitos saudáveis (p. ex., sono e exercício regulares), aumento da frequência de experiências positivas de domínio e prazer, distração em meio ao sofrimento emocional e ativação dos sentidos para acalmar a si mesmo. O Quadro 8.2 apresenta algumas habilidades de manejo do afeto particularmente inovadoras, três das quais foram incluídas na edição revisada do manual de treinamento de Linehan (2015). *Enfrentamento antecipado* refere-se ao processo pelo qual o cliente usa planejamento e ensaio na imaginação para decidir, antecipadamente, de que forma ele abordará uma situação que pode provocar sofrimento emocional. *Mudar a temperatura* é uma técnica que ativa o "reflexo de mergulho", ou a reação do corpo à água fria, caracterizado por dominância parassimpática, como diminuição da frequência cardíaca. Uma vez que um intenso afeto negativo geralmente se caracteriza pela ativação do sistema nervoso simpático, essa habilidade intervém diretamente no nível fisiológico para reduzir a intensidade do afeto negativo. A técnica do *meio sorriso*, incluída tanto no manual de treinamento de habilidades original como no manual revisado, também exerce seus efeitos no nível fisiológico, mas, nesse caso, no nível das expressões faciais que enviam sinais ao cérebro. Finalmente, *mãos dispostas* é outra técnica que promove a aceitação e, em particular, neutraliza a tendência de apertar as mãos quando se está com raiva.

Na DBT, especialmente no domínio da tolerância ao sofrimento, a aceitação do que está acontecendo no presente momento desempenha um papel central. Como tal, Linehan (1993b, 2015) incluiu muitas ferramentas para obter aceitação em seu manual de treinamento de habilidades.

QUADRO 8.2 HABILIDADES DE MANEJO DO AFETO INOVADORAS DA TERAPIA COMPORTAMENTAL DIALÉTICA

HABILIDADE	DESCRIÇÃO
Planejamento antecipado	O cliente identifica uma situação que pode provocar sofrimento emocional e comportamento autodestrutivo. Ele decide, com antecedência, as habilidades de enfrentamento ou resolução de problemas que poderiam ser usadas na situação. Imagina a situação tão vividamente quanto possível e ensaia o uso de habilidades de enfrentamento e resolução de problemas.
Mudança da temperatura	O cliente prende a respiração e mergulha o rosto em uma tigela de água fria por 30 segundos ou segura uma compressa fria sobre o rosto.
Meio sorriso	O cliente relaxa o rosto e deixa ambos os cantos dos lábios ligeiramente erguidos.
Mãos dispostas	O cliente coloca as palmas para cima ou para fora com os dedos relaxados.

Fonte: Linehan (2015).

Algumas dessas ferramentas são descritas no Capítulo 9, que é dedicado exclusivamente a *mindfulness* e aceitação.

Treinamento respiratório assistido por capnometria

Apesar de ter sido questionado se o treinamento respiratório é necessário no tratamento cognitivo-comportamental do transtorno de pânico, intervenções focadas na respiração continuam interessantes à luz de teorias biológicas proeminentes propondo a disfunção respiratória – especificamente, a hiperventilação – como fator primário ou secundário-chave a manter o transtorno de pânico (Klein, 1993; Ley, 1985). Segundo essas teorias, a hipocapnia (i.e., um baixo nível de CO_2 no sangue) é vista como agente causal no pânico e em outras sensações corporais desagradáveis. Por conseguinte, aumentar a pressão parcial de CO_2 (i.e., pCO_2) poderia "corrigir" a hipocapnia e reduzir os sintomas de pânico. Embora, em teoria, o treinamento respiratório tradicional tenha esse objetivo, os níveis da pCO_2 raramente foram medidos como variáveis de resultados em estudos investigativos ou monitorados diretamente durante o tratamento (Meuret et al., 2003). Desse ponto de vista, a desregulação respiratória é um fator de manutenção importante nos transtornos de ansiedade (particularmente, o transtorno de pânico), e uma estratégia com o objetivo de atingir a pCO_2 seria uma intervenção terapêutica central, em vez de periférica (Meuret et al., 2003, 2004, 2005; Meuret, Wilhelm, Ritz, & Roth, 2008).

O treinamento respiratório assistido com capnometria (CART) é uma abordagem terapêutica de *biofeedback*, na qual os clientes recebem informação imediata sobre a

pCO_2 no fim da expiração, dando-lhes oportunidade de aprender a elevar baixos níveis da pCO_2 com base em dados fisiológicos objetivos e, consequentemente, diminuir os sintomas de pânico (Meuret, Wilhelm, & Roth, 2001). Geralmente, ele é aplicado durante um período de quatro semanas, no qual os clientes usam um capnômetro portátil para rastrear mudanças na pCO_2 e na taxa respiratória medida por meio do ar expirado bombeado para dentro do dispositivo através de uma cânula nasal. Os clientes geralmente recebem psicoeducação sobre o papel que a hipocapnia desempenha na exacerbação dos sintomas de pânico, bem como aprendem técnicas para controlar sua respiração (particularmente, sua pCO_2 no fim da expiração). Eles respiram com sinais gravados para aprender a reduzir a quantidade de ar inalada por meio de *feedback* simultâneo sobre o CO_2 expirado, com o objetivo de alcançar uma pCO_2 de 40 +/- 3 mmHg. Além disso, o objetivo é atingir uma taxa de respiração reduzida, correspondendo a 13, 11, 9 e 6 respirações por minuto, em semanas consecutivas ao longo do curso de tratamento. Como tarefa de casa, os clientes treinam respirar de acordo com essas taxas seguindo os sinais gravados e também sem o uso destes para manter taxa e profundidade de respiração adequadas por conta própria. Os parâmetros respiratórios visados no CART incluem (a) uma taxa e profundidade de respiração consistente e (b) correção de irregularidades na taxa e na profundidade da respiração, incluindo suspiros e respiração torácica. Espera-se que a respiração diafragmática regular ajude os clientes a controlar os sintomas de pânico relacionados à respiração e, consequentemente, diminuir os episódios de pânico (Meuret et al., 2004).

Os resultados do primeiro estudo randomizado controlado (ERC) que compararam CART a uma condição de controle de lista de espera (Meuret et al., 2008) sugeriram que 40% dos clientes que receberam CART no pós-tratamento, 62% em uma avaliação de seguimento aos dois meses e 68% em uma avaliação de seguimento aos 12 meses estavam livres de pânico. Além disso, na avaliação de seguimento de dois meses, 80% daqueles que tinham recebido CART foram considerados como "muito melhor" ou "muitíssimo melhor", assim como o foram 96% daqueles que receberam CART na avaliação de seguimento aos 12 meses. Os níveis da pCO_2 e as taxas respiratórias dos clientes no grupo CART mudaram na direção esperada ao longo do tratamento, e permaneceram iguais ou mudaram no sentido antiterapêutico nos clientes designados para a condição de controle de lista de espera. Aproximadamente 20 a 40% das mudanças na sensibilidade à ansiedade poderiam ser atribuídas a aumentos na pCO_2, e diminuições na sensibilidade à ansiedade no momento da avaliação subsequente poderiam ser explicadas pelos maiores níveis de pCO_2 no momento da avaliação anterior (Meuret, Rosenfield, Hofmann, Suvak, & Roth, 2009).

Em um estudo posterior, Meuret e colaboradores compararam CART com uma intervenção cognitiva destinada a reduzir cognições catastróficas associadas a sintomas de pânico (Meuret, Rosenfield, Seidel, Bhaskara, & Hofmann, 2010). Ambos os tratamentos foram associados a um bom resultado, pois medidas de avaliação de sintomas catastróficos, percepção de controle e gravidade dos sintomas de pânico melhoraram significativamente em ambos os grupos. Clientes na condição CART alcançaram ganhos de pCO_2 e frequência respiratória esperados compatíveis com grandes tamanhos de efeito (*ds* de Cohen = 0,34 e 0,42, respectivamente), e clientes na intervenção cognitiva alcançaram ganhos esperados nessas variáveis compatíveis com pequenos tamanhos de efeito (*ds* de Cohen = 0,97 e 0,80, respectivamente). Análises de mediação indicaram que as alterações na pCO_2 foram um mediador significativo de mudança na gravidade do pânico na intervenção com CART, mas não na intervenção cognitiva. Além disso, a pCO_2 foi mediadora e temporalmente precedeu a mudança na diminuição da avaliação de sintomas catastróficos e percepção de controle, sugerindo que as mudanças cognitivas emergiram a partir de alterações fisiológicas. Curiosamente, a avaliação de sintomas catastróficos foi mediadora da mudança na intervenção cognitiva, mas não no CART. Os resultados desse estudo fornecem evidências de que dois tratamentos eficazes para o transtorno de pânico funcionam via mecanismos distintos.

Capnômetros portáteis são dispendiosos, e nem todo terapeuta terá condições de adquirir o aparelho para aplicar esse tratamento. Contudo, o CART é descrito nesta seção por diversas razões. Em primeiro lugar, trata-se de uma abordagem recente e inovadora do treinamento respiratório, por isso, apropriada para inclusão em um livro sobre inovações em TCC. Mais importante, os resultados da pesquisa apoiando sua utilização desafiam noções prevalecentes sobre o uso de técnicas respiratórias na TCC. A maioria dos terapeutas cognitivo-comportamentais que incluem treinamento respiratório em sua prática instruem os clientes a respirar lenta e profundamente. Como foi visto nesta seção, a pesquisa de Meuret e colaboradores indica a possibilidade de que essa instrução seja, na melhor das hipóteses, inútil e, na pior, contraindicada. Esse exemplo ilustra a importância de consultar a literatura antes de aplicar intervenções que, na superfície, parecem lógicas, intuitivas e inclusive bem recebidas pelos clientes.

Tensão aplicada

Quase 30 anos atrás, o renomado psicólogo sueco Lars-Goran Öst, um especialista no tratamento cognitivo-comportamental de fobias específicas, desenvolveu uma inovadora técnica de manejo do afeto para pessoas com fobia de sangue, ferimento e injeção que experimentam síncope vasovagal (i.e., desmaio emocional) ao ter contato com um estímulo ou uma situação temida. A maioria das pessoas com transtornos de ansiedade experimenta uma *resposta do sistema nervoso simpático* quando têm um contato desse tipo, de modo que frequência cardíaca, pressão arterial e vigilância aumentam. Em contraste, pessoas com fobias de sangue, ferimento e injeção muitas vezes experimentam uma resposta *bifásica*, de modo que antes experimentam a típica ativação do sistema nervoso simpático, mas essa reação é seguida de uma resposta do sistema nervoso parassimpático, caracterizada por diminuição da frequência cardíaca, da pressão arterial e da vigilância, bem como uma sensação de desmaio, ou realmente desmaiam em decorrência da diminuição do fluxo sanguíneo cerebral (Ayala, Meuret, & Ritz, 2009). *Tensão aplicada* é uma técnica desenvolvida para combater essa resposta parassimpática.

Os terapeutas que aplicam tensão aplicada incentivam seus clientes a praticar o tensionamento dos músculos de braços, pernas e peito até sentirem uma sensação de calor no rosto, o que normalmente leva de 15 a 20 segundos. Então, eles são convidados a liberar a tensão, mas, ao contrário de relaxamento muscular progressivo, não são incentivados a relaxar. Após cerca de 30 segundos, são orientados a realizar o procedimento de tensionamento novamente. Esse processo de tensionar e soltar ocorre em cinco ciclos, e os clientes podem praticá-lo como tarefa de casa. À medida que o tratamento prossegue, os clientes entram em contato com estímulos criados para provocar a resposta vasovagal (p. ex., imagens de sangue, ter um dedo picado, visitar um hospital) e são instruídos a aplicar tensão quando notam o primeiro indício de que sua pressão sanguínea está caindo (Öst & Sterner, 1987). Assim, a parte "aplicada" do protocolo cumpre duas finalidades: (a) serve como exposição a um estímulo ou situação temida, e (b) proporciona a oportunidade de praticar o reconhecimento de quando o procedimento de tensão é necessário, aplicando-o com eficácia. Uma avaliação psicofisiológica confirma que a prática de tensionar os músculos de fato aumenta a pressão arterial sistólica e diastólica, assim como a frequência cardíaca (p. ex., Hellström, Fellenius, & Öst, 1996). Esses dados apoiam a ideia de que a tensão aplicada é eficaz na interrupção de dois processos fisiológicos importantes em ação na síncope vasovagal: hipotensão decorrente da vasodilatação periférica e bradicardia decorrente da excitação vagal (Ayala et al., 2009).

Muitas pesquisas apoiam a eficácia da tensão aplicada no tratamento de clientes com fobia de sangue, ferimento e injeção. Por exemplo, segundo a pesquisa do grupo de Öst, tensão aplicada e tensão sozinha (i.e., ensinar aos clientes o procedimento de tensionamento, mas não treiná-los em sua aplicação a situações ameaçadoras) foram mais eficazes do que exposição *in vivo* (Öst, Fellenius, & Sterner, 1991) e tensão aplicada é tão eficaz quanto RA (Öst, Sterner, & Fellenius, 1989). Hellström e colaboradores (1996) demonstraram que o resultado no pós-tratamento e no seguimento de um ano geralmente é equivalente entre os que recebem cinco sessões de tensão aplicada, os que recebem uma sessão de tensão aplicada e os que recebem uma sessão na qual praticam apenas tensão.

Uma pesquisa mais recente demonstrou que doadores de sangue que aprendem tensão aplicada relatam menos sintomas relacionados à doação de sangue (p. ex., desmaios, tonturas e náuseas), experimentam menos sintomas fisiológicos compatíveis com uma resposta vasovagal e têm maior probabilidade de indicar que doariam sangue novamente do que doadores de sangue sem tal instrução (Ditto, Byrne, & Holly, 2009; Ditto & France, 2006; Holly, Torbit, & Ditto, 2012). O benefício de tensão aplicada é especialmente acentuado em pessoas que relatam apreensão ansiosa sobre doar sangue (Holly, Balegh, & Ditto, 2011; Holly et al., 2012). Contudo, as nuanças da literatura de pesquisa são complexas, pois os resultados variam em certa medida em função da medição (p. ex., ansiedade autorrelatada *versus* medições fisiológicas de ansiedade e síncope). Um grupo de pesquisa independente de Öst e colaboradores argumentou que o componente de exposição da tensão aplicada é o elemento fundamental na manutenção de ganhos no longo prazo (Ayala et al., 2009).

Terapia de regulação emocional para TAG

TAG é um transtorno de ansiedade que tem sido historicamente difícil de tratar. Embora a TCC tradicional seja mais eficaz do que nenhum tratamento ou placebo nesse contexto, os tamanhos de efeito são menores do que os tipicamente observados no tratamento cognitivo-comportamental de outros transtornos de ansiedade (Mitte, 2005), e clientes com TAG tratados com TCC são menos propensos a atingir funcionamento de alto resultado final do que clientes com outros transtornos de ansiedade (Borkovec & Ruscio, 2001). Assim, como foi visto no capítulo anterior sobre exposição à incerteza para TAG, estudiosos continuam desenvolvendo estratégias adicionais para tratar esse transtorno. Douglas Mennin, David Fresco e colaboradores conceituaram a característica central do TAG como sendo um déficit na regulação emocional. Especificamente, Mennin (2007) propôs que a preocupação é uma estratégia cognitiva de evitação usada por pessoas com TAG para evitar experimentar emoções negativas. Assim, alguns objetivos dos componentes de regulação emocional do tratamento seriam identificar e descrever emoções intensas, aceitar a presença dessas emoções, diminuir o uso de estratégias de evitação e fazer bom uso de emoções para tomar decisões e motivar comportamento adaptativo.

Mennin e Fresco desenvolveram uma abordagem cognitivo-comportamental à regulação emocional em TAG, chamada de *terapia de regulação emocional* (TRE; Fresco, Mennin, Heimberg, & Ritter, 2013; Mennin & Fresco, 2014). A TRE usa o arcabouço tradicional da TCC, incluindo psicoeducação, automonitoramento, reestruturação cognitiva, resolução de problemas e exposição, com o objetivo de ajudar os clientes a adquirir habilidades para superar os déficits de regulação emocional e criar um novo repertório de comportamentos a fim de superar a evitação e aumentar o comportamento de "aproximação". Os elementos mais inovadores da TRE são a incorporação de técnicas de *mindfulness* e aceitação; a descrição de técnicas específicas associadas a esse tratamento é apresentada no Capítulo 9. Contudo, essa abordagem é mencionada aqui em virtude de seu foco principal na desregulação emocional como o fator psicológico-chave a explicar a apresentação clínica e a regulação emocional do TAG como o aspecto-chave para intervenção.

CONCLUSÃO

Manejo do afeto é o termo que eu criei para abranger tanto as habilidades de regulação emocional como de tolerância ao mal-estar que podem ser aplicadas para manejar experiências emocionais aversivas em curto e em longo prazo. Habilidades de manejo do afeto aumentam a capacidade de uma pessoa para modular sua reatividade emocional a qualquer momento, a fim de construir metas de longo prazo, tais como relacionamentos saudáveis, satisfação com a vida e um senso de competência. Em outras palavras, técnicas de manejo do afeto podem ser usadas para manejar reações emocionais que não ajudam no curto prazo, para que a pessoa não se envolva em comportamento autodestrutivo. Sua aplicação ao longo do tempo ajuda a alcançar uma sensação de equilíbrio e bem-estar para construir uma vida de significado e satisfação.

Tradicionalmente, os terapeutas cognitivo-comportamentais têm usado relaxamento muscular e treinamento respiratório como formas de alcançar o manejo do afeto. Embora essas técnicas talvez tenham sido mais estudadas no tratamento de transtornos relacionados à ansiedade, na realidade, relaxamento muscular e respiração são normalmente utilizados por terapeutas cognitivo-comportamentais para tratar diversas apresentações clínicas, incluindo depressão, raiva e ajuste a dificuldades de saúde. Embora existam dados apoiando a eficácia dessas abordagens, elas geralmente não são tão eficazes quanto programas completos de TCC, e os terapeutas cognitivo-comportamentais devem ficar atentos para garantir que não estão sendo usados pelos clientes como meio de evitar ansiedade ou fornecer falsa sensação de segurança.

As duas últimas décadas testemunharam muitas inovações no campo do manejo do afeto. A abordagem da DBT, de Marsha Linehan, inclui uma ampla gama de habilidades de regulação emocional e tolerância ao mal-estar, que os terapeutas cognitivo-comportamentais usam com frequência mesmo quando não estão aplicando um programa completo de DBT. Seu manual original de treinamento de habilidades, publicado em 1993, foi um elemento básico para terapeutas cognitivo-comportamentais durante muitos anos, e sua segunda edição, publicada em 2015*, inclui uma série de novas habilidades desenvolvidas a partir de sua pesquisa e de sua experiência clínica. Conforme indica a pesquisa empírica, como programa de tratamento, esses elementos específicos da DBT diminuem muitos comportamentos problemáticos graves com mais intensidade do que os aplicados em tratamentos usuais e até mesmo que os tratamentos ministrados por especialistas. O CART, de Alicia Meuret, levanta a hipótese de que haja realmente um papel importante para a regulação respiratória no tratamento dos transtornos de ansiedade, embora os elementos dessa abordagem do treinamento respiratório sejam mais sofisticados do que aqueles anteriormente considerados nos programas de tratamento. Tensão aplicada é uma intervenção inovadora para clientes que experimentam uma resposta parassimpática na presença de sangue, ferimentos, injeções e similares, com a pesquisa empírica indicando que é um tratamento eficiente e eficaz, podendo ser facilmente aprendido por terapeutas cognitivo-comportamentais. Finalmente, a TRE de Douglas Mennin e David Fresco é totalmente dedicada a alcançar regulação emocional em clientes com TAG, e o leitor verá no Capítulo 9 que em grande medida ela o faz por meio de estratégias enraizadas em *mindfulness* e aceitação.

Ao aplicarem técnicas de manejo do afeto, os terapeutas são incentivados a comportarem-se como cientistas profissionais, de modo a rastrear prospectivamente as consequências cognitivas, emocionais e comportamentais, de curto e longo prazos, do uso de qualquer uma dessas estratégias. Esses dados irão orientar o terapeuta e o cliente ao tirarem conclusões sobre o grau em que essas estratégias são benéficas (vs. contraindicadas). Um modelo para registar tais dados pode ser encontrado nos recursos eletrônicos que acompanham este livro.

Como mencionado anteriormente neste capítulo, a aceitação também é um construto-chave na abordagem de Linehan de tolerância ao mal-estar. Na verdade, a capacidade de aceitar circunstâncias aversivas da vida e experiências emocionais negativas parece logicamente fazer parte do manejo do afeto. Tal como indicado no Capítulo 1, foram desenvolvidas abordagens cognitivo-comportamentais inteiras em torno da noção de aceitação. Assim, existem várias camadas de aceitação na TCC – existem técnicas de aceitação específicas para facilitar o manejo do afeto, e existem visões de mundo de aceitação mais amplas, servindo como um guia mais geral para tratamento e para viver uma vida valorosa.

---

* N. de T. Publicado no Brasil pela Artmed Editora.

Eu incentivo a pesquisa futura a continuar aprofundando a questão "Quando as ferramentas de manejo do afeto são indicadas?". Há muitos anos, o relaxamento muscular e as ferramentas de respiração controlada têm sido consideradas importantes, e mesmo centrais, no tratamento cognitivo-comportamental de vários problemas de saúde mental; contudo, do ponto de vista teórico e empírico, elas podem ser contraindicadas. A pesquisa sobre esse tema deve ser bifocal, estimando os efeitos de curto prazo dessas técnicas (p. ex., redução do afeto negativo, anulação do comportamento autodestrutivo), bem como seus efeitos em longo prazo (p. ex., reduções persistentes no afeto negativo, frequência de comportamento autodestrutivo). Além disso, esse tipo de pesquisa poderia isolar a análise custo-benefício de aplicar essas intervenções em diferentes pontos no curso de tratamento. Por exemplo, em que pontos a prática de habilidades de manejo do afeto facilitaria o compromisso com estratégias de TCC, tais como exposição? Além disso, em que pontos a prática de habilidades de manejo do afeto reduziria a potência dessas estratégias?

Uma segunda área para estudos seria a compilação de uma variedade abrangente de estratégias de manejo do afeto, úteis para determinados indivíduos, que podem depois ser submetidas a exame empírico. Muitos dos nossos clientes são surpreendentemente criativos no desenvolvimento personalizado de "planos de enfrentamento" para manejo do afeto, e tais planos muitas vezes incluem habilidades, estratégias e ferramentas únicas para regulação emocional e tolerância ao mal-estar. A comunidade se beneficiaria de um repositório dessas inovações, não apenas do qual futuros clientes e terapeutas poderiam se utilizar, mas também para estimular direções para pesquisas futuras. Tal esforço exemplificaria a estreita associação entre prática e pesquisa clínica, a qual, às vezes, pode ser negligenciada ou desconsiderada (Lilienfeld et al., 2013).

9

Aceitação e *mindfulness*

A TCC é uma terapia orientada à ação, e nesse enquadramento está implícito que os clientes têm o potencial de realizar uma grande mudança. De fato, muito do que foi escrito neste livro centrou-se em estratégias para mudar os pensamentos dos clientes, suas crenças subjacentes, seu envolvimento em suas próprias vidas, suas tendências de evitação e desregulação emocional e sua intolerância ao mal-estar. É verdade que muitos buscam a TCC porque querem fazer mudanças substanciais em suas vidas e saem satisfeitos por terem feito essas mudanças.

Contudo, um foco exclusivo na mudança nem sempre é útil ou mesmo desejável. Ele tem o potencial de ser invalidante, transmitindo aos clientes a mensagem de que eles são anormais e não estão bem. Um grande número dos que procuram psicoterapia estão suportando estressores de vida muito reais, os quais a maioria das pessoas acharia inquietantes e difíceis de enfrentar, então há vários aspectos da conceitualização de caso apontando mais para problemas em seus ambientes do que propriamente para problemas com eles. Outros acham que, quanto mais se esforçam para mudar, mais o problema que estão tentando resolver na terapia torna-se entrincheirado. A partir da década de 1990, os terapeutas cognitivo-comportamentais (bem como muitos outros provedores de saúde e profissionais de saúde mental) começaram a prestar atenção à noção de que o foco na aceitação é tão importante quanto o foco na mudança. Além disso, muitos especialistas passaram a ver os relacionamentos das pessoas com pensamentos negativos como a principal característica do sofrimento emocional, e não o conteúdo desses pensamentos (p. ex., Hayes, Levin, Plumb-Vilardaga, Villatte, & Pistorello, 2013). Hoje, os terapeutas cognitivo-comportamentais em geral procuram um equilíbrio ótimo entre aceitação e mudança em seu trabalho clínico (ver Fig. 9.1).

Assim, uma série de estratégias e técnicas baseadas em aceitação foram desenvolvidas e adaptadas ao longo das últimas duas décadas e meia. Essas estratégias destinam-se a ajudar os clientes a aceitar muitos aspectos da sua vida, incluindo aceitação de circunstâncias que não podem mudar, aceitação de outras pessoas, aceitação de seus pensamentos que não ajudam e aceitação de estados emocionais aversivos. Este capítulo descreve muitas abordagens cognitivo-comportamentais que incluem um foco substancial na aceitação.

Quando se lhes apresenta o conceito de aceitação, muitos clientes respondem com a observação: "É mais fácil falar do que fazer". Eles estão procurando exercícios específicos a serem praticados para promover um senso de aceitação. A terapia de aceitação e compromisso (ACT), descrita mais adiante neste capítulo, é uma abordagem rica em exercícios experienciais e metáforas que ajudam os clientes a desenvolver aceitação. Outro veículo que pode ajudar a aceitar os acontecimentos do momento é a *meditação mindfulness*. Uma definição padrão de *mindfulness* frequentemente citada na literatura é a escrita por Jon Kabat-Zinn, um estudioso e praticante desse tipo de meditação que desempenhou um papel fundamental em sua infusão em uma vasta gama de disciplinas médicas. Ele escreveu que *mindfulness* é "a consciência surgida ao prestar atenção de propósito, no momento presente e sem julgamento, ao desdobramento da experiência, momento a momento" (Kabat-Zinn, 2003, p. 145). *Mindfulness* costuma andar de mãos dadas com a aceitação quando aplicada a problemas de saúde mental; como tal, suas abordagens também são descritas neste capítulo.

ABORDAGENS TRADICIONAIS PARA ACEITAÇÃO E *MINDFULNESS*

A meditação *mindfulness* é praticada por monges budistas há mais de 2500 anos e tem sido incorporada aos protocolos do TCC desde a década de 1990. O desenvolvimento das abordagens de *mindfulness* e aceitação para psicoterapia continua em uma taxa astronômica hoje, e a maioria das pessoas considera essas abordagens inovadoras, mesmo já tendo sido usadas de alguma forma por terapeutas cognitivo-comportamentais há

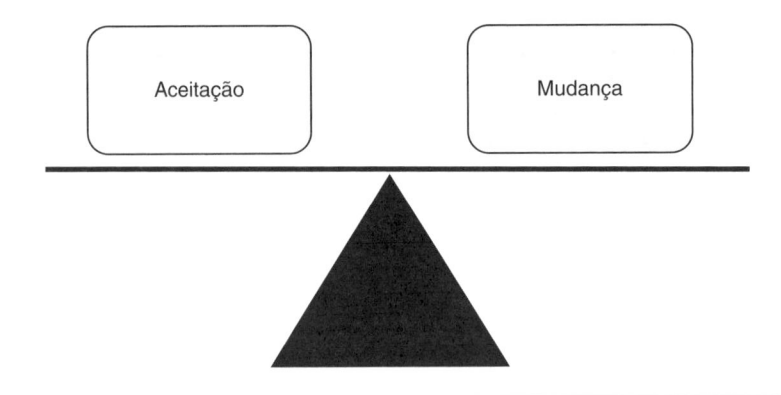

Figura 9.1

EQUILÍBRIO ENTRE ACEITAÇÃO E MUDANÇA.

mais de 25 anos. Assim, as abordagens de TCC que incorporam aceitação e *mindfulness* são descritas na seção subsequente sobre inovações. Nesta seção, eu faço um apanhado geral da abordagem que serviu de modelo para sua incorporação nos tratamentos contemporâneos de saúde mental – a *redução de estresse baseada em mindfulness* (MBSR), de Jon Kabat-Zinn.

A MBSR foi desenvolvida por Kabat-Zinn em 1979 como intervenção de medicina comportamental baseada em grupo para pacientes com condições médicas crônicas. A premissa subjacente a orientar sua aplicação é a noção budista de que muitos dos nossos sofrimentos resultam de querer que a vida seja diferente do que ela é, em outras palavras, resistir, ao invés de aceitar, as circunstâncias da vida (Salmon, Sephton, & Dreeben, 2011). A MBSR é uma intervenção psicoeducativa que não se baseia nos diagnósticos dos transtornos mentais dos participantes e nem sequer deve ser considerada como uma forma de psicoterapia (Brantley, 2005), embora especialistas tenham indicado que os facilitadores dessa abordagem devem estar familiarizados com os princípios básicos de psicoterapia para envolver os participantes (Salmon et al., 2011).

A MBSR geralmente é aplicada em formato de grupo, em sessões semanais, durante oito semanas, com cada sessão durando entre 2 e 2,5 horas. Suas três principais práticas de *mindfulness* incluem o escaneamento corporal (i.e., atenção focada sucessivamente nas sensações das principais partes do corpo), *hatha yoga* (i.e., movimento suave e alongamento) e meditação sentada. Os participantes praticam essas meditações em sessão e recebem CDs que lhes permitem continuar sua prática em casa entre as sessões. Além dessas formas essenciais, os participantes são encorajados a praticar *mindfulness* de maneira informal, aproveitando as oportunidades para aplicar seus princípios às atividades cotidianas, como comer e caminhar. Um retiro de sábado é agendado para uma prática prolongada. Na sessão final, os participantes são incentivados a assumir um compromisso vitalício com a prática de *mindfulness* e desenvolver uma visão sobre como englobarão essa prática, formal e informalmente, em seu cotidiano (Salmon et al., 2011). Ao longo do curso, os participantes são orientados a praticar autocompaixão e autoaceitação, praticar o *ser*, em vez do *fazer*, e abandonar as explicações sobre o que é errado e, em seu lugar, adotar uma atitude de "não saber", a qual promove o espírito de abertura e curiosidade (Brantley, 2005).

A pesquisa de resultados confirma a efetividade da MBSR e atualmente foi resumida em várias metanálises abrangentes. Por exemplo, Grossman, Niemann, Schmidt e Walach (2004) calcularam os tamanhos de efeito (d de Cohen) de 0,54 e 0,53, capturando a diferença entre MBSR e condições de comparação, para variáveis de saúde mental e saúde física, respectivamente. Em sua consideração de estudos observacionais de MBSR que não incluíram uma condição de comparação, eles calcularam os tamanhos de efeito pré e pós-tratamento de 0,50 e 0,42 para variáveis de saúde mental e saúde física, respectivamente. Hofmann, Sawyer, Witt e Oh (2010) encontraram tamanhos de efeito semelhantes (g de Hedges) em diferenças pré e pós-tratamento na depressão ($g = 0,49$) e na ansiedade ($g = 0,55$). Examinando os efeitos de MBSR no sofrimento emocional de pacientes com câncer de mama, Zainal, Booth e Huppert (2013) calcularam tamanhos de efeito pré e pós-tratamento (d de Cohen) de 0,71 para estresse, 0,58 para depressão e 0,73 para ansiedade. Mais recentemente, Khoury, Sharma, Rush e Fournier (2015) relataram tamanhos de efeito (g de Hedges) de 0,55 para reduções pré e pós-tratamento e 0,53 nas diferenças de pós-tratamento entre MBSR e condições de comparação para uma medida padronizada de sofrimento emocional em uma amostra de indivíduos saudáveis que fizeram tratamentos de MBSR. Assim, a base de evidências que apoia o uso de MBSR para enfrentar sofrimento emocional, dor física e outros problemas médicos está bem estabelecida.

Atualmente, programas de MBSR foram implementados em hospitais e agências de cuidados de saúde em todos os estados norte-americanos. Como veremos na próxima seção sobre inovações, a MBSR exerceu influências significativas em muitas abordagens psicoterapêuticas baseadas em aceitação e *mindfulness* usadas no tratamento de clientes com problemas de saúde mental e de adaptação.

ABORDAGENS INOVADORAS PARA *MINDFULNESS* E ACEITAÇÃO

Terapia comportamental dialética

Como foi dito em capítulos anteriores, a terapia comportamental dialética (DBT) é um tratamento cognitivo-comportamental que existe há muitos anos, tendo sido extremamente inovador quando seu manual foi publicado pela primeira vez na década de 1990 e ainda gerando muitas questões de pesquisa e adaptações clínicas inovadoras. *Mindfulness* e aceitação são dois construtos importantes na abordagem da DBT.

Mindfulness é o primeiro módulo ensinado a clientes em um grupo de treinamento de habilidades em DBT, com a ideia de que a aquisição das habilidades essenciais dessa forma de meditação seria aplicada no uso das demais habilidades ensinadas no grupo. Em seu manual original de treinamento de habilidades, Linehan (1993b) enfatizou dois conjuntos de habilidades de *mindfulness*: (a) habilidades "o quê" e (b) habilidades "como". Quando praticavam as habilidades "o quê", os clientes se concentravam em observar o que estava acontecendo em seu ambiente, usando palavras para descrever suas observações e participando totalmente do que estava ocorrendo no momento. Quando praticavam habilidades do tipo "como", concentravam-se em não julgar, fazer uma coisa no momento (i.e., "uma coisa de cada vez") e ser efetivo (i.e., agir habilmente). Além disso, os clientes aprendiam o conceito de *mente sábia*, o qual se refere a onde a mente razoável ou racional se sobrepõe à mente emocionalmente reativa. Do ponto de vista da DBT, os clientes vivendo suas vidas de acordo com a mente sábia encontram sabedoria em suas respostas emocionais e equilibram lógica e emoção, de modo que nenhuma delas é predominante. O manual de treinamento de habilidades revisado da Linehan (2015) inclui muitos exercícios inovadores, permitindo praticar esses três domínios de *mindfulness*. Para tomar apenas um exemplo sobre o conceito de mente sábia, os clientes são orientados a imaginar que estão descendo escadas em espiral, de modo que cada degrau esteja mais próximo do núcleo de sabedoria que se encontra profundamente em seus interiores. O leitor interessado pode consultar o novo manual de Linehan (2015) para ter acesso a cerca de cem sugestões para praticar a mente sábia, bem como as habilidades "o quê" e "como".

Uma aceitação inovadora incorporada ao módulo de tolerância ao mal-estar da DBT é a *aceitação radical,* ou aceitação de circunstâncias aquém de ideais, com todo o coração, o corpo e a mente (Linehan, 1993b, 2015). O fundamento lógico para essa estratégia é o de que a dor é inevitável, e muitas vezes na vida somos confrontados com uma realidade da qual não gostamos. Quando isso ocorre, nossa tendência natural é resistir e fazer todo o possível para tentar mudá-la. Contudo, ao fazê-lo, investimos muito tempo e energia mental em algo que não pode ser alterado. Ao contrário, prolongamos o sofrimento e ficamos "presos" em um círculo de infelicidade, amargura e anseio. A aceitação radical não significa aprovar nossa realidade, mas é uma escolha revestida de poder. Para praticá-la, permitimo-nos experimentar plenamente as emoções negativas e reconhecer que a vida é significativa mesmo quando há sofrimento.

Linehan (1993b, 2015) também desenvolveu uma heurística para facilitar a aceitação sob a forma de contraste entre *disposição* e *falta de disposição.* Quando uma pessoa não tem disposição, ela se recusa a aceitar a realidade, fazendo o possível para resistir ou mudar. Por exemplo, considere um casal em que o marido, após dois anos de exame de consciência no contexto de um casamento tenso e muito volátil, decidiu pedir o divórcio. A esposa se recusa a aceitar que ele queira acabar com o casamento, tentando freneticamente convencê-lo de que sua interpretação do comportamento dela como problemático é incorreta e que ele deveria dar-lhe o benefício da dúvida e permanecer no casamento. Aqui, a esposa está demonstrando falta de disposição. Infelizmente, essa teimosia em geral serve para prolongar o sofrimento e o mal-estar emocional. Em contraste, disposição é fazer exatamente o que é necessário na situação, agindo a partir da postura da mente sábia e aceitando radicalmente que o momento não é como desejado.

Os clientes podem aprender e praticar essas habilidades de *mindfulness* e aceitação participando de um grupo de habilidades em DBT. Um terapeuta de DBT individual pode capacitá-los na aplicação dessas habilidades em suas vidas diárias. De modo mais geral, terapeutas cognitivo-comportamentais podem incorporar essas técnicas a seu trabalho quando a conceitualização sugere que o foco em aceitação e *mindfulness* seria benéfico.

Terapia cognitiva baseada em *mindfulness*

A terapia cognitiva baseada em *mindfulness* (MBCT) foi desenvolvida por três pesquisadores pioneiros – Zindel Segal, Mark Williams e John Teasdale –, cujas carreiras foram dedicadas a investigar os mecanismos subjacentes causadores e mantenedores da depressão. Eles ficaram particularmente interessados nas razões pelas quais a depressão se repete depois de uma pessoa ter sido tratada com sucesso para isso, já que estava se tornando claro naquela época que a depressão era uma doença crônica que incidia em indivíduos vulneráveis. Em 1992, Segal foi encarregado de desenvolver uma versão de manutenção da terapia cognitiva para ajudar clientes deprimidos a manter seus ganhos após um tratamento agudo, prevenindo uma recorrência. Ele contratou a assistência de Williams e Teasdale, e juntos eles embarcaram em uma jornada para desenvolver um programa de tratamento de manutenção com base nas pesquisas publicadas na época sobre os mecanismos psicológicos associados à depressão. Sua investigação levou-os ao programa MBSR, de Kabat-Zinn, na University of Massaachusetts Medical School. Os Drs. Segal, Williams e Teasdale participaram do *workshop* de MBSR do Dr. Kabat-Zinn e começaram a ver de que forma poderia haver uma aplicação semelhante de uma abordagem baseada em *mindfulness* no tratamento do sofrimento emocional. Na verdade, eles mesmos se tornaram ávidos praticantes dessa forma de meditação, seguindo as crenças defendidas pela equipe da clínica MBSR de Kabat-Zinn de que os instrutores só podem realmente saber do que ela se trata se eles próprios a praticarem (Segal et al., 2002).

Como a MBSR, a MBCT foi concebida como uma intervenção de grupo de oito semanas para pessoas com depressão crônica, definida por três ou mais ocasiões durante suas vidas, preenchendo os critérios de transtorno depressivo maior (ver Teasdale et al., 2000). Na primeira metade do tratamento, os clientes aprendem habilidades básicas de *mindfulness*, como a capacidade de prestar atenção às pequenas coisas que geralmente negligenciamos na vida (p. ex., fazendo uma atividade cotidiana como escovar os dentes), perceber quando a mente vagou e gentilmente trazê-la de volta ao foco de atenção e tomar consciência de casos em que a mente errante pode abrir a porta para pensamentos e sentimentos negativos sem sequer saber que isso está acontecendo. Na segunda metade do tratamento, os clientes aprendem a detectar mudanças de humor, permitir a experiência de pensamentos e emoções negativas, deslocar a atenção para a respiração e a consciência do corpo como um todo, além de tomar consciência de seus sinais pessoais de alerta para uma recorrência de depressão e desenvolver um plano de ação específico para abordá-la quando ela ocorrer (Segal et al., 2013). O Quadro 9.1 traz uma lista parcial de exercícios que normalmente são praticados com os clientes.

QUADRO 9.1 EXERCÍCIOS E PRÁTICAS DE TERAPIA COGNITIVA BASEADA EM *MINDFULNESS*

NOME DA PRÁTICA	DESCRIÇÃO
Exercício da uva passa	O terapeuta ajuda os clientes a examinar diversos aspectos de uma uva passa (p. ex., a sensação ao tato, o odor) como se eles jamais tivessem visto uma antes, para demonstrar o quanto vivemos nossas vidas no "piloto automático".
Meditação de escaneamento corporal	Os clientes se deitam e suavemente trazem à consciência cada área de seus corpos, sucessivamente, a fim de identificar em que partes existe tensão.
Exercício de pensamentos e sentimentos	O terapeuta apresenta um cenário simples, como acenar a um amigo na rua que não acena da mesma maneira, para demonstrar como atribuímos julgamentos automaticamente em nossas vidas.

(Continua)

(*Continuação*)

NOME DA PRÁTICA	DESCRIÇÃO
Consciência de experiências agradáveis	Os clientes percebem experiências agradáveis em suas vidas, a fim de (a) tomar consciência da rapidez com que atribuem julgamentos a suas experiências e (b) tornarem-se mais conscientes de experiências positivas em suas vidas.
Mindfulness da respiração	Os clientes ficam sentados durante 10 minutos, concentrando-se na respiração.
Exercício de visão	Os clientes se concentram nos elementos da cena (p. ex., cores, formas), em vez de pensar sobre o que estão vendo, a fim de passar do modo "fazer" para o modo "ser".
Espaço para respiração de três minutos	Dentro de um período de três minutos, os clientes passam da consciência de suas experiências atuais (i.e., consciência) à concentração na respiração (i.e., reunir) e, depois, à permissão de que a consciência se expanda para o corpo como um todo (i.e., expandir). Esse exercício pode ser emparelhado com uma "etapa de ação", de modo que, após os três minutos de espaço para respiração, os clientes fazem algo agradável que lhes oferece um senso de realização ou de atenção plena.
Alongamento consciente	Os clientes se envolvem em vários movimentos de alongamento (p. ex., estender os braços no ar), atentando para sensações no corpo e em sua respiração.
Consciência de experiências desagradáveis	Os clientes observam experiências desagradáveis em suas vidas para conscientizarem-se de suas reações a elas.
Mindfulness de sons e pensamentos	Os clientes focam a atenção em sons, depois em pensamentos, permitindo-se estar plenamente no momento, qualquer que seja sua experiência.
O "território" da depressão	Os clientes reconhecem os pensamentos automáticos geralmente experimentados durante episódios depressivos, os quais, quando experimentados, poderiam ser um sinal precoce de alerta de recorrência.
Caminhada consciente	Os clientes percebem as sensações associadas à caminhada, tais como: a maneira pela qual seus pés tocam o chão, o peso do corpo em cada uma das pernas e o vazio que sentem quando levantam cada perna.
Prevenção de recaídas	Os clientes identificam e registram sinais precoces de alerta de recorrência de depressão, observando os pensamentos que ocorrem em suas mentes, as emoções sentidas, as sensações em seus corpos e seus impulsos de ação. Além disso, eles elencam respostas hábeis a dar quando percebem esses sinais de alerta.

Fonte: Segal e colaboradores (2013).

As evidências a respeito da eficácia da MBCT estão se acumulando. No primeiro estudo de resultados comparando-a ao tratamento usual, Teasdale e colaboradores (2000) descobriram que clientes com história de três ou mais episódios depressivos maiores que receberam essa forma de tratamento apresentaram taxa de recaída de 37% durante o período de 60 semanas em que o estudo foi realizado, comparando-se a 66% dos clientes recebendo tratamento como de costume. Com o mesmo delineamento de pesquisa, Ma e Teasdale (2004) relataram que 36% dos clientes com história de três ou mais episódios depressivos recaíram durante o período do estudo, em comparação a 78% dos que receberam tratamento como de costume. Pesquisas subsequentes descobriram que a MBCT é tão eficaz na prevenção da recaída quanto medicação antidepressiva (Kuyken et al., 2008; Segal et al., 2010). Resultados metanalíticos sugerem que a MBCT reduz a taxa de recaída em 35% e, especificamente em clientes com história de três ou mais episódios depressivos, em 44% (Piet & Hougaard, 2011). Hofmann e colaboradores (2010) calcularam tamanhos de efeito pré e pós-tratamento (g de Hedges) de 0,85 para depressão e 0,79 para ansiedade. Atualmente, a MBCT está sendo avaliada para uma série de outros transtornos mentais, incluindo (mas não se limitando a) transtorno de ansiedade social, hipocondria, insônia e síndrome de fadiga crônica (Segal et al., 2013).

Assim, a MBCT é uma abordagem terapêutica poderosa que leva a abordagem MBSR, de Kabat-Zinn, totalmente ao universo da saúde mental. Ela retém os principais recursos da MBSR e estreita o foco nos indicadores cognitivos, emocionais e fisiológicos do sofrimento emocional. Desenvolvida como uma abordagem para prevenir recaídas em clientes com transtorno depressivo maior recorrente, ela agora está sendo avaliada como um tratamento ativo para muitas condições de saúde mental. Na verdade, Ginny, a cliente apresentada no Capítulo 2, foi fortemente encorajada a participar de um programa de MBCT após a conclusão da TCC individual, além de seu grupo de apoio para transtornos de ansiedade.

Prevenção de recaída baseada em *mindfulness*

Uma variação da MBCT é a prevenção de recaída para uso de substâncias baseada em *mindfulness* (MBRP), a qual visa intervir no nível do humor negativo e das fissuras, que previsivelmente aumentam o risco de recaída (Witkiewitz, Marlatt, & Walker, 2005). Essa abordagem de tratamento combina exercícios de *mindfulness* geralmente incorporados à MBSR e à MBCT e componentes do programa cognitivo-comportamental de prevenção de recaída de Marlatt e Gordon (1985). Como na MBSR e na MBCT, os clientes se reúnem em oito grupos pequenos por duas horas e participam de meditações orientadas, exercícios experienciais, discussões e tarefas de casa diárias. A MBRP concentra-se especificamente na fissura, para que os clientes aprendam a observá-la como uma experiência transitória, tal como qualquer outra experiência cognitiva, emocional ou fisiológica que uma pessoa pode ter. Assim, um componente da MBRP é provocar o desejo na sessão, permitindo aos clientes a prática da consciência momentânea e sem julgamento para esses sinais. De acordo com Witkiewitz, Bowen, Douglas e Hsu (2013):

> Eles estão praticando as reações com gentil curiosidade e recebem instruções para orientá-los a "ficar com" a experiência sem exacerbá-la, entregar-se a ela ou tentar suprimi-la. O exercício permite praticar exposição imagística e não reagir aos gati-

lhos de uso de substâncias. Eles aprendem habilidades para manter contato com as reações internas a gatilhos externos (i.e., desejo em resposta ao uso de substâncias) que os colocam em alto risco de recaída. Além disso, aprendem uma resposta alternativa concorrente ao desejo, abordando a experiência com consciência curiosa, depreciando o processo ao não se envolverem em padrões cognitivos ou comportamentais habituais que tendem a intensificar a reação de fissura.

(p. 1565)

Dessa forma, a MBRP representa um verdadeiro híbrido da TCC tradicional para o tratamento de transtornos relacionados a substâncias e uma abordagem de aceitação/*mindfulness*.

Em um estudo clínico randomizado (ECR) experimental, Bowen e colaboradores (2009) demonstraram que, em relação ao tratamento usual, a MBRP foi associada a maiores reduções nos dias de uso e no desejo por substâncias, bem como a aumentos na aceitação. Além disso, Witkiewitz e Bowen (2010) apresentaram resultados de análises estatísticas elegantes sugerindo que a MBRP alcança um objetivo importante não atingido pelo tratamento usual. Especificamente, os clientes que participaram no tratamento usual demonstraram a típica forte associação positiva entre sintomas depressivos e fissuras, enquanto os que participaram da MBRP, não. O grau de fissura mediou parcialmente a associação entre depressão e dias de uso de substâncias somente no grupo de tratamento habitual. Além disso, os participantes com níveis mais altos de depressão (i.e., com pontuações no Inventário de Depressão de Beck-II [A. T. Beck et al., 1996] > 20) tiveram pontuações de fissura e dias de uso de substância mais baixas do que os participantes com níveis mais altos de depressão que participaram do tratamento usual. Posteriormente, Witkiewitz e colaboradores (2013) determinaram que um fator latente composto de aceitação, conscientização e não julgamento mediou a relação entre MBRP e fissura pós-tratamento. Esse pequeno conjunto de pesquisas levanta a possibilidade de que os construtos de terceira onda, como *mindfulness*, aceitação e não julgamento são de importância central no tratamento de transtornos relacionados a substâncias.

Terapia de aceitação e compromisso

Conforme indicado no início deste capítulo, muitos especialistas estão mudando seus pontos de vista sobre o papel que o pensamento negativo desempenha nos problemas de saúde mental, afastando-se de um foco no conteúdo dos pensamentos e aproximando-se de um foco na função dos pensamentos. Essa visão da cognição é um princípio central da terapia de aceitação e compromisso (ACT). De acordo com Hayes (2004),

> os objetivos clínicos gerais da ACT são minar o poder do conteúdo verbal literal da cognição que ocasiona comportamento de evitação e construir um contexto alternativo onde o comportamento alinhado com valores tenha maior probabilidade de ocorrer.

(p. 651)

Dessa forma, a ACT é um tratamento fortemente enraizado na ciência comportamental contextual (K. G. Wilson, Bordieri, Flynn, Lucas, & Slater, 2011).

Os terapeutas que atuam a partir desse enquadramento não contestam diretamente as experiências cognitivas e emocionais aversivas. Em vez disso, encorajam os clientes em sua relação com tais experiências internas e sobre modos de viver uma vida valorizada mesmo em sua presença, aceitando-as, em vez de lutar contra elas ou afastá-las. Os praticantes de ACT incorporam focos em seis processos centrais durante o curso do tratamento: (a) processos do momento presente, (b) processos de aceitação, (c) processos de defusão, (d) processos do *self*, (e) processos de valores e (f) processos de compromisso. Todos esses processos são implementados a serviço do aumento da flexibilidade psicológica ou "a capacidade de entrar em contato com o momento presente mais plenamente como um ser humano consciente, e mudar ou persistir no comportamento quando isso serve a fins valiosos" (Hayes, Luoma, Bond, Masudam, & Lillis, 2006, p. 7). As técnicas que promovem esses processos incluem psicoterapia, uso de metáforas e exercícios experienciais. Esses processos não são mutuamente excludentes, e muitas técnicas de ACT específicas podem ser aplicadas para promover vários deles simultaneamente. Cada um desses processos é descrito a seguir, bem como exemplos de técnicas que os terapeutas usam para alcançá-los.

Do ponto de vista da ACT, um componente substancial de muitos problemas de saúde mental vem da ausência de foco no *momento presente*, como preocupação, ruminação e distraibilidade (K. G. Wilson et al., 2011). Por conseguinte, as intervenções baseadas em *mindfulness* seriam indicadas para que os clientes desenvolvam uma consciência mais forte do momento presente. Todos os exercícios de *mindfulness* descritos até este ponto do capítulo podem ser usados com o objetivo de aprimorar o foco no momento presente. Uma metáfora especial para ajudar os clientes a perceber a necessidade de adotar um foco no presente é a de *lançar âncora*, usada quando estão enfrentando uma elevada angústia emocional, de modo que suas emoções e seus pensamentos parecem estar indo em várias direções. Quando os clientes "lançam âncora", eles se assentam (i.e., lançam sua âncora metaforicamente), firmando os pés no chão, percebendo de que forma estão sentados e o que está acontecendo no ambiente, respirando diversas vezes para que a respiração chegue aos pés, continuando a concentrar sua atenção no ambiente e no que está acontecendo no presente caso suas mentes os levem a outro lugar (Harris, 2009).

Os processos de *aceitação* são aqueles que ajudam os clientes a superar tendências de evitação, quer estejam evitando certos estímulos ou lugares (como alguém com um transtorno de ansiedade), pensamentos ou memórias, ou mesmo experiências emocionais. O Quadro 9.2 apresenta ferramentas para alcançar a aceitação das emoções. Muitas dessas instruções são semelhantes às utilizadas no tratamento de *mindfulness*. Além disso, os profissionais de ACT costumam usar metáforas para facilitar a aceitação em seus clientes. Na metáfora da *travessia do pântano* (Harris, 2009; Hayes, Strosahl, & Wilson, 1999), os clientes são instruídos a imaginar que estavam ansiosos para escalar uma bela montanha, mas quando chegam a ela, percebem haver um pântano ao seu redor. Eles atravessam o pântano para chegar à montanha porque escalá-la é importante para eles. Na metáfora dos *passageiros do ônibus* (Blackledge, 2015; Hayes et al., 1999), os clientes imaginam que são motoristas de ônibus e que os passageiros são

> **QUADRO 9.2** FERRAMENTAS PARA ALCANÇAR A ACEITAÇÃO DE EMOÇÕES
>
> OBSERVAR: Perceber as sensações no corpo e na mente que significam uma experiência emocional.
> RESPIRAR: Respirar e sentir a sensação ou a emoção.
> EXPANDIR: Abrir espaço em torno da sensação ou da emoção usando a respiração.
> PERMITIR: Deixar a emoção ou a sensação acontecer, sem lutar contra ela, afastá-la ou tentar trocá-la.
> OBJETIFICAR: Imaginar a sensação ou a emoção como um objeto tangível com forma, cor e textura.
> NORMALIZAR: Lembrar-se de que a emoção está fornecendo informações importantes e está presente porque somos humanos.
> MOSTRAR AUTOCOMPAIXÃO: Colocar a mão no local da sensação ou emoção, segurando-a como se fosse um bebê chorando.
> EXPANDIR A CONSCIÊNCIA: Perceber outras partes do corpo e o entorno além da sensação ou da emoção.

Fonte: Harris (2009).

experiências internas. Às vezes, os "passageiros" podem gritar palavras vis ou cruéis. Contudo, os clientes são instruídos a lembrar-se de que não são os passageiros que estão dirigindo o ônibus – são eles –, e que podem escolher qual direção seguir e até onde ir, apesar do comportamento dos passageiros. Se, em vez disso, diminuem a velocidade do ônibus para deixar que os passageiros desçam ou para discutir com eles, então eles não chegarão a seu destino.

Os processos de *defusão* visam diminuir o controle que os pensamentos têm sobre o comportamento, concentrando-se na função subjacente a esses pensamentos, e não em sua precisão, como é frequentemente o foco na reestruturação cognitiva (K. G. Wilson et al., 2011). De acordo com Harris (2009), "fusão significa ficar preso em nossos pensamentos e permitir que eles dominem nosso comportamento. Defusão significa separar ou nos distanciarmos de nossos pensamentos, deixando-os ir e vir, em vez de ficarmos presos a eles" (p. 97). Os clientes que passam por um tratamento de ACT aprendem que podem viver uma vida valiosa independentemente dos pensamentos experimentados. Em outras palavras, trata-se de uma mudança na relação com os pensamentos, em vez de buscar mudar seus conteúdos. As técnicas para alcançar defusão incluem repetir os pensamentos em voz alta várias vezes, até que pareçam apenas uma sequência de sons sem significado, ou imaginá-los como folhas movendo-se em um riacho ou como uma nuvem passando em suas mentes.

Tal como acontece com os outros processos da ACT, metáforas são frequentemente usadas para fornecer um contexto para que os clientes adotem o conceito de defusão cognitiva. A metáfora dos passageiros do ônibus, descrita anteriormente, também pode ser utilizada para esse fim. A metáfora da *programação de computador* (Blackledge, 2015; Hayes et al., 1999) compara o pensamento que não ajuda a um código de computador, de modo que experiências e mensagens anteriores recebidas de outros apresentam um padrão "programado" e arraigado de pensamento. Quando sinalizados, esses pensamentos tornam-se o "produto" do programa de computador e se salientam em nossas mentes. O código de computador pode ser arbitrário ou mesmo incorreto, mas quanto mais esses pensamentos são experimentados como "produto", mais começam a parecer verdades absolutas. Os clientes são incentivados a lembrar que seus pensamentos são apenas o "produto" automático da programação, e não reflexos da realidade. Outra metáfora é o *exímio contador de histórias* (Blackledge, 2015; Harris, 2009), na qual o cliente imagina que a mente está construindo uma narrativa inicialmente não ficcional, mas começa a embelezar e incluir tantas interpretações a ponto de tornar incerto o que é realidade e o que é ficção. O terapeuta pode orientar o cliente a pensar sobre seu romance ficcional favorito, a considerar o que o torna cativante e o atrai à história, e, depois, ligar essa experiência à narrativa criada pelo cliente sobre sua própria vida, fazendo-o reconhecer ter considerado como realidade aspectos que o atraíram e tomado decisões com base nessa narrativa.

Também pode-se obter defusão cognitiva alterando-se os parâmetros de linguagem, a partir do pressuposto de que os clientes verão que as palavras usadas para descrever nossos pensamentos são apenas palavras, e não precisam carregar o peso que carregam, exacerbando problemas emocionais (Blackledge, 2015; Hayes et al., 1999). Por exemplo, na técnica da tradução da palavra, o terapeuta usa um tradutor (como o tradutor do Google) para converter uma palavra ou uma frase a um idioma diferente e pede ao cliente para repeti-la nesse novo idioma. Por exemplo, "Eu sou um perdedor" pode ser traduzido para o espanhol como "Soy un perdedor". O cliente provavelmente vai achar que essa frase soa estranha e diferente, dificultando investir muito seu senso de identidade. Ele também pode ser incentivado a usar a frase "Eu estou tendo o pensamento de que..." a fim de enfatizar que o pensamento é um pensamento e não uma característica essencial de quem ele é. Outras técnicas de defusão incluem usar fala lenta, usar vozes tolas e reorganizar as palavras associadas a pensamentos em frases sem sentido. O objetivo dessas técnicas é levar à compreensão da natureza arbitrária da linguagem e à noção de que as palavras em si não precisam carregar peso.

Processos do *self* podem ser vistos como "excessivo apego a determinados pensamentos sobre si mesmo ou sobre seus papéis habituais" (K. G. Wilson et al., 2011, p. 242). Uma manifestação disso é quando a identidade de um cliente depende de seu diagnóstico, tal como "Estou deprimido" ou "Eu sou esquizofrênico". Para abordar essa tendência, os clientes são incentivados a adotar a perspectiva de um observador, da qual descrevem seus pensamentos, emoções e comportamentos, em vez de dar-lhes um rótulo. Em certo sentido, isso é semelhante à mente sábia incorporada à DBT, em que os clientes são incentivados a ocupar um "espaço psicológico" de onde observam e descrevem sua experiência sem se prenderem a ela ou atribuir-lhe importância (Harris, 2009). Uma metáfora que os ajuda a entrar em sintonia com os processos do *self* é a do *céu e tempo*, em que veem o céu como seu "eu que observa" e reconhecem pensamentos e emoções como eventos relacionados ao clima (p. ex., temporais, tempestades de neve), sabendo que, por pior que esteja o clima, o céu está sempre lá e, em algum momento, ficará visível novamente quando as nuvens se dissiparem (Harris, 2009). Exercícios experimentais facilitadores de processos do *self* encorajam os clientes a tornarem-se observadores de seus próprios pensamentos e sentimentos, tal como ao reconhecer "Lá se vão os seus pensamentos...", silenciosamente ouvindo o que a mente está dizendo e separando-se da pessoa que está observando o que está acontecendo (Harris, 2009).

O objetivo final da ACT, e, pode-se dizer, de muitas abordagens da psicoterapia, é as pessoas viverem suas vidas de acordo com seus valores mais importantes. Segundo Harris (2009),

> valores são declarações sobre o que queremos fazer com nossa vida: sobre o que queremos defender e como queremos nos comportar de modo permanente. Eles são princípios norteadores que podem nos guiar e motivar enquanto seguimos na vida.
>
> (p. 189)

Os processos de *valores* na ACT ajudam os clientes a esclarecer seus valores e usá-los para orientar a forma como vivem. Valores diferem de objetivos porque não são realizações individuais alcançáveis, como formar-se na faculdade ou se casar. Pelo contrário, são qualidades desejadas que influenciam a ação ao longo do tempo, por meio de atividades específicas em que uma pessoa pode participar. Exemplos incluem ser amoroso e solidário, ser amigável, ser útil e ser produtivo.

A fim de esclarecer valores, os terapeutas fazem perguntas provocativas destinadas a ajudar os clientes a identificar o que lhes é verdadeiramente importante em suas vidas. Na técnica da varinha mágica, pergunta-se aos clientes como estariam vivendo suas vidas se pudessem usar uma varinha mágica e ter a aprovação de todos no planeta, ou se pudessem balançar uma varinha mágica e fazer toda a sua dor emocional desaparecer. Além disso, os terapeutas podem perguntar a eles sobre a vida sonhada para si mesmos quando eram crianças. Os clientes também podem identificar pessoas admiradas ou inspiradoras, e então considerar as virtudes e qualidades desses indivíduos (Harris, 2009). Hayes e colaboradores (2012) identificaram 12 domínios para um exercício de avaliação de valores, de modo a pedir aos clientes que considerem seus valores em cada domínio como tarefa de casa entre as sessões. O Quadro 9.3 resume esses domínios.

À medida que esclarecem seus valores fundamentais, os clientes começam a se mover em direção ao estabelecimento de padrões de comportamento que combinam com eles. Assim, os processos de *compromisso* são aqueles que promovem "envolvimento específico em um domínio valoroso" (K. G. Wilson et al., 2011, p.245). Nesse ponto, os clientes identificam metas específicas em cada um dos domínios. Eles são encorajados a identificar metas específicas e realistas e a desenvolver tolerância ao risco, à incerteza e ao desconforto. Obstáculos para o atingimento de metas são notados, especialmente pensamentos indicativos de fusão cognitiva para os quais as técnicas de defusão seriam úteis (Harris, 2009). Muitas técnicas utilizadas ao enfocar no compromisso são aquelas aplicadas em abordagens de TCC mais tradicionais, como ativação comportamental, exposição e resolução de problemas. Contudo, as metas são um pouco diferentes, pois o objetivo não é, necessariamente, reduzir o afeto negativo, e sim promover respostas flexíveis na presença de estímulos ou situações aversivas (Hayes et al., 2011).

Uma variedade de pesquisas empíricas tem sido implementada com o objetivo de estabelecer a eficácia da ACT. Essa abordagem demonstrou ser eficaz para uma série de transtornos mentais e problemas de adaptação, tais como depressão, transtornos de ansiedade, transtornos relacionados a substâncias, obesidade, manejo de diabetes e estresse no trabalho (cf. Hayes et al., 2011). Metanálises geralmente indicam que a ACT supera as condições de controle e é tão eficaz quanto outros tratamentos bem estabelecidos, como a TCC tradicional. Por exemplo, Powers, Zum Vörde Sive Vörding e Emmelkamp (2009), em sua metanálise de 18 ensaios clínicos randomizados, calcularam tamanhos de efeito de pós-tratamento (g de Hedges) de 0,68 e 0,42 em favor da ACT em relação a condições de controle de lista de espera e condições psicológicas de placebo (p. ex., tratamento habitual), respectivamente, bem como um tamanho de efeito de 0,18 quando comparada com outros tratamentos bem estabelecidos (significando ser mais ou menos equivalente). Em uma revisão abrangente, Öst (2014) obteve resultados quase idênticos em sua metanálise de 60 ECRs, obtendo tamanhos de efeito de pós-tratamento (g de Hedges) de 0,63, 0,59 e 0,16 quando a ACT foi comparada com condições de controle de lista de espera, tratamento usual e outros tratamentos bem estabelecidos. Em relação a esses efeitos, impressiona o fato de se basearem em uma ampla gama de condições clínicas, indo muito além do foco comum em depressão e ansiedade e em estudos com financiamento geralmente muito menor do que os grandes ECRs provedores de dados de eficácia para a TCC tradicional (Hayes et al., 2013).

Além disso, é singular na ACT o fato de que tem sido dedicada atenção à investigação experimental do grau em que os seis processos centrais estão associados aos resultados esperados. Em apenas um exemplo, a técnica de defusão cognitiva de repetir uma palavra várias vezes até que ela perca seu significado foi comparada a uma tarefa de distração e a uma condição de respiração abdominal no desconforto e credibilidade de pensamentos negativos relacionados ao *self*. Conforme os resultados, a técnica de repetição de palavras reduziu tanto o desconforto como a credibilidade, mais do que as outras duas condições (Masuda, Hayes, Sackett, & Twohig, 2004). Mais recentemente, Levin, Hildebrandt, Lillis e Hayes (2012) realizaram uma impressionante metanálise para examinar o grau em que os seis processos da ACT estavam associados a resultados ligados à flexibilidade psicológica (p. ex., maior aceitação de sentimentos, menor credibilidade dos pensamentos, vontade de persistir em uma tarefa angustiante). Os tamanhos de efeito observados (g de Hedges) indicaram que as intervenções voltadas a aceitação, defusão, valores, momento presente, *mindfulness* (i.e., combinações de *mindfulness*, momento presente, defusão ou *self* como contexto) e a combinação de

---

QUADRO 9.3 DOMÍNIOS NO EXERCÍCIO DE AVALIAÇÃO DE VALORES EM HAYES E COLABORADORES (2012)

- Relações familiares
- Casamento/casais/relações íntimas
- Parentalidade
- Amizades/vida social
- Carreira/emprego
- Educação/treinamento/desenvolvimento pessoal

- Recreação/diversão
- Espiritualidade
- Vida comunitária
- Saúde/autocuidado físico
- Ambiente/sustentabilidade
- Arte/estética

mindfulness e valores estavam associadas a resultados positivos, especialmente resultados teoricamente ligados a condições inativas (*g*s variaram de 0,22 a 0,81). Além disso, somente técnicas experienciais e aplicação de metáforas foram mais potentes do que simplesmente apresentar os fundamentos subjacentes aos processos de flexibilidade psicológica sem exercícios ou metáforas. Embora a metánalise de Levin e colaboradores (2012) tenha mostrado os tamanhos de efeito como similares para amostras de conveniência e em sofrimento, será importante documentar que esses ganhos de flexibilidade psicológica se traduzem em resultados, incluindo diminuições de mal-estar emocional e melhorias na qualidade de vida e no funcionamento social. Dito isso, aprecia-se que essas não são necessariamente as medidas de resultado mais relevantes a examinar, pois não são diretamente direcionadas na ACT para os clientes receberem a mensagem de que podem viver vidas valorizadas a despeito desses fatores (cf. Hayes et al., 2011).

Especialistas também têm dedicado muita atenção ao desvelamento dos processos pelos quais a ACT induz mudança usando modelos de mediação. A pesquisa demonstra que essa abordagem exerce seus efeitos por meio de *mindfulness* e aceitação (p. ex., Lappalainen et al., 2007), defusão (p. ex., Lundgren, Dahl, & Hayes, 2008; Zettle & Hayes, 1986) e valores (p. ex., Lundgren et al., 2008). Na verdade, a pesquisa normalmente mostra que mediadores relevantes à ACT, tais como os recém-listados, surgem como mediadores mais fortes de mudança do que variáveis menos relevantes ao modelo teórico dessa abordagem, como redução da frequência de pensamento negativo (cf. Hayes et al., 2013). Assim, está se acumulando um conjunto de evidências de que essa forma de terapia realmente funciona pelos processos centrais que são alvo de tratamento.

A literatura da ACT teve um imenso impacto no campo mais geral da TCC. Encabeçada pelo trabalho pioneiro de Steven Hayes e colaboradores, ela estabeleceu um modelo científico de desenvolvimento de tratamento que promove a teoria, estabelece a eficácia do tratamento, examina os efeitos de seus componentes individuais e fornece dados que atestam como ele funciona. Ela oferece muitas estratégias de intervenção adicionais (i.e., os seis processos essenciais), bem como muitas técnicas específicas (i.e., exercícios vivenciais, metáforas) que ampliaram o âmbito da prática cognitivo-comportamental. Ela levanta a importante noção de que função e contexto podem ser mais fundamentais na compreensão e no tratamento de problemas de saúde mental do que o conteúdo do pensamento em si. Além disso, lembra os terapeutas cognitivo-comportamentais de que uma postura de aceitação é tão importante para o tratamento quanto uma postura de mudança.

Terapia comportamental baseada em aceitação

A terapia comportamental baseada em aceitação (ABBT) é uma abordagem contextual desenvolvida por Lizabeth Roemer e Susan Orsillo (2002, 2007, 2009) para o tratamento de transtorno de ansiedade generalizada (TAG). Ela se destina a ajudar os clientes a superar a evitação experiencial (especialmente na forma de preocupação), se envolver em atividades de valor e melhorar a qualidade de vida. Uma vez que as pessoas com TAG tendem a restringir sua atenção a ameaças, os clientes que participam de ABBT aprendem a adotar um foco mais amplo (em vez de mais restrito) da atenção, bem como uma postura compassiva e descentrada ante suas experiências internas. A terapia consiste em duas fases de tratamento. Na fase I, os clientes (a) aprendem sobre o custo da esquiva experiencial e os benefícios de adotar uma abordagem tolerante, compassiva e descentralizada para com suas experiências internas; (b) dão início à construção de habilidades de *mindfulness*; e (c) começam a esclarecer seus valores nas principais áreas de suas vidas. Na fase II, passam a aplicar as habilidades de *mindfulness* cultivadas no espírito de engajarem-se em comportamentos que lhes permitam viver suas vidas segundo seus valores. Enquanto passam por essa fase, os clientes trabalham com seu terapeuta para superar os obstáculos encontrados e passar para a consideração de maneiras de manter seus ganhos após a conclusão do tratamento.

Um programa de pesquisa empírica está sendo desenvolvido para avaliar a eficácia da ABBT. Quando comparada a uma condição de controle de lista de espera, essa forma de terapia foi associada a maiores reduções em sintomas de ansiedade generalizada avaliados pelo cliente e pelo clínico, bem como redução na depressão. No pós-tratamento, 72,9% dos clientes que receberam ABBT não satisfizeram mais critérios para TAG, comparando-se com apenas 16,7% dos atribuídos à condição de controle de lista de espera. Além disso, 75% dos atribuídos a ABBT foram classificados como respondedores (definidos como aqueles com pontuação dentro de um desvio-padrão da norma da população em três de quatro inventários de ansiedade de autorrelato) em relação a apenas 8,3% dos atribuídos à condição de lista de espera. Em um ECR subsequente, Hayes-Skelton, Roemer e Orsillo (2013) descobriram que ABBT e relaxamento aplicado (RA) desempenharam igualmente bem, com entre 60 e 80% dos clientes e ambos os grupos não satisfazendo mais os critérios para TAG, atingindo o *status* de respondedores (definido como uma redução nos sintomas de pelo menos 20%) e alto funcionamento de estado final (definido como situar-se dentro de um desvio-padrão em medidas de resultado). Como o RA é considerado um tratamento de base empírica para TAG (Chambless & Ollendick, 2001; ver Cap. 8), os autores concluíram que a ABBT é um tratamento viável para TAG. Deve-se reconhecer que foi levantada a hipótese de essa abordagem superar a RA, mas isso não aconteceu; os autores concluíram que (a) o tratamento de RA foi especialmente potente nesse estudo, alcançando uma porcentagem mais elevada de clientes com alto funcionamento de estado final do que se observou em outros estudos; e (b) ABBT e AR podem funcionar por meio de um mecanismo semelhante de mudança, tal como descentramento. Independentemente disso, o desenvolvimento da ABBT é inovador à luz do discutido no Capítulo 8, destacando-se o fato de que há muito espaço para aperfeiçoamento no tratamento cognitivo-comportamental do TAG.

Terapia de regulação emocional para TAG

Como indicado no Capítulo 8, a terapia de regulação emocional (TRE) é uma TCC que ajuda os clientes com TAG a aumentar sua consciência sobre estados emocionais e desenvolver alternativas mais adaptativas do que preocupação, ruminação, autocrítica e busca de segurança (Fresco et al., 2013). Ela consiste em quatro fases: (a) treinamento de habilidades de consciência, (b) treinamento de habilidades de regulação, (c) exposição experiencial e (d) consolidação dos ganhos. Embora o objetivo desse tratamento, como seu nome indica, seja conseguir a regulação emocional, quase todas as suas técnicas são implementadas no espírito de criar um sentimento de aceitação. Além disso, vários exercícios de *mindfulness* são incorporados a esse tipo de tratamento.

Três técnicas específicas são aplicadas na fase I do tratamento. Os clientes são convidados a se envolver em um exercício de escrita por dois dias, no qual desenvolvem consciência de sua orientação de *segurança em primeiro lugar*. Durante o primeiro dia, eles escrevem sobre eventos em suas vidas que promoveram tal orientação e, durante o segundo dia, escrevem sobre aspectos de suas vidas atuais que continuam reforçando essa orientação. Além disso, os clientes são apresentados a duas metáforas que os acompanham no restante do tratamento. Na metáfora da *bola de neve*, são convidados a visualizar uma bola de neve branca imaculada que rola morro abaixo, adquirindo uma massa cada vez maior e também uma quantidade crescente de "detritos", como sujeira e galhos. É difícil ver a bola de neve branca imaculada depois de ter rolado morro abaixo, assim como é difícil ver a verdadeira natureza de uma experiência emocional depois de ela ter acumulado uma carga de "detritos" (p. ex., preocupação, ruminação, autocrítica) associada ao TAG. Na metáfora da *orquestra*, os clientes são convidados a conceituar a gama de emoções experimentadas como uma orquestra, e sua ansiedade como uma tuba que abafa os outros instrumentos musicais. Eles são convidados a dar um passo para trás e ouvir a orquestra como um todo, a fim de extrair uma mensagem mais completa e equilibrada da música, e não apenas do som da tuba. Durante a fase I do tratamento, os clientes começam a fazer exercícios de "pegar-se reagindo", de tal forma que se envolvem em automonitoramento para identificar gatilhos, experiências emocionais, motivação para segurança e motivação para recompensa. Finalmente, na fase I, aprendem relaxamento muscular progressivo, bem como técnicas de *mindfulness*, a fim de desenvolver a capacidade de harmonizar-se com suas emoções até poderem identificar claramente as características emocionais e motivacionais de uma situação atual associada a sofrimento emocional.

A fase II do tratamento se concentra na capacidade de *neutralizar*, em vez de reagir a, situações que desencadeiam reações emocionais intensas. O primeiro componente dessa fase é aceitação e concessão, de modo que os clientes são encorajados a estar totalmente presentes em sua atual experiência emocional, praticando plena atenção *às sensações* emocionais, cognitivas e táteis, sem julgamento. Nesse ponto, são incentivados a praticar exercícios de *mindfulness* em determinados momentos do dia, bem como quando percebem reatividade emocional. O segundo componente da TRE envolve um foco no descentramento, que, como dito anteriormente, é uma postura na qual observam seus pensamentos e sentimentos negativos como simplesmente pensamentos e emoções negativas, e não como algo pessoal sobre si mesmos. Finalmente, obtém-se mudança cognitiva por meio da aplicação de um reenquadramento cognitivo, tal como visualizar-se como tendo coragem e força diante de situações difíceis ou pelo desenvolvimento de uma declaração de autocompaixão na qual reconhecem suas virtudes e sua capacidade de enfrentamento. Os clientes registram a implementação dessas técnicas entre as sessões e ocasionalmente praticam "retomadas" para situações em que eles não responderam como esperavam.

Finalmente, na fase III do tratamento, os clientes continuam trabalhando em neutralizar casos de reatividade emocional, mas também trabalham para serem *pró-ativos*, enfrentando situações ameaçadoras, porém potencialmente gratificantes (i.e., exposição). Essa postura suaviza a tendência de clientes geralmente ansiosos a evitar perseguir um estado emocional positivo por medo de que ele acabe produzindo um estado emocional negativo. A partir dessa abordagem, os clientes se envolvem em exposição a atividades valorizadas, bem como a medos, desilusões e julgamentos que podem ser encontrados ao longo do caminho. *Temas de conflito* relativos aos obstáculos motivacionais e de autojulgamento são identificados e abordados utilizando *role-play* experiencial, de modo que os clientes desempenham os lados de si mesmos que querem se envolver em ação valorosa e os que querem evitar, respectivamente. O objetivo de tal diálogo é validar ambos os lados e chegar a uma perspectiva unificada sobre obstáculos percebidos possivelmente encontrados ao envolver-se em ação valorizada. À medida que se aproximam da conclusão do tratamento, os clientes reconhecem que experimentar emoções negativas é ser humano, que devem "surfar na onda" de altos e baixos da vida e preparar-se para lidar com os "baixos", que devem continuar a praticar suas habilidades para elas não se dissiparem com o tempo e que uma vida de ação valorosa está associada a mais benefícios do que aquela em que a segurança está garantida, enfatizando as recompensas desse modo de encarar a vida mais do que os desafios que isso pode trazer.

A avaliação empírica da TRE está em sua infância, mas os dados preliminares são animadores. Mennin, Fresco, Ritter e Heimberg (2015) realizaram um estudo aberto com 21 clientes com TAG que receberam um tratamento de 20 sessões de TRE. Os tamanhos de efeito de pré e pós-tratamento (g de Hedges) revelaram-se de médios a muito grandes na redução da gravidade de sintomas de ansiedade e transtorno do humor conforme avaliação dos clínicos (gs variaram de 0,52 a 3,90) e de depressão autorrelatada (gs variaram de 0,76 a 1,35). No pós-tratamento, houve grandes efeitos na redução de incapacidade ($g = 0,94$) e uma melhoria na qualidade de vida ($g = -0,90$). Os ganhos foram mantidos em avaliações de seguimento aos três e aos nove meses. A significância clínica foi definida como demonstrar pelo menos uma melhoria de 30% em quatro de seis medidas de ansiedade avaliada por terapeuta ou por autoavaliação. Os resultados indicaram que 81, 90 e 90% dos clientes atenderam a esse critério no pós-tratamento, na avaliação de seguimento aos três meses e na avaliação de seguimento aos nove meses, respectivamente. Alto funcionamento de estado final foi obtido por 66,7% dos clientes na conclusão do tratamento, por 75% dos clientes na avaliação de seguimento aos três meses e por 85% dos clientes na avaliação de seguimento aos nove meses. Assim, a TRE é mais um desenvolvimento inovador no tratamento cognitivo-comportamental do TAG, e os leitores são encorajados a ficar atentos para dados adicionais sobre essa abordagem que estabelecerão esses métodos como tratamentos convencionais para esse difícil transtorno de ansiedade.

Terapia de casal comportamental integrativa

A terapia de casal comportamental integrativa (IBCT; Jacobson & Christensen, 1996) é uma abordagem à terapia de casais baseada em aceitação que foi desenvolvida a partir do programa de tratamento tradicional bem estabelecido da terapia comportamental de casal (TBCT), a qual tem sido utilizada para tratar problemas conjugais por aproximadamente 30 anos (N. S. Jacobson & Margolin, 1979). A TBCT incorpora duas principais estratégias comportamentais de mudança: (a) troca comportamental, exigindo que cada cônjuge se envolva em comportamentos de relacionamento positivos, e (b) treinamento de comunicação/resolução de problemas. Embora esse programa de tratamento tenha superado condições de controle em ERCs bem elaborados e sido designado como um tratamento eficaz (Baucom, Shoham, Mueser, Daiuto, & Stickle, 1998), N. S. Jacobson e colaboradores observaram muitos motivos para preocupação. Por exemplo, aproximadamente um terço dos casais não consegue responder à TBCT, e, daqueles que respondem, aproximadamente um terço sofre recaídas ao longo de um período de seguimento de dois anos – o que significa que a TBCT é eficaz para cerca de metade dos casais que dela participam (N. S. Jacobson & Addis, 1993). Além disso, em aproximadamente 40% dos casos, os ganhos do tratamento são relatados por apenas um dos cônjuges (N. S. Jacobson et al., 1984), e, quando o seguimento se estende para além de dois anos, até 38% dos casais que participaram de TBCT se divorciaram (Snyder, Wills, & Grady-Fletcher, 1991).

A IBCT foi desenvolvida em resposta a essas observações, mantendo as estratégias centrais da TBCT, mas atribuindo importância central à aceitação emocional. De acordo com Christensen e colaboradores (2004),

> a IBCT presume a existência de incompatibilidades genuínas em todos os casais que não são passíveis de mudança, que as reações emocionais dos parceiros ao comportamento um do outro são ao menos tão problemáticas quanto o próprio comportamento e que o foco na mudança muitas vezes pode levar à resistência à mudança. Portanto, a aceitação emocional entre os parceiros é um objetivo da intervenção tanto quanto ou mais do que a mudança ativa no comportamento do parceiro. Em vez de depender basicamente de mudanças normativas regidas por regras, a IBCT enfatiza mudanças não diretivas, "moldadas por contingências".
>
> (p. 177)

Assim, embora a troca comportamental e o treinamento-padrão em comunicação/resolução de problemas da TBCT possam ser usados na IBCT, eles são menos enfatizados no espírito de promover um senso de aceitação e tolerância. A aceitação nessa abordagem significa que os clientes deixam de lutar para mudar os comportamentos de seus parceiros e, em vez disso, acolhem problemas e diferenças a fim de facilitar a intimidade (cf. Chapman & Dehle, 2002). Essa abordagem pode ser especialmente apropriada para casais desmotivados, não dispostos a se envolver em colaboração um com o outro e com problemas e diferenças aparentemente irreconciliáveis (N. S. Jacobson & Christensen, 1996).

Os terapeutas que praticam IBCT incorporam três técnicas principais baseadas na aceitação a seu trabalho clínico (Chapman & Dehl, 2002; Christensen et al., 2004; N. S. Jacobson & Christensen, 1996). Ocorre *adesão empática* em torno do problema quando o terapeuta encoraja cada cliente a expressar pensamentos e emoções vulneráveis (em oposição àqueles que provocam uma atitude defensiva e de invalidação). O terapeuta modela a empatia por essas reações, com a ideia de que o casal começará a demonstrar respostas empáticas um para o outro. Por exemplo, normaliza reações emocionais dos clientes para problemas e conflitos no relacionamento. *Desprendimento unificado* é uma técnica na qual os clientes visualizam seus problemas de certa distância e de forma não acusatória, descrevendo seus componentes em vez de julgá-los. Eles costumam rotular seu problema usando uma linguagem neutra, para separá-lo de uma linguagem mais carregada que comunica culpa ao outro e para promover um senso de união, no sentido de que ambos estão trabalhando no problema juntos, em prol de um objetivo comum. Ocorre *construção de tolerância* quando o comportamento problemático é provocado, em sessão ou em casa entre as sessões, a fim de permitir aos casais o reconhecimento de padrões previsíveis nos quais se enquadram, para que encarem o comportamento problemático menos pessoalmente do que antes do início do tratamento e reconheçam algumas funções positivas do comportamento. Os clientes também são incentivados a aumentar o autocuidado a fim de promover a construção de tolerância, tal como satisfazer de forma criativa suas próprias necessidades que seu parceiro é incapaz de atender e a aprender estratégias para lidar com conflito e polarização (p. ex., manejo da raiva).

Pesquisas sugerem que, imediatamente após o tratamento, TBCT e IBCT obtiveram resultados muito semelhantes em termos de satisfação conjugal, estabilidade conjugal e mal-estar geral por autorrelato, mesmo em casais que relatam níveis de moderados a graves de mal-estar no relacionamento (Christensen et al., 2004). Contudo, as eventuais pequenas diferenças surgidas entre os grupos tendem a favorecer a IBCT. Por exemplo, Christensen e colaboradores definiram melhora confiável como alteração positiva na pontuação na Escala de Adaptação Diádica (DAS; Spanier, 1976), mas não pontuar na faixa normal (definida como pontuação superior a 96,8 na DAS), e recuperação foi definida como pontuar na faixa normal na DAS. Aproximadamente 71% dos casais que receberam IBCT demonstraram melhora confiável ou recuperação, comparando-se a 59% dos casais que receberam TBCT, o que não atingiu significância estatística. Curiosamente, os casais que receberam IBCT relataram melhoras constantes nas pontuações na DAS ao longo do tratamento, ao passo que os casais que receberam TBCT relataram maiores aumentos nas pontuações no início do tratamento, mas depois se estabilizaram.

Os dados de avaliações de seguimento geraram mais ou menos o mesmo padrão, de modo que tanto a IBCT como a TBCT tiveram um bom desempenho, porém pequenas diferenças tendem a favorecer a IBCT. Em uma avaliação de seguimento aos dois anos, 69% dos casais designados para IBCT e 60% dos casais designados para TBCT demonstraram mudança clinicamente significativa, uma diferença que, mais uma vez, não foi estatisticamente significativa (Christensen, Atkins, Yi, Baucom, & George, 2006). Entretanto, seus dados indicaram que os casais na condição IBCT foram capazes de reverter uma queda inicial na satisfação conjugal após a conclusão do tratamento de forma mais rápida do que aqueles na condição de TBCT. Além disso, os casais na condição de IBCT relataram menos volatilidade do que os casais na condição de TBCT, e dos casais que permaneceram juntos na avaliação de seguimento aos dois anos, os que tinham recebido IBCT relataram níveis mais elevados de satisfação do que os que tinham recebido TBCT. Dados sobre resultados em cinco anos indicaram que cerca de metade dos casais em ambas as condições mantiveram melhoras clinicamente significativas e que aproximadamente um quarto dos casais se divorciaram (Christensen, Atkins, Baucom, & Yi, 2010), demonstrando que tanto IBCT como TBCT nesse estudo alcançaram melhores resultados do que em estudos clínicos anteriores que avaliaram TBCT (Snyder et al., 1991).

Coletivamente, esse conjunto de dados indica que os terapeutas envolvidos na prática baseada em evidências podem usar TBCT ou IBCT com confiança com casais. Contudo, a IBCT tende a ser mais versátil porque as opções baseadas em aceitação geralmente são uma combinação particularmente forte para casais que demonstram desmotivação ou falta de colaboração. Forçar uma mudança de comportamento muitas vezes faz o tiro sair pela culatra (cf. Jacobson & Christensen, 1996); assim, a avaliação cuidadosa da etapa de mudança em ambos os clientes que se apresentam para terapia de casais é fundamental na formulação de uma conceitualização ideográfica que irá apontar o equilíbrio entre estratégias baseadas em aceitação e mudança a serem integradas ao plano de tratamento.

CONCLUSÃO

Em muitos aspectos, o foco em aceitação e *mindfulness* é, em si, inovador na TCC, a despeito do fato de a prática de *mindfulness* já ocorrer há mais de 2 mil anos. A incorporação de abordagens de aceitação e *mindfulness* à TCC ajuda a equilibrar a ênfase na aceitação e na mudança; assim, cria-se uma dialética que estende seu foco original e acrescenta uma dimensão importante.

Embora muitas abordagens psicoterapêuticas que promovem aceitação e *mindfulness* já existam há pelo menos duas décadas, se não mais, elas são descritas neste capítulo sobre inovações por conta de suas contribuições substanciais e incomparáveis para o campo. A MBCT foi criada por pesquisadores bem estabelecidos que estavam tentando desenvolver uma forma de TCC para impedir recaída e recorrência em clientes com depressão crônica. Quando embarcaram em sua jornada para desenvolver um programa de prevenção de recaídas com base cognitivo-comportamental, eles não sonhavam que sua abordagem apresentaria princípios da meditação *mindfulness* associados ao zen-budismo. A DBT foi desenvolvida para clientes com transtorno da personalidade *borderline* (TPB) difíceis de tratar, enfatizando a tensão dialética entre aceitação e mudança, as quais precisam ser alcançadas e conciliadas nesses clientes. A ACT foi desenvolvida a partir de uma abordagem de "baixo para cima", o que significa ter emergido de um programa sistemático de pesquisa experimental que examinava a função da cognição e enfatizava a necessidade de estabelecer uma relação diferente com pensamentos perturbadores, em vez de alterar a natureza dos próprios pensamentos. Hoje, terapeutas cognitivo-comportamentais valorizam essas abordagens terapêuticas e as aplicam prontamente aos clientes, bem como estratégias cognitivas e comportamentais mais tradicionais (cf. Herbert & Forman, 2011).

O movimento do campo em direção ao foco na aceitação não foi livre de controvérsia. Embora nenhum terapeuta cognitivo-comportamental possa negar a importância de promover aceitação com os clientes, houve debates acalorados em diversos círculos profissionais sobre o grau em que as abordagens descritas neste capítulo foram verdadeiramente inovadoras ou simplesmente técnicas que os terapeutas cognitivo-comportamentais sempre usaram em suas práticas. Minha opinião é a de que é verdade que muitos terapeutas cognitivo-comportamentais experientes há muito incorporaram aceitação, consciência do momento presente, defusão e valores a sua prática clínica em um sentido geral. Entretanto, as abordagens inovadoras descritas neste capítulo levaram esses focos a um novo patamar por fornecerem um arcabouço teórico, um modelo terapêutico e um grande número de técnicas inovadoras para alcançar esses objetivos. Além disso, colocaram o foco em aceitação, consciência do momento presente, defusão e valores na "ribalta", onde são agora um ponto mais importante de atenção do que tinham sido no passado, quando poderiam ter ficado na periferia. Não há dúvida de que a influência dessas abordagens pode ser vista até mesmo nas práticas dos terapeutas que, de modo geral, praticam TCC mais tradicional.

Tal como acontece com todas as estratégias e técnicas descritas neste livro, é importante que os terapeutas cognitivo-comportamentais que desejam incorporar essas inovações a seu trabalho clínico o façam de forma estratégica ponderada. Por exemplo, um terapeuta conduzindo um cliente em um exercício de *mindfulness* de cinco minutos não está necessariamente aplicando uma intervenção de *mindfulness* completa. A potência total de uma intervenção é realizada quando o terapeuta aprecia integralmente seu arcabouço teórico e sua aplicação à apresentação clínica do cliente por meio da conceitualização de caso.

A literatura recente sobre abordagens baseadas em aceitação e *mindfulness* é provavelmente a mais sistemática e sofisticada de todas as estratégias descritas neste volume. Ela está repleta de estudos destinados a estabelecer moderadores e mediadores de tratamento, bem como a aplicabilidade dessas abordagens a um grande número de estados clínicos. Uma forma de promover a literatura seria examinar a aplicação de TCC (em sentido lato) baseada em conceitualização que incorpore tanto as técnicas tradicionais como as técnicas descritas neste capítulo de forma teórica e clinicamente significativa – compatível com minha visão de *TCC integrativa*, a qual proponho no Capítulo 10. Eu creio que essa forma de aplicação representaria a maneira como a TCC (em sentido lato) é praticada por terapeutas cognitivo-comportamentais fora da academia. Além disso, esse tipo de pesquisa poderia examinar os efeitos de estratégias baseadas em mudanças e estratégias baseadas na aceitação em uma base de sessão por sessão. Por exemplo, se um terapeuta cognitivo-comportamental implementa uma estratégia baseada em mudança, tal como reestruturação cognitiva, *versus* uma estratégia baseada em aceitação, como defusão cognitiva, com um cliente que experimenta pensamentos seriamente autodepreciativos, o que acontece? De que forma o nível de estresse emocional do cliente é afetado em curto e em longo prazo? Isso aperfeiçoa ou prejudica a aliança terapêutica? Como isso se traduz na conduta terapêutica, tal como no posterior comparecimento a sessões e na conclusão das tarefas de casa? Dados de pesquisas com esse refinamento poderiam fornecer muita orientação aos terapeutas para tomar decisões clínicas ao longo do tratamento.

10

Terapia cognitivo-comportamental: revisitada

A TCC contribuiu com conhecimentos imensuráveis para a teoria e o tratamento de transtornos mentais e problemas de adaptação. Ela melhorou a vida de inúmeros indivíduos. Forneceu a pessoas vulneráveis ferramentas para prevenir o surgimento de transtornos mentais e problemas de adaptação. Foi por meio da perseverança e do empenho na validação empírica dos primeiros estudiosos do campo que a TCC se tornou uma abordagem terapêutica tão rica e matizada e um campo específico, à luz das tendências dominantes na psicoterapia que prevaleceram nas décadas de 1960 e 1970.

O que sabemos sobre a TCC? De forma muito simples, sabemos que funciona para uma ampla gama de transtornos mentais e problemas de adaptação. Ela constantemente supera controles de lista de espera, assistência usual ou rotineira, e condições de placebo em estudos randomizados controlados (ERCs; ver Butler et al., 2006). Ela estabeleceu-se como um tratamento eficaz mesmo para os clientes mais difíceis de tratar, tais como os que sofrem de esquizofrenia (Grant, Huh, Perivoliotis, Stolar, & Beck, 2012), transtorno da personalidade *borderline* (Linehan et al., 1991; Linehan et al., 2006) e uma recente tentativa de suicídio (Brown et al., 2005). Além disso, tem efeito duradouro, o que significa estar associada a taxas de recaída muito menores nos períodos de tempo em que os clientes são seguidos após terem concluído o tratamento se comparada à farmacoterapia (p. ex., Hollon et al., 2005). Também sabemos que os clientes geralmente se sentem bastante satisfeitos com o tratamento recebido (p. ex., Hiltunen, Kocys, & Perrin-Wallqvist, 2012).

Como indicado no Capítulo 1, o campo, como um todo, não pode descansar em seus louros. O tempo não para, e com o tempo advém uma demanda por adaptação, expansão e novos desenvolvimentos. Além disso, certamente há margem para aperfeiçoamento. Embora a TCC seja eficaz para, em termos gerais, a maioria dos clientes que a recebem, há uma porcentagem substancial de nossos clientes que se beneficiam apenas de forma parcial ou não se beneficiam. Como campo, devemos nos esforçar para fazer melhor, assim como Zindel Segal, Mark Williams e John Teasdale estavam tentando fazer quando desenvolveram sua abordagem de terapia cognitiva baseada em *mindfulness* (MBCT). Temos com nossos clientes a obrigação de continuar a busca pela compreensão dos mecanismos subjacentes à psicopatologia, bem como do tratamento eficaz, além de aguçar e aprimorar as estratégias e técnicas de tratamento para melhor atender a apresentações clínicas específicas e promover esforços adequados de disseminação de treinamento para que a TCC possa alcançar clientes em toda parte.

Ao longo deste livro, identifiquei inúmeras direções para pesquisas futuras que abordem o objetivo de entender os mecanismos subjacentes à psicopatologia e ao tratamento eficaz. Na seção a seguir, descrevo os desafios que confrontam o campo nas áreas de treinamento e divulgação.

DESAFIOS NA FORMAÇÃO E NA DIVULGAÇÃO

O campo da TCC agora enfrenta a questão referente ao modo mais eficaz de treinar os clínicos para que atinjam um nível de competência persistente além do período de treinamento e supervisão. Embora a TCC seja um tratamento de escolha para muitas condições de saúde mental, os levantamentos realizados geralmente indicam que apenas uma minoria dos terapeutas tem treinamento significativo em TCC (p. ex., Mussell, Crosby, Knopke, Peterson, & Mitchell, 2000). Assim, continua existindo uma grande necessidade de divulgação para que os dados robustos relatados na literatura empírica possam ser traduzidos para a prática clínica em entidades que não têm afiliações com instituições acadêmicas. Uma área inovadora de pesquisa para estudiosos no campo envolve a identificação das variáveis que aumentam a probabilidade de êxito no treinamento e na divulgação.

O conhecimento de abordagens de treinamento efetivas está se acumulando, conforme resumido na recente publicação de uma excelente compilação sobre ensino e supervisão de TCC (Sudak et al., 2016). A pesquisa mostra que a dose de treinamento é importante, de modo que um treinamento mais extenso está associado a uma maior competência na TCC em relação ao treinamento menos extenso (Rakovshik & McManus, 2010), e que supervisão das sessões após instrução didática está associada a maior competência do terapeuta do que instrução didática isoladamente (Sholomskas et al., 2005). As abordagens de treinamento ótimas incorporam múltiplas modalidades de instrução, incluindo exercícios experienciais (p. ex., *role-playing*), além da apresentação didática. Quando a supervisão ocorre após o treinamento, a revisão das sessões de áudio ou videoconferência dos participantes é crucial para fornecer *feedback* sensível ao tempo que permitirá aos formandos modificarem seu comportamento no contexto do suporte de um especialista (Ludgate, 2016).

Entretanto, o grau em que o treinamento e a disseminação persistem ao longo do tempo, mesmo associados aos programas mais sofisticados e intensivos, é questionável. Para tomar apenas um exemplo, o United States Department of Veterans Affairs (VA) implementou uma iniciativa nacional de treinamento em que os terapeutas em trabalho com veteranos com transtorno de estresse pós-traumático (TEPT) foram treinados em dois tratamentos cognitivo-comportamentais baseados em evidências – exposição prolongada e terapia de processamento cognitivo. Os terapeutas participaram de oficinas de treinamento intensivo de três ou quatro dias, seguidas de seis meses de supervisão de grupo liderada por um consultor de treinamento especializado. A cada semana, um membro do grupo forneceu uma gravação de uma sessão de terapia ao consultor de treinamento, a qual ele revisou e classificou, extraindo vários trechos para discussão no grupo. Dados preliminares indicaram que as pontuações nas medidas dos sintomas de estresse pós-traumático diminuíram nos clientes tratados por terapeutas submetidos a esse programa de treinamento, e que os terapeutas tiveram uma visão positiva de suas experiências, indicando maior confiança para aplicar esses tratamentos cognitivo-comportamentais e maior capacidade de obter indicações de clientes (Karlin et al., 2010). No entanto, Finley e colaboradores (2015) pediram a 128 terapeutas trabalhando com tais treinamentos que indicassem em que medida usaram essas abordagens em sua prática. Apesar de aproximadamente 75% da amostra ter relatado que sua orientação teórica básica era cognitivo-comportamental, eles relataram gastar mais tempo por semana oferecendo terapia de suporte (13,4 horas) para veteranos com TEPT do que qualquer abordagem cognitivo-comportamental baseada em evidências (8,4 horas). Embora seja encorajador que os terapeutas continuem usando as abordagens de tratamento cognitivo-comportamental em certa medida, eles também estavam recorrendo a uma abordagem terapêutica não baseada em evidências com um grande subconjunto de seus clientes.

Na mesma linha, os terapeutas que passam por programas intensivos de treinamento de TCC afirmam fazer muitas modificações na TCC após o treinamento (Stirman et al., 2013). Essas mudanças incluem modificar a terminologia ou a linguagem, omitir um ou mais aspectos da estrutura da sessão de TCC, incorporar elementos de diferentes abordagens terapêuticas e afastar-se da TCC em reação a situações desafiadoras. Como foi evidenciado neste livro, a TCC é uma abordagem terapêutica flexível, e modificações podem e devem ser feitas de forma estratégica com base na conceitualização de caso. Contudo, o grau em que as modificações descritas no relato de Stirman e colaboradores foram elaboradas de forma estratégica, colaborativa e baseada em evidências não está claro. É possível que, após o período intensivo de treinamento e supervisão, os terapeutas tenham relaxado a aplicação estratégica de TCC em razão de fatores como demandas concorrentes em seu tempo ou pressuposições sobre aspectos da TCC não serem apropriados para seus clientes, em vez de fazê-lo porque isso era clinicamente apropriado. A pesquisa futura deve (a) comparar fidelidade à TCC durante um programa intensivo de treinamento e supervisão com fidelidade quando a abordagem é aplicada após o término do programa de treinamento e (b) determinar a associação entre as modificações pós-treinamento feitas pelos terapeutas e o resultado do cliente. Assim, os esforços de disseminação maciça que estão sendo implementados devem ser aplaudidos, pois eles são ponderados, sistemáticos e de grande escala. O próximo passo é acompanhar de perto o comportamento dos terapeutas após o treinamento para determinar os aspectos específicos da TCC que eles retêm e o grau em que as modificações afetam o resultado.

Outro desafio no campo do treinamento e da disseminação é disponibilizar tratamentos cognitivo-comportamentais para pessoas que vivem em áreas rurais, onde há falta de profissionais de saúde mental e, muitas vezes, falta de financiamento no nível organizacional que permita às agências implementarem programas de treinamento e supervisão de alta qualidade. Uma maneira de abordar essa questão é implementar TCC por meio de uma abordagem de telemedicina. *Telemedicina* é a prestação de serviços de saúde por meio de dispositivos de telecomunicação, como telefones ou serviços de videoconferência. A pesquisa mostra que a TCC aplicada desse modo é aceitável para os clientes e está associada a desfecho geralmente semelhante ao de TCC aplicada em formato presencial (Mitchell et al., 2008). A aplicação de TCC baseada na internet, descrita no Capítulo 1, seria outra modalidade inovadora pela qual essa forma de terapia poderia ser oferecida a pessoas sem outro acesso a ela. Pesquisas avaliando a viabilidade, a aceitabilidade e a eficácia dessas modalidades estão se acumulando. Nesse momento, são necessários dados para determinar o grau em que as pessoas vivendo em áreas rurais estão realmente acessando e se beneficiando dessas abordagens inovadoras.

Um desafio final na disseminação da TCC para terapeutas praticantes envolve fatores externos que impedem a aplicação ideal de uma ou mais estratégias básicas. O exemplo por excelência disso é que exposição realizada por mais de 60 minutos ou fora do consultório não é reembolsável pela maioria dos planos de assistência. Felizmente, exposição realizada em um enquadramento de aprendizagem inibitória (ver Cap. 7) provavelmente permitirá aos terapeutas não exceder o tempo de sessão de 45 minutos, ainda que isso não permita o pagamento de exposições que precisem ser realizadas fora do consultório, mesmo dentro desse período. Muitos profissionais de saúde mental atuam em contextos nos quais a maioria dos clientes não tem condições de pagar de seu próprio bolso pelos serviços. Assim, a política das companhias de seguros está em oposição direta à "melhor prática" na aplicação de exposição. Embora alguns profissionais de saúde mental encontrem maneiras criativas de obter reembolso do seguro, o sistema claramente não favorece a aplicação de exposição. É necessário um grande esforço de advocacia para mudar essa situação.

TCC: RECONSIDERAÇÃO DA DEFINIÇÃO

No Capítulo 1, expressei um pouco da dificuldade de definir a TCC. Eu não sou a única reagindo à ideia de criar uma definição, pois Herbert e Forman (2011) declararam que a TCC "tornou-se tão ampla que desafia uma definição clara" (p.3), e Hayes e colaboradores (2011) observaram: "A TCC é surpreendentemente difícil de definir" (p.144). Herbert e Forman, posteriormente, passaram a dizer que a TCC se tornou, "em grande parte, sinônimo de teorias e tecnologias psicológicas de base empírica, baseadas em evidências, cujo objetivo é melhorar a condição humana" (p.4). Embora esta última afirmação contenha verdade, é provável que não seja assim, pois existem outras abordagens psicoterapêuticas específicas, como a psicoterapia interpessoal (TIP) ou a terapia centrada na emoção (TCE), que são teoricamente distintas e atendem aos critérios de tratamento de base empírica. O que precisamos é de uma definição contemporânea refletindo o atual estado dos desenvolvimentos teóricos e empíricos no campo e, ao mesmo tempo, mantendo a distinção de outras abordagens baseadas em evidências para o tratamento de problemas de saúde mental. Aqui, no fim deste último capítulo do meu livro sobre inovações na TCC, eu fecho o círculo e especulo sobre como as inovações na TCC tiveram impacto sobre o modo como ela é definida hoje.

Como já foi mencionado por muitos especialistas no campo, a TCC não é uma abordagem específica – é uma família de psicoterapias que apresentam muitos recursos em comum. Na verdade, Stefan Hofmann e colaboradores escreveram que ela é muito mais complexa do que simplesmente modificar a cognição com a esperança de que os clientes experimentem uma redução no sofrimento emocional e nos problemas comportamentais, afirmando que "não pode ser reduzida a esse princípio comum ou a qualquer protocolo específico" (Hofmann, Glombiewski, Asnaani, & Sawyer, 2011, p. 267). Equiparar a TCC a uma abordagem específica, como terapia cognitiva, terapia comportamental dialética (DBT) ou terapia de aceitação e compromisso (ACT), é como comparar a ampla categoria de "veículos" com tipos específicos de veículos, como um carro esporte ou uma minivan (ver Herbert & Forman, 2011).

Talvez o princípio mais central da TCC tradicional seja o de que o tratamento se baseia na premissa de que a cognição medeia a mudança de comportamento (cf. K. S. Dobson & Dozois, 2010). Segue-se, então, que ela deve funcionar mudando a cognição desadaptativa, mesmo que as intervenções sejam de natureza comportamental, e não cognitiva. Existem, certamente, estudos que confirmam essa noção (Hofmann, 2004; Hofmann et al., 2007). Contudo, também existe muita pesquisa que não apoia essa premissa, já que (a) poucos estudos incluem as variáveis necessárias e testes estatísticos para demonstrar a mediação inequivocamente (ver Smits, Julian, Rosenfield, & Powers, 2012), (b) a mudança nos sintomas de sofrimento emocional ocorreu antes da mudança nos mediadores (p. ex., Stice, Rohde, Seeley, & Gau, 2010), (c) a mudança na cognição que não ajuda simplesmente não previu o resultado (p. ex., Burns & Spangler, 2001) ou (d) a mudança na cognição que não ajuda foi tão grande em uma condição não TCC (p. ex., farmacoterapia) quanto em TCC (p. ex., DeRubeis et al., 1990). Além disso, como mencionado no Capítulo 6 sobre ativação comportamental, a mudança cognitiva foi um importante mediador da mudança na ativação comportamental (i.e., uma estratégia que intervém ao nível do comportamento, e não ao nível da cognição) mais do que um programa completo de TCC incluindo reestruturação cognitiva (N. S. Jacobson et al., 1996). Seria parcimonioso, sensato e "menos confuso" dizer que as TCCs funcionam fundamentalmente porque mudam a cognição disfuncional e, assim, ajudam as pessoas a sentir menos mal-estar emocional. Até agora, porém, a literatura é suficientemente mista para simplesmente não podermos fazer essa afirmação. Assim, a característica mais central da definição de TCC de K. S. Dobson e Dozois (2010) não pode mais ser considerada absolutamente necessária.

Se nos afastarmos da noção de que as estratégias cognitivas modificam a cognição, que então afetam o resultado, então o que nos resta para definir os principais recursos componentes da TCC? No Capítulo 1, apresentei várias outras características, incluindo (a) os alvos da mudança (i.e., cognição e comportamento); (b) ênfase no autocontrole; (c) a natureza sensível ao tempo do tratamento; (d) a natureza focada no problema; (e) a estrutura; (f) a psicoeducação fornecida pelos terapeutas aos clientes; (g) o papel central da tarefa de casa; (h) o empirismo colaborativo; (i) o ecletismo técnico; (j) a aplicação do tratamento, tendo em vista a prevenção; e (k) a ênfase na parcimônia da explicação teórica (K. S. Dobson, 2012; K. S. Dobson & Dozois, 2010; Herbert & Forman, 2011; Kendall & Kriss, 1983). Eu sugiro que adicionemos emoção e aceitação a cognição e comportamento como alvos de mudança. De resto, continuaria sustentando todas essas como características importantes da TCC tal como ela é praticada hoje. Contudo, algo parece "ficar faltando" se não identificarmos um elemento central a desempenhar um papel central na maioria, senão em todas, as abordagens de TCC ao tratamento.

Eu ofereço dois componentes-chave. O "coração" da TCC é a *conceitualização de caso*, de modo que o terapeuta aplica a teoria cognitivo-comportamental para desenvolver uma compreensão intrincada dos fatores que precipitam, mantêm e exacerbam a apresentação clínica do cliente (A. T. Beck, comunicação pessoal, julho de 2014). Em segundo lugar, a TCC é *estratégica*, de modo que as intervenções terapêuticas oferecidas pelos terapeutas são bem pensadas, têm sua base na conceitualização de caso e são implementadas com um propósito específico em mente (Wenzel, 2013).

A definição de TCC aqui proposta, que vou chamar de *TCC integrativa*, é a de um *programa de tratamento estratégico e personalizado que surge a partir da conceitualização de caso da apresentação clínica de cada cliente e incorpora estratégias cognitivas, comportamentais e de aceitação, equilibradas com cultivo e manutenção da relação terapêutica*. As estratégias cognitivas podem ter como alvo o conteúdo ou a forma e a função da cognição. A partir desse arcabouço geral, abordagens terapêuticas cognitivo-comportamentais específicas podem assumir maior ou menor ênfase na mudança de comportamento, na mudança cognitiva e/ou na aceitação. A Figura 10.1 apresenta uma descrição gráfica dessa abordagem para compreender e definir TCC.

Observe a ênfase no balanceamento do cultivo e da manutenção do relacionamento terapêutico com estratégias de aceitação e mudança. Como mencionado anteriormente neste livro, um estereótipo – e uma crítica – em relação à TCC é crer que os terapeutas cognitivo-comportamentais prestam pouca atenção ao relacionamento terapêutico. Na verdade, porém, a necessidade de uma relação terapêutica forte foi incluída em alguns dos primeiros escritos seminais a respeito do assunto (p. ex., A. T. Beck et al., 1979) e aspectos da relação terapêutica dentro da TCC vêm sendo pesquisados há várias décadas (p. ex., DeRubeis & Feeley, 1990). Contudo, é verdade que os terapeutas cognitivo-comportamentais veem uma relação terapêutica forte como necessária, mas não suficiente para produzir bons resultados no tratamento, e que eles não têm, historicamente, dedicado espaço significativo em livros e treinamentos de estratégias para o desenvolvimento de uma relação terapêutica sólida. Esse estado de coisas está começando a mudar, com livros escritos por estudiosos e clínicos de TCC dedicados ao relacionamento terapêutico (Gilbert & Leahy, 2007).

Além disso, acredito que alguns dos melhores trabalhos de TCC sejam feitos quando os princípios cognitivos, comportamentais e de aceitação são aplicados a questões surgidas na relação terapêutica. Por exemplo, se ocorrer uma fenda no relacionamento, o terapeuta e o cliente podem compartilhar suas percepções sobre o que está acontecendo, proporcionando assim "evidências" com a possibilidade de esclarecer as eventuais pressuposições equivocadas que uma das partes está fazendo sobre a outra ou sobre o processo entre eles. Habilidades de comunicação efetivas podem ser praticadas durante o processo de reparação do relacionamento. Pode-se alcançar uma aceitação em que cada parte reconhece o outro como "humano", demonstrando compaixão. Considere este ponto de vista de Cory Newman, um terapeuta cognitivo-comportamental experiente:

> Provavelmente, a marca do percurso interpessoal de um terapeuta não está tanto em seus atos de autenticidade e calor quando as coisas estão sendo processadas

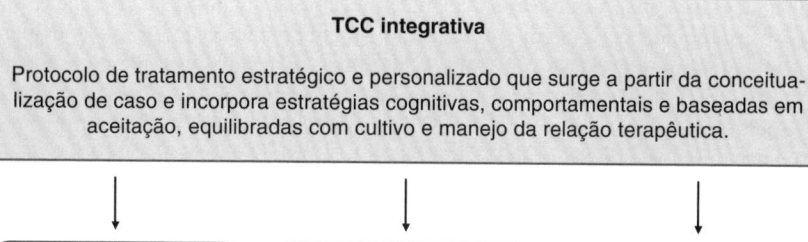

TCC integrativa

Protocolo de tratamento estratégico e personalizado que surge a partir da conceitualização de caso e incorpora estratégias cognitivas, comportamentais e baseadas em aceitação, equilibradas com cultivo e manejo da relação terapêutica.

Ênfase no comportamento

Análise comportamental aplicada
Ativação comportamental
Exposição
Terapia comportamental dialética

Ênfase na cognição

Terapia cognitiva
Terapia racional emotiva comportamental
Terapia de aceitação e compromisso
Terapia metacognitiva

Ênfase na aceitação

Terapia de aceitação e compromisso
Redução de estresse baseada em *mindfulness*
Terapia comportamental dialética

Figura 10.1
TERAPIA COGNITIVO-COMPORTAMENTAL INTEGRATIVA.

de forma rotineira, tanto quanto na capacidade de se manter conectado construtivamente em face de comportamentos aversivos dos clientes. Os terapeutas inspiram fé e confiança em seus clientes quando mostram graça e equilíbrio sob pressão, mantêm um alto padrão de comportamento interpessoal e não adotam ações punitivas ou rejeitadoras contra os clientes. Em vez disso, eles fazem o possível para conceituar os motivos da ruptura da aliança, repará-la e avançar com esperança e otimismo. Parte dessa habilidade está ligada à própria familiaridade e à facilidade dos terapeutas com o automonitoramento de seus pensamentos automáticos disfuncionais e na geração rápida e silenciosa de respostas racionais que os mantenham concentrados em sentirem-se positivos e em busca de soluções construtivas.

(Newman, 2007, p. 168)

Na verdade, a pesquisa sugere que há uma associação em forma de V entre a força da aliança terapêutica e o resultado, de modo que níveis moderados de tensão resolvidos de forma terapêutica têm potencial de se associar ao melhor resultado (Strauss et al., 2006). Eu acredito que a próxima década trará uma abundância de pesquisas sobre a aliança terapêutica como um importante mediador da mudança na TCC.

Cabe uma nota, entretanto, sobre abordagens de TCC que são principalmente de natureza psicopedagógica. Embora essas intervenções sejam de fato estruturadas, focadas em problemas e estratégicas, muitas vezes elas carecem de uma abordagem personalizada, minimizando, assim, a importância da conceitualização de caso, e a oportunidade de capitalizar uma forte relação terapêutica desenvolvida ao longo do tempo é muitas vezes limitada. A importância de reconhecer as semelhanças e diferenças entre TCCs psicoeducativas e integrativas baseadas em conceitualização tornou-se evidente para mim quando eu estava revisando a literatura para um livro que escrevi sobre TCC para sofrimento perinatal (i.e., depressão ou ansiedade durante a gravidez ou o primeiro ano pós-parto, Wenzel, 2015). Ao contrário do estado da literatura sobre TCC para uma série de transtornos mentais, a literatura sobre a eficácia dessa forma de terapia para sofrimento perinatal era muito mais ambígua, e também, ao contrário da literatura mais ampla, os resultados das metanálises sugeriam que a psicoterapia interpessoal (TIP) fora visivelmente mais eficaz do que a TCC para depressão pós--parto (p. ex., Bledsoe & Grote, 2006; Sockol, Epperson, & Barber, 2011). Contudo, quando examinei os protocolos de TCC específicos, vi que a maioria deles era aplicada em um formato de grupo em acordo com um protocolo geralmente psicoeducativo de sessão por sessão, o que limitava a flexibilidade com base na conceitualização de caso ou para os efeitos curativos da relação terapêutica. Atualmente, uma abordagem integrativa, estratégica, baseada em conceituação de caso ainda não foi avaliada para sofrimento perinatal.

Eu vejo essas abordagens psicopedagógicas como parte da família TCC, mas são partes periféricas, e não centrais. A Figura 10.2 representa a associação entre o que eu vejo como os exemplos mais perfeitos de TCCs – as integrativas e baseadas em conceitualização e as que compartilham apenas algumas dessas características. Há, sem dúvida, muitas outras abordagens rotuladas como "TCC" que compartilham apenas algumas das características da TCC integrativa, o que também justifica sua representação, como ocorre com as abordagens psicoeducativas. Para tomar apenas um exemplo (também incluído na Figura 10.2), a modificação do viés da atenção é um tipo de modificação do viés cognitivo em que os clientes com determinado transtorno mental são treinados a direcionar sua atenção para estímulos neutros, em vez de ameaçadores ou específicos de um transtorno, verbais ou pictóricos. O programa é administrado via computador. Os clientes participantes desse tipo de programa de treinamento da atenção geralmente relatam diminuição do sofrimento emocional ante um estressor e, em alguns casos, comportamento mais adaptativo (p. ex., melhor desempenho em um discurso; Amir & Conley, 2014). Essa intervenção é estratégica e está bem fundamentada em estudos teóricos e empíricos, indicando que pessoas com alguns problemas de saúde mental demonstram tendências da atenção para estímulos específicos do transtorno e dificuldade para desativá-los. Contudo, há pouca ou nenhuma função para a relação terapêutica, a qual estou defendendo como um componente essencial da TCC integrativa, baseada em conceitualização. Todavia, ela ocupa um espaço importante na família das TCCs com base em seus minuciosos estudos e sua aplicação.

UM FUTURO BRILHANTE

Não há dúvida de que os terapeutas cognitivo-comportamentais têm sido influenciados por inovações no campo. Existem inovações técnicas, como a aplicação de exposição influenciada pelo paradigma de aprendizagem inibitória. Existem inovações

TCC integrativa

- Tem base na conceitualização do caso
- É estratégica
- Equilibra atenção à relação terapêutica com estratégias para promover mudanças
- Os alvos de mudança são cognição, emoção, comportamento e aceitação
- Ênfase no autocontrole
- É focada no problema
- Tem natureza sensível ao tempo
- Presume alguma estrutura
- Incorpora psicoeducação do terapeuta
- Incorpora tarefa de casa
- Repousa na premissa de empirismo colaborativo
- É tecnicamente eclética
- Promove a prevenção
- Baseia-se na parcimônia para explicar fenômenos psicológicos

Abordagens de TCC que são basicamente psicoeducativas ou de natureza didática

Abordagens de TCC que se baseiam na modificação do viés cognitivo aplicadas via computador

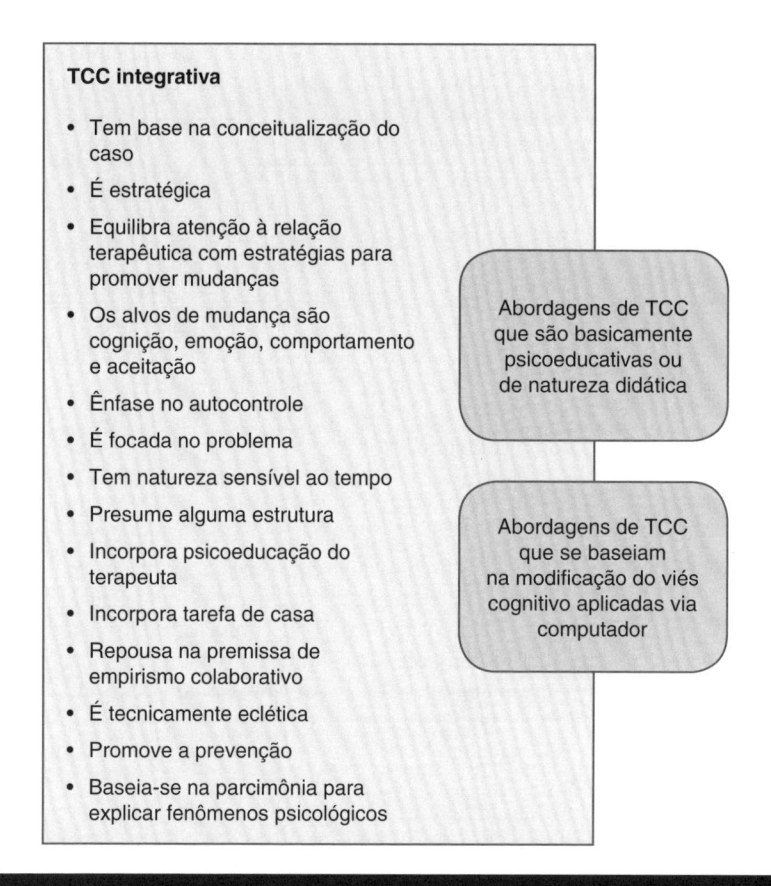

Figura 10.2

SOBREPOSIÇÃO ENTRE AS ABORDAGENS TERAPÊUTICAS COGNITIVO--COMPORTAMENTAIS.

baseadas em tecnologia, como o uso de aplicativos móveis para facilitar o trabalho entre as sessões. Existem inovações filosóficas, como maior atenção ao relacionamento terapêutico e maior foco na aceitação. A ACT e a terapia metacognitiva são exemplos por excelência de como o campo está evoluindo, pois o foco na cognição ainda é importante nessas abordagens, mas a ênfase é na função, e não na forma, da cognição, e na mudança do relacionamento dos clientes com seus pensamentos, e não no conteúdo dos pensamentos. Uma técnica de TCC tradicional, como a reestruturação cognitiva, não se torna irrelevante com essa evolução. Por exemplo, talvez ela seja mais bem aplicada no nível metacognitivo ou possa ser usada inicialmente para ajudar os clientes a tomar distância ou perspectiva em relação a crenças claramente distorcidas, o que pode criar espaço para a aplicação de outras estratégias de TCC (ver Herbert & Forman, 2011).

Além disso, estão constantemente emergindo novos desenvolvimentos emocionantes que ampliam os limites de compreensão e aplicação da TCC. Para tomar apenas um exemplo, nos últimos meses da elaboração desta obra, foi lançado um livro fenomenal de Edward R. Watkins sobre TCC focada na ruminação (Watkins, 2016). Essa abordagem já foi avaliada em alguns estudos e tem influenciado praticantes de ativação comportamental (ver Cap. 6), mas esse é o primeiro manual completo de tratamento disponibilizado a respeito. A ruminação é, inquestionavelmente, uma cognição, na medida em que se concentra no mal-estar e em suas implicações, bem como no foco excessivo em preocupações passadas, arrependimentos e objetivos não alcançados (ver Nolen-Hoeksema et al., 2008). Terapeutas cognitivo-comportamentais praticantes de um modelo tradicional podem muito bem intervir no nível dos conteúdos da ruminação, encorajando esses clientes a adotar uma visão mais equilibrada das circunstâncias de vida que os trouxeram até onde se encontram hoje. Contudo, há muito pouco nesse protocolo que seja focado no conteúdo. Em vez disso, o objetivo da terapia é examinar a função da ruminação e se envolver em comportamentos mais funcionais, incluindo *mindfulness* da experiência do momento presente e autocompaixão. É provável que TCCs para outras apresentações clínicas continuem se desenvolvendo nessa direção.

Deixo o leitor com dois pontos finais para levar para casa. Em primeiro lugar, como evidenciado na breve discussão da literatura sobre treinamento e divulgação, mesmo os terapeutas cognitivo-comportamentais treinados para um alto padrão de competência derivam para a implementação diária de uma abordagem mais geral e não estratégica do tratamento. Muitos entre meus estagiários chamam isso de "TCC-*lite*". Em minha opinião, aplicar TCC-*lite* é, em geral, um desserviço a nossos clientes, uma vez que essa abordagem geralmente é adotada em resposta a pressupostos de que, de alguma forma, determinado cliente não é adequado para TCC ou terá uma reação aversiva se um programa completo dessa forma de tratamento for implementado. Essa é uma suposição por parte do terapeuta, e acredito que os terapeutas devem reconhecer quando estão fazendo tais suposições, confirmá-las com seus clientes antes de tomar uma decisão clínica e decidir, de forma colaborativa, a melhor forma de implementar uma estratégia diferente baseada em conceitualização de caso se suas suposições estiverem corretas (Wenzel, 2013). Na minha experiência, quase sempre os pressupostos dos terapeutas são apenas isso – pressupostos –, e não algo que realmente induza a um abandono da estrutura e da estratégia da TCC. Aguardo ansiosamente pesquisas empíricas que confirmem o poder de um protocolo completo de TCC integrativa baseada em conceitualização.

Em segundo lugar, espero que o leitor conclua a leitura com a noção de que há de fato muitas inovações na TCC. Algumas delas são modificações lógicas das ferramentas e técnicas tradicionais da TCC; outras são informadas por outras tradições teóricas; e outras, ainda, são realmente acidentais e foram desenvolvidas de forma criativa com base nas necessidades de apresentações clínicas únicas. Não há nada "fora dos limites" na TCC e, na verdade, quanto mais criativa e personalizada for a intervenção para a apresentação clínica e as circunstâncias de vida do cliente, melhor. A chave é que o terapeuta alinhe a técnica inovadora com a teoria cognitivo-comportamental, de modo que haja um mecanismo hipotético bem definido, o qual se espera ter impacto na apresentação clínica do cliente. Será com essas inovações que o campo avançará tanto academicamente como na prática.

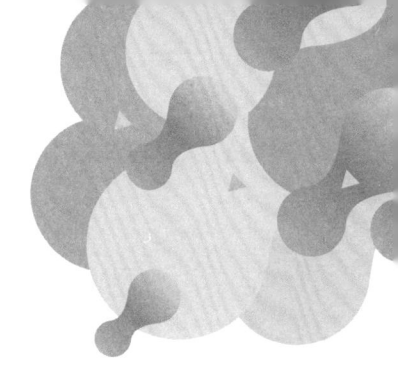

Referências

Abramowitz, J. S. (1998). Does cognitive behavioral therapy cure obsessive-compulsive disorder? A meta-analytic evaluation of clinical significance. *Behavior Therapy, 29,* 339-355.

Abramowitz, J. S., & Arch, J. J. (2014). Strategies for improving long-term outcomes in cognitive behavioral therapy for obsessive-compulsive disorder: Insights from learning theory. *Cognitive and Behavioral Practice, 21,* 20-31.

Abramowitz, J. S., Deacon, B. J., & Whiteside, S. P. H. (2011). *Exposure therapy for anxiety: Principles and practice.* New York, NY: Guilford Press.

Acierno, R., Rheingold, A., Amstadter, A., Kurent, J., Amella, E., . . ., & Lejeuz, C. (2012). Behavioral activation and therapeutic exposure (BA-TE) for bereavement in older adults. *Journal of Hospice and Palliative Medicine, 29,* 13-25.

Adams, T. G., Willems, J. L., & Bridges, A. J. (2011). Contamination aversion and repeated exposure to disgusting stimuli. *Anxiety, Stress, & Coping, 24,* 157-165.

Addis, M. E., & Martell, C. R. (2004). *Overcoming depression one step at a time: The new behavioral activation treatment to getting your life back.* Oakland, CA: New Harbinger.

Aguilera, A., Garza, M. J., & Muñoz, R. F. (2010). Group cognitive behavioral therapy for depression in Spanish: Culture-sensitive manualized treatment in practice. *Journal of Clinical Psychology: In Session, 66,* 857-867.

Ahlen, J., Edberg, E., Di Schiena, M., & Bergström, J. (2015). Cognitive behavioural group therapy for emetophobia: An open study in a psychiatric setting. *Clinical Psychologist, 19,* 96-104.

American Psychiatric Association [APA]. (2013). *Diagnostic and statistical manual of mental disorders* (5th ed.). Arlington, VA: American Psychiatric Association.

American Psychological Association. (2015). *Session structure and behavioral strategies (Cognitive behavioral therapy techniques and strategies series).* Washington, DC: APA Video.

Amir, N., & Conley, S. (2014). Attentional bias modification. In S. G. Hofmann (Ed.), *The Wiley handbook of cognitive behavioral therapy* (pp. 181-202). Malden, MA: John Wiley & Sons.

Amrhein, P. C., Miller, W. R., Yahne, C. E., Palmer, M., & Fulcher, L. (2003). Client commitment language during motivational interviewing predicts drug use outcomes. *Journal of Consulting and Clinical Psychology, 71,* 862-878.

Andersson, G. (2014). *The Internet and CBT: A clinical guide.* Boca Raton, FL: CRC Press.

Andersson, G., Cujpers, P., Carlbring, P., Riper, H., & Hedman, E. (2014). Internet-based vs. face-to-face cognitive behaviour therapy for psychiatric and somatic disorders. A systematic review and meta-analysis. *World Psychiatry, 13,* 288-295.

Andersson, G., Rozental, A., Rück, C., & Carlbring, P. (2015). Guided-Internet-delivered CBT: Can it really be as good as seeing a therapist? *Behavior Therapist, 38,* 123-126.

Andrews, G., & Williams, A. D. (2014). Internet psychotherapy and the future of personalized treatment. *Depression and Anxiety, 31,* 912-915.

Andrews, G., & Williams, A. D. (2015). Up-scaling clinician assisted Internet cognitive behavioural therapy (iCBT) for depression: A model for dissemination into primary care. *Clinical Psychology Review, 41,* 40-48.

Apodaca, T. R., & Longabaugh, R. (2009). Mechanisms of change in motivational interviewing: A review and preliminary evaluation of the evidence. *Addiction, 104,* 705–715.

Arch, J. J., & Craske, M. G. (2009). First-line treatment: A critical appraisal of cognitive behavioral theory developments and alternatives. *Psychiatric Clinics of North America, 32,* 525–547.

Arch, J. J., & Craske, M. G. (2011). Addressing relapse in cognitive behavioral therapy for panic disorder: Methods for optimizing long-term treatment outcomes. *Cognitive and Behavioral Practice, 18,* 306–315.

Arkowitz, H., & Miller, W. R. (2008). Learning, applying, and extending motivational interviewing. In H. A. Arkowitz, H. A. Westra, W. R. Miller, & S. Rollnick (Eds.), *Motivational interviewing in the treatment of psychological problems* (pp. 1–25). New York, NY: Guilford Press.

Arntz, A., Tiesema, M., & Kindt, M. (2007). Treatment of PTSD: A comparison of imaginal exposure with and without imagery rescripting. *Journal of Behavior Therapy and Experimental Psychiatry, 38,* 345–370.

Arntz, A., & Weertman, A. (1999). Treatment of childhood memories: Theory and practice. *Behaviour Research and Therapy, 37,* 715–740.

Aviram, A., & Westra, H. A. (2011). The impact of motivational interviewing on resistance in cognitive behavioral therapy for generalized anxiety disorder. *Psychotherapy Research, 21,* 698–708.

Ayala, E. S., Meuret, A. E., & Ritz, T. (2009). Treatments for blood-injury-injection phobia: A critical review of current evidence. *Journal of Psychiatric Research, 43,* 1235–1242.

Backz, W. (2011). View on REBT, past, present, and future: Albert Ellis' contribution to the field. *Journal of Rational-Emotive Cognitive-Behavior Therapy, 29,* 263–271.

Baker, A., Mystkowski, J., Culver, N., Yi, R., Mortazavi, A., & Craske, M. G. (2010). Does habituation matter? Emotional processing theory and exposure therapy of acrophobia. *Behaviour Research and Therapy, 48,* 1139–1143.

Balán, I. C., Lejuez, C. W., Hoffer, M., & Blanco, C. (2016). Integrating motivational interviewing and brief behavioral activation therapy: Theoretical and practice considerations. *Cognitive and Behavioral Practice, 23,* 205–220.

Bandura, A. (1977). *Social learning theory.* Englewood Cliffs, NJ: Prentice-Hall.

Bandura, A., & Schunk, D. H. (1981). Cultivating competence, self-efficacy, and intrinsic interest through proximal self-motivation. *Journal of Personality and Social Psychology, 41,* 586–598.

Barlow, D. H. (1988). *Anxiety and its disorders.* New York, NY: Guilford Press.

Barlow, D. H. (2002). *Anxiety and its disorders* (2nd ed.). New York, NY: Guilford Press.

Barlow, D. H., & Craske, M. G. (2007). *Mastery of your anxiety and panic* (4th ed.). New York, NY: Oxford University Press.

Barlow, D. H., Farchione, T. J., Fairholme, C. P., Ellard, K. K., Boisseau, C. L., . . ., & Ehrenreich-May, J. (2011). *The unified protocol for transdiagnostic treatment of emotional disorders: Therapist guide.* New York, NY: Oxford University Press.

Basco, M. R., & Rush, A. J. (2005). *Cognitive-behavioral therapy for bipolar disorder* (2nd ed.). New York, NY: Guilford Press.

Baucom, D. H., Epstein, N., Sayers, S., & Sher, T. G. (1989). The role of cognitions in marital relationships: Definitional, methodological, and conceptual issues. *Journal of Consulting and Clinical Psychology, 57,* 3–38.

Baucom, D. H., Shoham, V., Mueser, K. T., Daiuto, A. D., & Stickle, T. R. (1998). Empirically supported couple and family interventions for marital distress and adult mental health problems. *Journal of Consulting and Clinical Psychology, 66,* 53–58.

Baus, O., & Bouchard, S. (2014). Moving from virtual reality exposure-based therapy to augmented reality exposure-based therapy: A review. *Frontiers in Neuroscience, 8,* 1–15.

Beck, A. T. (1970). Role of fantasies in psychotherapy and psychopathology. *Journal of Nervous and Mental Disease, 150,* 3–17.

Beck, A. T. (1976). *Cognitive therapy and the emotional disorders.* New York, NY: International Universities Press.

Beck, A. T. (1993). Cognitive therapy: Past, present, and future. *Journal of Consulting and Clinical Psychology, 61,* 164–198.

Beck, A. T. (1999). *Prisoners of hate: The cognitive basis of anger and hostility.* New York, NY: HarperCollins.

Beck, A. T. (2006). How an anomalous finding led to a new system of psychotherapy. *Nature Medicine, 12,* 1139–1141.

Beck, A. T., & Beck, J. S. (1991). *The personality beliefs questionnaire.* Unpublished assessment instrument. Beck Institute for Cognitive Behavior Therapy, Bala Cynwyd, PA.

Beck, A. T., Butler, A. C., Brown, G. K., Dahlsgaard, K. K., Newman, C. F., & Beck, J. S. (2001). Dysfunctional beliefs discriminate personality disorders. *Behaviour Research and Therapy, 39,* 1213–1225.

Beck, A. T., Davis, D. D., & Freeman, A. (Eds.). (2015). *Cognitive therapy for personality disorders* (3rd ed.). New York, NY: Guilford Press.

Beck, A. T., & Emery, G. (1985). *Anxiety disorders and phobias: A cognitive perspective.* New York, NY: Basic Books.

Beck, A. T., Rector, N. A., Stolar, N., & Grant, P. (2009). *Schizophrenia: Cognitive theory, research, and therapy.* New York, NY: Guilford Press.

Beck, A. T., Rush, A. J., Shaw, B. F., & Emery, G. (1979). *Cognitive therapy of depression.* New York, NY: Guilford Press.

Beck, A. T., Steer, R. A., & Brown, G. K. (1996). *Beck depression inventory—Second edition manual.* San Antonio, TX: The Psychological Corporation.

Beck, A. T., Wright, F. D., Newman, C. F., & Liese, B. S. (1993). *Cognitive therapy of substance abuse.* New York, NY: Guilford Press.

Beck, J. S. (1995). *Cognitive therapy: Basics and beyond.* New York, NY: Guilford Press.

Beck, J. S. (2005). *Cognitive therapy for challenging problems: What to do when the basics don't work.* New York, NY: Guilford Press.

Beck, J. S. (2011). *Cognitive behavior therapy: Basics and beyond* (2nd ed.). New York, NY: Guilford Press.

Bernal, G., & Scharrón-del-Rio, M. R. (2001). Are empirically supported treatments valid for ethnic minorities? Toward an alternative approach for treatment research. *Cultural Diversity and Ethnic Minority Psychology, 7,* 328–342.

Bernstein, D. A., Borkovec, T. D., & Hazlett-Stevens, H. (2000). *New directions in progressive muscle relaxation training: A guidebook for helping professionals.* Westport, CT: Praeger.

Bernstein, R. E., Angell, K. L., & Dehle, C. M. (2013). A brief course of cognitive behavioural therapy for the treatment of misophonia: A case example. *Cognitive Behavior Therapy, 6,* e10–e13.

Beutler, L. E. (2000, September 1). Empirically based decision making in clinical practice. *Prevention & Treatment, 3,* 6–22.

Beutler, L. E., Harwood, T. M., Michelson, A., Song, X., & Holman, J. (2011). Resistance/reactance level. *Journal of Clinical Psychology, 67,* 133–142.

Bhar, S. S., Beck, A. T., & Butler, A. C. (2012). Beliefs and personality disorders: An overview of the Personality Beliefs Questionnaire. *Journal of Clinical Psychology, 68,* 88–100.

Bieling, P. J., Beck, A. T., & Brown, G. K. (2000). The Sociotropy-Autonomy Scale: Structure and implications. *Cognitive Therapy and Research, 24,* 763–780.

Bieling, P. J., McCabe, M. E., & Antony, M. M. (2006). *Cognitive-behavioral therapy in groups.* New York, NY: Guilford Press.

Bien, T. H., Miller, W. R., & Boroughs, J. M. (1993). Motivational interviewing with alcohol outpatients. *Behavioural and Cognitive Psychotherapy, 21,* 347–356.

Björgvinsson, T., Kertz, S. J., Bigda-Peyton, J., Rosmarin, D., Aderka, I. M., & Neuhaus, E. C. (2014). Effectiveness of cognitive behavior therapy for severe mood disorders in an acute psychiatric naturalistic setting: A benchmarking study. *Cognitive Behaviour Therapy, 43,* 209–220.

Bjork, R. A., & Bjork, E. L. (1992). A new theory of disuse and an old theory of stimulus fluctuation. In A. Healy, S. Kosslyn, & R. Shiffrin (Eds.), *From learning processes to cognitive processes: Essays in honor of William K. Estes* (pp. 35–67). Hillsdale, NJ: Lawrence Erlbaum.

Blackledge, J. T. (2015). *Cognitive defusion in practice: A clinician's guide to assessing, observing, and supporting change in your client.* Oakland, CA: Context Press.

Bledsoe, S. E., & Grote, N. K. (2006). Treating depression during pregnancy and the postpartum: A preliminary meta-analysis. *Research on Social Work Practice, 16,* 109–120.

Borkovec, T. D., Newman, M. G., Pincus, A. L., & Lytle, R. (2002). A component analysis of cognitive behavioral therapy for generalized anxiety disorder and the role of interpersonal problems. *Journal of Consulting and Clinical Psychology, 70,* 288–298.

Borkovec, T. D., & Ruscio, A. M. (2001). Psychotherapy for generalized anxiety disorder. *Journal of Clinical Psychiatry, 62* (Suppl 11), 37–42.

Borkovec, T. D., & Sides, J. K. (1979). The contribution of relaxation and expectancy to fear reduction via graded, imaginal exposure to feared stimuli. *Behaviour Research and Therapy, 17,* 529–540.

Bowen, S., Chawla, N., Collins, S. E., Witkiewitz, K., Hsu, S., . . ., & Marlatt, G. A. (2009). Mindfulness-based relapse prevention for substance use disorders: A pilot efficacy trial. *Journal of Substance Abuse, 30,* 295–305.

Brantley, J. (2005). Mindfulness-based stress reduction. In S. M. Orsillo & L. Roemer (Eds.), *Acceptance and mindfulness-based approaches to anxiety: Conceptualization and treatment* (pp. 131–145). New York, NY: Springer.

Braun, J. D., Strunk, D. R., Sasso, K. E., & Cooper, A. A. (2015). Therapist use of Socratic questioning predicts session-to-session symptom change in cognitive therapy for depression. *Behaviour Research and Therapy, 70,* 32–37.

Brazão, N., de Motta, C., Rijo, D., Salvador, M., Pinto-Gouvelea, J., & Ramos, J. (2015). Clinical change in cognitive distortions and core schemas after a cognitive-behavioral group intervention: Preliminary findings from a randomized trial with male prison inmates. *Cognitive Therapy and Research, 39,* 578–589.

Bridges, L. J., Denham, S. A., & Ganiban, J. M. (2004). Definitional issues in emotion regulation research. *Child Development, 75,* 340–345.

Brown, G. K., Ten Have, T., Henriques, G. R., Xie, S. X., Hollander, J. E., & Beck, A. T. (2005). Cognitive therapy for the prevention of suicide attempts: A randomized controlled trial. *Journal of the American Medical Association, 294,* 563–570.

Brown, J. M., & Miller, W. R. (1993). Impact of motivational interviewing on participation and outcome in residential alcoholism treatment. *Psychology of Addictive Behaviors, 7,* 211–218.

Bryant, R. A., Moulds, M. L., Guthrie, R. M., Dang, S. T., Mastrodomenico, J., . . ., & Creamer, M. (2008). A randomized controlled trial of exposure therapy and cognitive restructuring for posttraumatic stress disorder. *Journal of Consulting and Clinical Psychology, 76,* 695–703.

Buchanan, T. W., & Lovallo. W. R. (2001). Enhanced memory for emotional material following stress-level cortisol treatment in humans. *Psychoneuroendocrinology, 26,* 307–317.

Buckner, J. D., & Schmidt, N. B. (2009). A randomized pilot study of motivation enhancement therapy to increase utilization of cognitive behavioral therapy for social anxiety. *Behaviour Therapy and Research, 47,* 710–715.

Burke, B. L. (2011). What can motivational interviewing do for you? *Cognitive and Behavioral Practice, 18,* 74–81.

Burke, B. L., Arkowitz, H., & Menchola, M. (2003). The efficacy of motivational interviewing: A meta-analysis of controlled clinical trials. *Journal of Consulting and Clinical Psychology, 71,* 843–861.

Burns, D. D. (1980). *Feeling good: The new mood therapy.* New York, NY: Signet.

Burns, D. D., & Spangler, D. (2001). Do changes in dysfunctional attitudes mediate changes in depression and anxiety in cognitive behavioral therapy? *Behavior Therapy, 32,* 337–369.

Butler, A. C., Chapman, J. E., Forman, E. M., & Beck, A. T. (2006). The empirical status of cognitive-behavioral therapy: A review of meta-analyses. *Clinical Psychology Review, 26,* 17–31.

Button, M. L., Westra, H. A., Hara, K. M., & Aviram, A. (2015). Disentangling the impact of resistance and ambivalence on therapy outcomes in cognitive behavioural therapy for generalized anxiety disorder. *Cognitive Behaviour Therapy, 44,* 44–53.

Byrne, S. M., Fusland, A., Allen, K. L., & Watson, H. (2011). The effectiveness of enhanced cognitive behavioural therapy for eating disorders: An open trial. *Behaviour Research and Therapy, 49,* 219–226.

Cain, C. K., Blouin, A. M., & Barad, M. (2004). Adrenergic transmission facilitates extinction of conditioned fear in mice. *Learning and Memory, 11,* 179–187.

Calero-Elvira, A., Froján-Parga, M., Ruiz-Sancho, E. M., & Alpañés-Freitag, M. (2013). Descriptive study of the Socratic method: Evidence for verbal shaping. *Behavior Therapy, 44,* 625–638.

Carter, J. D., McIntosh, V. V., Jordan, J., Porter, P. J., Frampton, C. M., & Joyce, P. R. (2013). sychotherapy for depression: A randomized clinical trial comparing schema therapy and cognitive behavior therapy. *Journal of Affective Disorders, 151,* 500–505.

Cassin, S. E., von Ranson, K. M., Heng, K., Brar, J., & Wojtowicz, A. E. (2008). Adapted motivational interviewing for women with binge eating disorder: A randomized control trial. *Psychology of Addictive Behaviors, 22,* 417–425.

Chambless, D. L., & Ollendick, T. H. (2001). Empirically supported psychological interventions: Controversies and evidence. *Annual Review of Psychology, 52,* 685–716.

Chapman, A. L., & Dehle, C. (2002). Bridging theory and practice: A comparative analysis of integrative behavioral couple therapy and cognitive behavioral couple therapy. *Cognitive and Behavioral Practice, 9,* 150–163.

Chorpita, B. F., Weisz, J. R., Daleiden, E. L., Schoenwald, S. K., Palinkas, L. A., . . ., & the Research Network on Youth Mental Health. (2013). Long-term outcomes for the Child STEPs randomized effectiveness trial: A comparison of modular and standard treatment designs with usual care. *Journal of Consulting and Clinical Psychology, 81,* 999–1009.

Christensen, A., Atkins, D. C., Baucom, B., & Yi, J. (2010). Marital status and satisfaction five years following a randomized clinical trial comparing traditional versus integrative behavioral couple therapy. *Journal of Consulting and Clinical Psychology, 78,* 225–235.

Christensen, A., Atkins, D. C., Berns, S., Wheller, J., Baucom, D. H., & Simpson, L. E. (2004). Traditional versus integrative behavioral couple therapy for significantly and chronically distressed married couples. *Journal of Consulting and Clinical Psychology, 72,* 176–191.

Christensen, A., Atkins, D. C., Yi, J., Baucom, D. H., & George, W. H. (2006). Couple and individual adjustment for 2 years following a randomized clinical trial comparing traditional versus integrative behavioral couple therapy. *Journal of Consulting and Clinical Psychology, 74,* 1180–1191.

Clark, D. A., & Beck, A. T. (1991). Personality factors in dysphoria: A psychometric refinement of Beck's Sociotropy-Autonomy Scale. *Journal of Psychopathology and Behavioral Assessment, 13,* 369–388.

Clark, D. M. (1986). A cognitive approach to panic. *Behaviour Research and Therapy, 24,* 461–470.

Clark, D. M., Ehlers, A., McManus, F., Hackmann, A., Fennell, M., . . ., & Louis, B. (2003). Cognitive therapy versus fluoxetine in generalized social phobia: A randomized placebocontrolled trial. *Journal of Consulting and Clinical Psychology, 71,* 1058–1067.

Clark, D. M., Salkovskis, P. M., & Chalkley, A. J. (1985). Respiratory control as a treatment for panic attacks. *Journal of Experimental Psychiatry and Behavior Therapy, 16,* 23–30.

Clore, G. L., & Ortony, A. (2000). Cognition in emotion: Always, sometimes, or never. In R. D. R. Lane, L. Nadel, G. L. Ahern, J. Allen, & A. W. Kasniak (Eds.), *Cognitive neuroscience of emotion* (pp. 24–61). New York, NY: Oxford University Press.

Clore, G. L., & Robinson, M. D. (2000). What is emotion regulation? In search of a phenomenon. *Psychological Inquiry, 11,* 163–166.

Cockram, D. M., Drummond, P. D., & Lee, C. W. (2010). Role and treatment of early maladaptive schemas in Vietnam veterans with PTSD. C *linical Psychology and Psychotherapy, 17,* 165–182.

Conrad, A., Müller, A., Doberenz, S., Kim, S., Meuret, A. E., . . ., & Roth, W. T. (2007). Psychophysiological effects of breathing instructions for stress management. *Applied Psychophysiology and Biofeedback, 32,* 89–98.

Conrod, P. J., Stewart, S. H., Phil, R., Côté, S., Fontaine, V., & Dongier, M. (2000). Efficacy of brief coping skills interventions that match different personality profiles of female substance abusers. *Psychology of Addictive Behaviors, 14,* 231–242.

Cooper, Z., Doll, H. A., Hawker, D. M., Byrne, S., Bonner, G., . . ., & Fiarburn, C. G. (2010). Testing a new cognitive behavioural treatment for obesity: A randomized controlled trial with three-year follow-up. *Behaviour Research and Therapy, 48,* 706–713.

Craske, M. G., Kircanski, K., Zelikowsky, M., Mystkowski, J., Chowdhury, N., & Baker, A. (2008). Optimizing inhibitory learning during exposure therapy. *Behaviour Research and Therapy, 46,* 5–27.

Craske, M. G., Liao, B., Brown, L., & Vervliet, B. (2012). Role of inhibition in exposure therapy. *Journal of Experimental Psychopathology, 3,* 322–345.

Craske, M. G., Rowe, M., Lewin, M., & Noriega-Dimitri, R. (1997). Interoceptive exposure versus breathing retraining within cognitive behavioural therapy for panic disorder with agoraphobia. *British Journal of Clinical Psychology, 36,* 85–99.

Craske, M. G., Treanor, M., Conway, C. C., & Zbozinek, T. (2014). Maximizing exposure therapy: An inhibitory learning approach. *Behaviour Research and Therapy, 58,* 10–23.

Cromarty, P., & Marks, I. (1995). Does rational role-play enhance the outcome of exposure therapy in dysmorphophobia? A case study. *British Journal of Psychiatry, 167,* 399–402.

Cuijpers, P., van Straten, A., & Warmerdam, L. (2007a). Behavioral activation treatments of depression: A meta-analysis. *Clinical Psychology Review, 27,* 318–326.

Dattilio, F. M. (2010). *Cognitive behavioral therapy with couples and families: A comprehensive guide for clinicians.* New York, NY: Guilford Press.

Daughters, S. B., Braun, A. R., Sargeant, M., Reynolds, E. R., Hopko, D., . . ., & Lejuez, C. W. (2008). Effectiveness of a brief behavioral treatment for inner-city illicit drug users with elevated depressive symptoms: The Life Enhancement Treatment for Substance Use (LETS ACT). *Journal of Clinical Psychiatry, 69,* 122–129.

Deacon, B. J., & Abramowitz, J. S. (2004). Cognitive and behavioral treatments for anxiety disorders: A review of meta-analytic findings. *Journal of Clinical Psychology, 60,* 429–441.

Dean, H. Y., Touyz, S. W., Rieger, E., & Thornton, C. E. (2008). Group motivational enhancement therapy as an adjunct to inpatient treatment for eating disorders: A preliminar study. *European Eating Disorders Review, 16,* 256–267.

de Kleine, R. A., Hendriks, G.-J., Kusters, W. J., Broekman, T. G., & Van Minnen, A. (2012). A randomized placebo-controlled trial of D-cycloserine to enhance exposure therapy for posttraumatic stress disorder. *Biological Psychiatry, 71,* 962–968.

Delavechia, T. R., Velasquez, M. L., Duran, É., Matsumoto, L. S., & de Oliveira, I. R. (2016). Changing negative core beliefs with trial-based thought record. *Archives of Clinical Psychiatry, 43,* 31–33.

Denny, B. T., & Ochsner, K. N. (2014). Behavioral effects of longitudinal training in cognitive reappraisal. *Emotion, 14,* 425–433.

de Oliveira, I. R. (2007). Sentence-reversion-based thought record (SRBTR): A new strategy to deal with "yes, but. " dysfunctional thoughts in cognitive therapy. *Revue Européenne de Psychologie Appliqueé, 57,* 17–22.

de Oliveira, I. R. (2008). Trial-based thought record (TBTR): Preliminary data on a strategy to deal with core beliefs by combining sentence reversion and the use of analogy with a judicial process. *Jornal Brasileiro de Psiquiatria, 30,* 12–18.

de Oliveira, I. R. (2011). Kafka's trial dilemma: Proposal of a practical solution to Joseph K.'s unknown accusation. *Medical Hypotheses, 77,* 5–6.

de Oliveira, I. R. (2012). Downward/upward arrow. Accepted entry in www.commonlanguagepsychotherapy.org.

de Oliveira, I. R. (2015). *Trial-based cognitive therapy: A manual for clinicians.* New York, NY: Routledge.

de Oliveira, I. R. (2016). *Trial-based cognitive therapy: Distinctive features.* New York, NY: Routledge.

de Oliveira, I. R., Hemmany, C., Powell, V. B., Bonfi m, T. D., Duran, E. P., . . ., & Cesnik, J. A. (2012). Trial-based psychotherapy and the efficacy of trial-based thought record in changing unhelpful core beliefs and reducing self-criticism. *CNS Spectrums, 17,* 16–23.

de Oliveira, I. R., Powell, V. B., Wenzel, A., Caldas, M., Seixas, C., . . ., & Sudak, D. (2012). Efficacy of the trial-based thought record: A new cognitive therapy strategy designed to change core beliefs in social phobia. *Journal of Clinical Pharmacy and Therapeutics, 37,* 328–334.

de Quervain, D. J., Bentz, D., Michael, T., Bolt, O. C., Wiederhold, B. K., . . ., & Wilhelm, F. H. (2011). Glucocorticoids enhance extinction-based psychotherapy. *Proceedings of the National Academy of Sciences, 108,* 6621–6625.

DeRubeis, R. J., Brotman, M. A., & Gibbons, C. J. (2005). A conceptual and methodological analysis of the nonspecific argument. *Clinical Psychology: Science and Practice, 12, 1* 74–183.

DeRubeis, R. J., Evans, M. D., Hollon, S. D., Garvey, M. J., Grove, W. M., & Tuason, V. B. (1990). How does cognitive therapy work? Cognitive change and symptom change in cognitive therapy and pharmacotherapy for depression. *Journal of Consulting and Clinical Psychology, 58,* 862–869.

DeRubeis, R. J., & Feeley, M. (1990). Determinants of change in cognitive therapy for depression. *Cognitive Therapy and Research, 14,* 469–482.

DeRubeis, R. J., Hollon, S. D., Amsterdam, J. D., Shelton, R. C., Young, P. R., . . ., & Gallop, R. (2005). Cognitive therapy vs medications in the treatment of moderate to severe depression. *Archives of General Psychiatry, 62,* 409–416.

Diedrich, A., Hofmann, S. G., Cuijpers, P., & Berking, M. (2016). Self-compassion enhances the efficacy of explicit cognitive reappraisal as an emotion regulation strategy in individuals with major depressive disorder. *Behaviour Research and Therapy, 82,* 1–10.

Difede, J., Cukor, J., Jayasignhe, N., Patt, I., Jedel, S., . . ., & Hoffman, H. G. (2007). Virtual reality exposure therapy for the treatment of posttraumatic stress disorder following September 11, 2011. *Journal of Clinical Psychiatry, 68,* 1639–1647.

DiGiuseppe, R. (2011). Reflection on my 32 years with Albert Ellis. *Journal of Rational-Emotive Cognitive-Behavior Therapy, 29,* 220–227.

Dimaggio, G., Salvatore, G., Lysaker, P. H., Ottavi, P., & Popolo, R. (2015). Behavioral activation revisited as a key principle of change in personality disorders psychotherapy. *Journal of Psychotherapy Integration, 25,* 30–38.

Dimidjian, S., Barrera Jr., M., Martell, C., Muñoz, R. F., & Lewinsohn, P. M. (2011). The origins and current status of behavioral activation treatments for depression. *Annual Review of Clinical Psychology, 7,* 1–38.

Dimidjian, S., Hollon, S. D., Dobson, K. S., Schmaling, K. B., Kohlenberg, R. J., . . ., & Jacobson, N. S. (2006). Randomized trial of behavioral activation, cognitive therapy, and antidepressant medication with the acute treatment of adults with major depression. *Journal of Consulting and Clinical Psychology, 74,* 658–670.

Ditto, B., Byrne, N., & Holly, C. (2009). Physiological correlates of applied tension may contribute to reduced fainting during medical procedures. *Annals of Behavioral Medicine, 37,* 306–314.

Ditto, B., & France, C. R. (2006). The effects of applied tension on symptoms in Frenchspeaking blood donors: A randomized trial. *Health Psychology, 25,* 433–437.

Dobson, D., & Dobson, K. S. (2009). *Evidence-based practice of cognitive-behavioral therapy.* New York, NY: Guilford Press.

Dobson, K. S. (2012). *Cognitive therapy.* Washington, DC: APA Books.

Dobson, K. S., & Dozois, D. J. A. (2010). Historical and philosophical bases of the cognitive behavioral therapies. In K. S. Dobson (Ed.), *Handbook of cognitive behavioral therapies* (3rd ed., pp. 3–38). New York, NY: Guilford Press.

Dobson, K. S., Hollon, S. D., Dimidjian, S., Schmaling, K., Kohlenberg, R. J., . . ., & Jacobson, N. S. (2008). Randomized trial of behavioral activation, cognitive therapy, and anti depressant medication in the prevention of relapse and recurrence in major depression. *Journal of Consulting and Clinical Psychology, 76,* 468–477.

Donaldson, C., & Lam, D. (2004). Rumination, mood, and social problem solving in major depression. *Psychological Medicine, 34,* 1309–1318.

Driessen, E., & Hollon, S. D. (2010). Cognitive behavioral therapy for mood disorders: Efficacy, moderators, and mediators. *Psychiatric Clinics of North America, 33,* 537–555.

Driessen, E., & Hollon, S. D. (2011). Motivational interviewing from a cognitive behavioral perspective. *Cognitive and Behavioral Practice, 18,* 70–73.

Dryden, W. (1990). *Dealing with anger problems: Rational-emotive therapeutic interventions.* Sarasota, FL: Professional Resource Exchange.

Dryden, W. (2011). Albert Ellis and rational emotive behavior therapy: A personal Reflection. *Journal Rational-Emotive Cognitive-Behavior Therapy, 29,* 211–219.

Dryden, W. (2012). The "ABCs" of REBT I: A preliminary study of errors and confusions in counselling and psychotherapy textbooks. *Journal of Rational-Emotive Cognitive-Behavior Therapy, 30,* 133–172.

Dugas, M. J., Brillon, P., Savard, P., Turcotte, J., Gaudet, A., . . ., & Gervais, N. J. (2010). A randomized clinical trial of cognitive behavioral therapy and applied relaxation for adults with generalized anxiety disorder. *Behavior Therapy, 41,* 46–58.

Dugas, M. J., Hedayati, M., Karavidas, A., Buhr, K., Francis, K., & Phillips, N. A. (2005). Intolerance of uncertainty and information processing: Evidence of biased recall and interpretations. *Cognitive Therapy and Research, 29,* 57–70.

Dugas, M. J., & Robichaud, M. (2007). *Cognitive behavioral treatment for generalized anxiety disorder: From science to practice.* New York, NY: Taylor & Francis.

Dunn, E. C., Neighbors, C., & Larimer, M. E. (2006). Motivational enhancement therapy and self-help treatment for binge eaters. *Psychology of Addictive Behaviors, 20,* 44–52.

Dunn, R. L., & Schwebel, A. I. (1995). Meta-analytic review of marital therapy outcome research. *Journal of Family Therapy, 9,* 58–68.

Eells, T. D. (2007). History and current status of psychotherapy case formulation. In T. D. Eells (Ed.), *Handbook of psychotherapy case formulation* (2nd ed., pp. 3–32). New York, NY: Guilford Press.

Ekers, D., Richards, D., & Gilbody, S. (2007). A meta-analysis of randomized trials of behavioural treatment of depression. *Psychological Medicine, 38,* 611–623.

Ellis, A. (1962). *Reason and emotion in psychotherapy.* New York, NY: Stuart.

Ellis, A. (1979). The basic clinical theory of rational emotive therapy. In A. Ellis & M. M. Whiteley (Eds.), *Theoretical and empirical foundations of rational-emotive therapy.* Monterey, CA: Brooks/Cole.

Ellis, A. (1989). Using rational-emotive therapy (RET) as crisis intervention: A single session with a suicidal client. *Individual Psychology: Journal of Adlerian Theory, Research, & Practice, 45,* 78–81.

Ellis, A. (1993). The RET approach to marriage and family therapy. *Family Journal: Counseling and Therapy for Couples and Families, 1,* 292–307.

Ellis, A. (1999). Treatment of borderline personality disorder with rational emotive behavior therapy. In C. R. Cloninger (Ed.), *Personality and psychopathology* (pp. 475–496). Arlington, VA: American Psychiatric Association.

Ellis, A., McInerney, J. F., DiGieseppe, T., & Yeager, R. J. (1988). *Rational-emotive therapy with alcoholics and substance abusers.* Elmsford, NY: Pergamon Press.

Ellis, A., & Wilde, J. (2001). *Case studies in REBT with children and adolescents.* New York, NY: Prentice-Hall.

Elkin, I., Shea, M. T., Watkins, J. T., Imber, S. D., Sitsky, S. M., . . ., & Parloff, M. B. (1989). NIMH Treatment of Depression Collaborative Research Program: General effectiveness of treatments. *Archives of General Psychiatry, 46,* 971–982.

Emmelkamp, P. M. (2005). Technological innovations in clinical assessment and psychotherapy. *Psychotherapy and Psychosomatics, 74,* 1011–1030.

Emmelkamp, P. M., & Mersch, P. P. (1982). Cognition and exposure in vivo in the treatment of agoraphobia: Short-term and delayed effects. *Cognitive Therapy and Research, 6,* 77–90.

Epp, A. M., & Dobson, D. (2010). The evidence base for cognitive behavioral therapy. In K. S. Dobson (Ed.), *Handbook of cognitive behavioral therapies* (2nd ed., pp. 39–73). New York, NY: Guilford Press.

Epstein, N. B., & Baucom, D. H. (2002). *Enhanced cognitive behavior therapy for couples: A contextual approach.* Washington, DC: APA Books.

Eysenck, H. J. (1952). The effects of psychotherapy: An evaluation. *Journal of Consulting Psychology, 16,* 319–324.

Eysenck, H. J. (1960). *Behaviour therapy and the neuroses.* Oxford, UK: Pergamon Press.

Fairburn, C. G. (2008). *Cognitive behavior therapy and eating disorders.* New York, NY: Guilford Press.

Fairburn, C. G., & Cooper, Z. (2014). Eating disorders: A transdiagnostic protocol. In D. H. Barlow (Ed.), *Clinical handbook of psychological disorders: A step-by-step treatment manual* (5th ed., pp. 670–702). New York, NY: Guilford Press.

Fang, A., Sawyer, A. T., Asnaani, A., & Hofmann, S. G. (2013). Social mishap exposures for social anxiety disorder: An important treatment ingredient. *Cognitive and Behavioral Practice, 20,* 213–220.

Fedoroff, I. C., & Taylor, S. (2001). Psychological and pharmacological treatments of social phobia: A meta-analysis. *Journal of Clinical Psychopharmacology, 21,* 311–324.

Feeley, M., DeRubeis, R. J., & Gelfand, L. A. (1999). The temporal relation of adherence and alliance to symptom change in cognitive therapy for depression. *Journal of Consulting and Clinical Psychology, 67,* 578–582.

Ferster, C. B. (1973). A functional analysis of depression. *American Psychologist, 28,* 857–870.

Finley, E. P., Garcia, H. A., Ketchum, N. S., McGeary, D. D., McGeary, C. A., . . ., & Peterson, A. L. (2015). Utilization of evidence-based psychotherapies in Veterans Affairs posttraumatic stress disorder outpatient clinics. *Psychological Services, 12,* 73–82.

First, M. B., Williams, J. B. W., & Spitzer, R. L. (2015). *Structured clinical interview for DSM-5 disorders— Clinician version (SCID-5-CV).* Arlington, VA: American Psychiatric Association.

Foa, E. B., Grayson, J. B., Steketee, G. S., Doppelt, H. G., Turner, R. M., & Latimer, P. R. (1983). Success and failure in the behavioral treatment of obsessive-compulsives. *Journal of Consulting and Clinical Psychology, 51,* 287–297.

Foa, E. B., Hembree, E. A., Cahill, S. P., Rauch, S. A. M., Riggs, D. S., . . ., & Yadin, E. (2005). Randomized trial of prolonged exposure for posttraumatic stress disorder with and without cognitive restructuring: Outcome at academic and community clinics. *Journal of Consulting and Clinical Psychology, 73,* 953–964.

Foa, E. B., & Kozak, M. J. (1986). Emotional processing of fear: Exposure to corrective information. *Psychological Bulletin, 99,* 20–35.

Foa, E. B., Liebowitz, M. R., Kozak, M. J., Davies, S., Campeas, R., . . ., & Tu, X. (2005). Randomized, placebo-controlled trial of exposure and ritual prevention, clomipramine, and their combination in the treatment of obsessive-compulsive disorder. *American Journal of Psychiatry, 162,* 151–161.

Foa, E. B., & McNally, R. J. (1996). Mechanisms of change in exposure therapy. In R. M. Rapee (Ed.), *Current controversies in the anxiety disorders* (pp. 329–343). New York, NY: Guilford Press.

Foa, E. B., Riggs, D. S., Massie, E. D., & Yarczower, M. (1995). The impact of fear activation and anger on the efficacy of exposure treatment for posttraumatic stress disorder. *Behavior Therapy, 26,* 487–499.

Folke, F., Hursti, T., Tungström, S., Söderberg, P., Ekselius, L., & Kanter, J. W. (2015). Behavioral activation between acute inpatient and outpatient psychiatry: Description of a protocol and a pilot feasibility study. *Cognitive and Behavioral Practice, 22,* 468–480.

Freeman, A., & DeWolf, R. (1992). *The 10 dumbest mistakes smart people make and how to avoid them.* New York, NY: HarperPerennial.

Fresco, D. M., Mennin, D. S., Heimberg, R. G., & Ritter, M. (2013). Emotion regulation therapy for generalized anxiety disorder. *Cognitive and Behavioral Practice, 20,* 282–300.

Frisch, M. B. (2009). *Quality of life inventory handbook: A guide for laypersons, clients, and coaches.* Minneapolis, MN: Pearson Clinical Assessments.

Froján-Parga, M., Calero-Elvira, A., & Montaño-Fidalgo, M. (2009). Analysis of the therapist's verbal behavior during cognitive restructuring debates: A case study. *Psychotherapy Research, 19,* 30–41.

Froján-Parga, M., Calero-Elvira, A., & Montaño-Fidalgo, M. (2011). Study of the Socratic method during cognitive restructuring. *Clinical Psychology and Psychotherapy, 18,* 110–123.

Fuchs, C. Z., & Rehm, L. P. (1977). A self-control behavior therapy program for depression. *Journal of Consulting and Clinical Psychology, 45,* 206–215.

Garcia-Palacios, A., Hoffman, H. G., See, S. K., Tsai, A., & Botella, C. (2001). Redefining therapeutic success with virtual reality exposure therapy. *Cyberpsychology and Behavior, 4,* 341–348.

Gaston, L., & Gagnon, R. (1996). The role of process research in manual development. *Clinical Psychology: Science and Practice, 3,* 13–24.

Gawrysiak, M., Nicholas, C., & Hopko, D. R. (2009). Behavioral activation for moderately depressed university students: Randomized controlled trial. *Journal of Counseling Psychology, 56,* 468–475.

Ghaderi, A. (2006). Does individualization matter? A randomized trial of standardized (focused) versus individualized (broad) cognitive behavior therapy for bulimia nervosa. *Behaviour Research and Therapy, 44,* 273–288.

Giesen-Bloo, J., van Dyck, R., Spinhoven, P., van Tilburg, W., Dirksen, C., . . ., & Arntz, A. (2006). Outpatient psychotherapy for borderline personality disorder: Randomized trial of schema-focused therapy vs. transference-focused psychotherapy. *Archives of General Psychiatry, 63,* 649–658.

Gilbert, P. (2010). *Compassion focused therapy: The CBT distinctive features series.* London, UK: Routledge.

Gilbert, P. (2016). A biopsychosocial evolutionary approach to formulation. In N. Tarrier & J. Johnson (Eds.), *Case formulation in cognitive behaviour therapy: The treatment of challenging and complex cases* (2nd ed., pp. 52–89). New York, NY: Routledge.

Gilbert, P., & Leahy, R. L. (Eds.). (2007). *The therapeutic relationship in cognitive behavioral psychotherapies.* New York, NY: Routledge.

Goddard, L., Dritschel, B., & Burton, A. (1996). Role of autobiographical memory in social problem solving and depression. *Journal of Abnormal Psychology, 105,* 609–616.

Goddard, L., Dritschel, B., & Burton, A. (1997). Social problem solving and autobiographical memory in non-clinical depression. *British Journal of Clinical Psychology, 36,* 449–451.

Goldfried, M. R., Decenteceo, E. T., & Weinberg, L. (1974). Systematic rational restructuring as a self-control technique. *Behavior Therapy, 5,* 247–254.

Gortner, E. T., Gollan, J. K., Dobson, K. S., & Jacobson, N. S. (1998). Cognitive behavioral treatment for depression. Relapse prevention. *Journal of Consulting and Clinical Psychology, 66,* 377–384.

Grant, P. M., Huh, G. A., Perivoliotis, D., Stolar, N. M., & Beck, A. T. (2012). Randomized trial to evaluate the efficacy of cognitive therapy for low-functioning patients with schizophrenia. *Archives of General Psychiatry, 69,* 121–127.

Greenberg, L. S., McWilliams, N., & Wenzel, A. (2014). *Exploring three approaches to psychotherapy.* Washington, DC: APA Books.

Greenberger, D., & Padesky, C. A. (1995). *Mind over mood: Change how you feel by changing the way you think.* New York, NY: Guilford Press.

Greenberger, D., & Padesky, C. A. (2016). *Mind over mood: Change how you feel by changing the way you think* (2nd ed.). New York, NY: Guilford Press.

Gross, J. J. (1998). The emerging field of emotion regulation: An integrative review. *Review of General Psychology, 2,* 271–299.

Gross, J. J. (2014). Emotion regulation: Conceptual and empirical foundations. In J. J. Gross (Ed.), *Handbook of emotion regulation* (2nd ed., pp. 3–20). New York, NY: Guilford Press.

Grossman, P., Niemann, L., Schmidt, S., & Walach, H. (2004). Mindfulness-based stress reduction and health benefi ts: A meta-analysis. *Journal of Psychosomatic Research, 57,* 35–43.

Grunert, B. K., Weis, J. M., Smucker, M. R., & Christianson, H. (2007). Imagery rescripting and reprocessing therapy after failed prolonged imaginal exposure for posttraumatic stress disorder following industrial injury. *Journal of Behavior Therapy and Experimental Psychiatry, 38,* 317–328.

Gude, T., & Hoffart, H. (2008). Change in interpersonal problems after cognitive agoraphobia and schema-focused therapy versus psychodynamic treatment as usual of inpatients with agoraphobia and cluster C personality disorders. *Scandinavian Journal of Psychology, 49,* 195–199.

Gude, T., Monsen, J. T., & Hoffart, A. (2001). Schemas, affect consciousness, and cluster C personality pathology: A prospective one-year follow up study of patients in a schemafocussed short-term treatment programme. *Psychotherapy Research, 11,* 85–98.

Hamilton, M. (1960). A rating scale for depression. *Journal of Neurology and Neurosurgical Psychiatry, 23,* 56–62.

Handley, A. K., Egan, S. J., Kane, R. T., & Rees, C. S. (2015). A randomised controlled trial of group cognitive behavioural therapy for perfectionism. *Behaviour Research and Therapy, 68,* 37–37.

Harris, R. (2009). *ACT made simple: A quick-start guide to the ACT basics and beyond.* Oakland, CA: New Harbinger.

Hayes, S. C. (2004). Acceptance and commitment therapy, relational frame theory, and the third wave of cognitive and behavioral therapies. *Behavior Therapy, 35,* 639–665.

Hayes, S. C., Levin, M. E., Plumb-Vilardaga, J., Villatte, J. L., & Pistorello, J. (2013). Acceptance and commitment therapy and contextual behavioral science: Examining the progress of a distinctive model of behavioral and cognitive therapy. *Behavior Therapy, 44,* 180–198.

Hayes, S. C., Luoma, J. B., Bond, F. W., Masudam, A., & Lillis, J. (2006). Acceptance and commitment therapy: Model, processes, and outcomes. *Behaviour Research and Therapy, 44,* 1–25.

Hayes, S. C., Strosahl, K. D., & Wilson, K. G. (1999). *Acceptance and commitment therapy: An experiential approach to behavior* change. New York, NY: Guilford Press.

Hayes, S. C., Strosahl, K. D., & Wilson, K. G. (2012). *Acceptance and commitment therapy: The process and practice of mindful change* (2nd ed.). New York, NY: Guilford Press.

Hayes, S. C., Villatte, M., Levin, M., & Hildebrandt, M. (2011). Open, aware, and active: Contextual approaches as an emerging trend in the behavioral and cognitive therapies. *Annual Review of Clinical Psychology, 7,* 141–168.

Hayes-Skelton, S. A., Roemer, L., & Orsillo, S. M. (2013). A randomized clinical trial comparing an acceptance-based behavior therapy to applied relaxation for generalized anxiety disorder. *Journal of Consulting and Clinical Psychology, 81,* 761–773.

Hays, P. A. (2008). *Addressing cultural complexities in practice: Assessment, diagnosis, and therapy* (2nd ed.). Washington, DC: APA Books.

Hays, P. A. (2009). Integrating evidence-based practice, cognitive behavior therapy, and multicultural therapy: Ten steps for culturally competent practice. *Professional Psychology: Research and Practice, 40,* 354–360.

Hays, P. A., & Iwamasa, G. Y. (Eds.). (2006). *Culturally-responsive cognitive behavioral therapy: Assessment, practice, and supervision.* Washington, DC: APA Books.

Hazlett-Stevens, H., & Craske, M. G. (2008). Breathing retraining and diaphragmatic breathing techniques. In W. T. O'Donohue & J. E. Fisher (Eds.), *Cognitive behavior therapy: Applying empirically supported techniques in your practice* (2nd ed., pp. 68–74). Hoboken, NJ: John Wiley and Sons.

Heatherington, L., Messer, S. B., Angus, L., Strauman, T. J., Friedlander, M. L., & Kolden, G. G. (2013). The narrowing of theoretical orientations in psychology doctoral training. *Clinical Psychology: Science and Practice, 19,* 364–374.

Heimberg, R. G., & Becker, R. E. (2002). *Cognitive behavioral group strategies for social phobia: Basic mechanisms and clinical strategies.* New York, NY: Guilford Press.

Helbig, S., & Fehm, L. (2004). Problems with homework in CBT: Rare exception or rather frequent? *Behavioural and Cognitive Psychotherapies, 32,* 291–301.

Hellström, K., Fellenius, J., & Öst, L.-G. (1996). One versus five sessions of applied tension in the treatment of blood phobia. *Behaviour Research and Therapy, 34,* 101–112.

Herbert, J. D., & Forman, E. M. (2011). The evolution of cognitive behavior therapy: The rise of psychological acceptance and mindfulness. In J. D. Herbert & E. M. Forman (Eds.), *Acceptance and mindfulness in cognitive behavior therapy: Understanding and applying the new therapies* (pp. 3–25). Hoboken, NJ: John Wiley and Sons.

Hermans, D., Craske, M. G., Mineka, S., & Lovibond, P. F. (2006). Extinction in human fear conditioning. *Biological Psychiatry, 60,* 361–368.

Hettema, J., Steele, J., & Miller, W. R. (2005). Motivational interviewing. *Annual Review of Clinical Psychology, 1,* 91–111.

Hiltunen, A. J., Kocys, E., & Perrin-Wallqvist, R. (2012). Effectiveness of cognitive behavioral therapy: An evaluation of therapies provided by trainees at a university psychotherapy training center. *PsyCh Journal, 2,* 101–112.

Hodgson, R. J., & Rachman, S. (1977). Obsessional-compulsive complaints. *Behaviour Research and Therapy, 15,* 389–395.

Hoffart, A., & Sexton, H. (2002). The role of optimism in the process of schema-focused cognitive therapy of personality problems. *Behaviour Research and Therapy, 40,* 611–623.

Hofmann, S. G. (2000). Treatment of social phobia: Potential mediators and moderators. *Clinical Psychology: Science and Practice, 7,* 3–16.

Hofmann, S. G. (2004). Cognitive mediation of treatment change in social phobia. *Journal of Consulting and Clinical Psychology, 72,* 392–399.

Hofmann, S. G. (2010). Recent advances in the psychosocial treatment of social anxiety disorder. *Depression and Anxiety, 27,* 1073–1076.

Hofmann, S. G. (2016). *Emotion in therapy: From science to practice.* New York, NY: Guilford Press.

Hofmann, S. G., & Asmundson, G. J. (2008). Acceptance and mindfulness-based therapy: New wave or old hat? *Clinical Psychology Review, 28,* 1–16.

Hofmann, S. G., Glombiewski, J. A., Asnaani, A., & Sawyer, A. T. (2011). Mindfulness and acceptance: The perspective of cognitive therapy. In J. D. Herbert & E. M. Forman (Eds.), *Acceptance and mindfulness in cognitive behavior therapy: Understanding and applying the new therapies* (pp. 267–290). Hoboken, NJ: John Wiley and Sons.

Hofmann, S. G., Meuret, A. E., Rosenfield, D., Suvak, M. K., Barlow, D. H., . . ., & Woods, S. W. (2007). Preliminary evidence for cognitive mediation during cognitive behavioral therapy of panic disorder. *Journal of Consulting and Clinical Psychology, 75,* 374–379.

Hofmann, S. G., Meuret, A. E., Smits, J. A., Pollack, M. H., Eisenmenger, K., . . ., & Otto, M. W. (2006). Augmentation of exposure therapy with D-cycloserine for social anxiety disorder. *Archives of General Psychiatry, 63,* 298–304.

Hofmann, S. G., Sawyer, A. T., Witt, A. A., & Oh, D. (2010). The effect of mindfulness-based therapy on anxiety and depression: A meta-analytic review. *Journal of Consulting and Clinical Psychology, 78,* 169–183.

Hofmann, S. G., & Smits, J. A. (2008). Cognitive behavioral therapy for adult anxiety disorders: A meta--analysis of randomized placebo-controlled trials. *Journal of Clinical Psychiatry, 69,* 45–57.

Hofmann, S. G., & Suvak, M. (2006). Treatment attrition during group therapy for social phobia. *Journal of Anxiety Disorders, 20,* 961–972.

Holas, P., Suszek, H., Szaniawska, M., & Kokoszka, A. (2015). Group cognitive-behavioral therapy for anxiety disorders with personality disorders in a day clinic setting. *Perspectives in Psychiatric Care, 52,* 186–193.

Hollon, S. D. (1999). Rapid early response in cognitive behavior therapy: A commentary. *Clinical Psychology Science and Practice, 6,* 305–309.

Hollon, S. D. (2011). Cognitive and behavior therapy in the treatment and prevention of depression. *Depression and Anxiety, 28,* 263–266.

Hollon, S. D., DeRubeis, R. J., Shelton, R. C., Amsterdam, J. D., Salomen, R. M., . . ., & Gallop, R. (2005). Prevention of relapse following cognitive therapy vs. medications in moderate to severe depression. *Archives of General Psychiatry, 62,* 417–422.

Hollon, S. D., & Kendall, P. C. (1980). Cognitive self-statements in depression: Development of the Automatic Thoughts Questionnaire. *Cognitive Therapy and Research, 4,* 383–395.

Hollon, S. D., Stewart, M. O., & Strunk, D. (2006). Enduring effects for cognitive behavior therapy in the treatment of depression and anxiety. *Annual Review of Psychology, 57,* 285–315.

Holly, C. D., Balegh, S., & Ditto, B. (2011). Applied tension and blood donation symptoms: The importance of anxiety reduction. *Health Psychology, 30,* 320–325.

Holly, C. D., Torbit, L., & Ditto, B. (2012). Applied tension and coping with blood donation: A randomized trial. *Annals of Behavioral Medicine, 43,* 173–180.

Hope, D. A., Heimberg, R. G., & Bruch, M. A. (1995). Dismantling cognitive-behavioral group therapy for social phobia. *Behaviour Research and Therapy, 33,* 637–650.

Hopko, D. R., Armento, M. E. A., Robertson, S. M. C., Ryba, M., Carvalho, J. P., . . ., & Lejuez, C. W. (2011). Brief behavioral activation and problem solving therapy for depressed breast cancer patients: Randomized trial. *Journal of Consulting and Clinical Psychology, 79,* 834–849.

Hopko, D. R., Bell, J., Armento, M. E. A., Robertson, S. M. C., Carvalho, J. P., . . ., & Lejuez, C. W. (2008). Cognitive behavior therapy for depressed cancer patients in a medical care setting. *Behavior Therapy, 39,* 126–136.

Hopko, D. R., Lejeuz, C. W., LePage, J. P., Hopko, S. D., & McNeil, D. W. (2003). A brief behavioral activation treatment for depression: A randomized pilot trial within an in patient psychiatric hospital. *Behavior Modification, 27,* 458–469.

Hopko, D. R., Lejuez, C. W., Ruggiero, K. J., & Eifert, G. E. (2003). Contemporary behavioral activation treatments for depression: Procedures, principles, and progress. *Clinical Psychology Review, 23,* 699–717.

Hopko, D. R., Robertson, S. M. C., & Lejuez, C. W. (2006). Behavioral activation for anxiety disorders. *The Behavior Analyst Today, 7,* 212–232.

Hopko, D. R., Sanchez, L., Hopko, S. D., Dvir, S., & Lejuez, C. W. (2003). Behavioral activation and the prevention of suicidal behaviors in patients with borderline personality disorder. *Journal of Personality Disorders, 17,* 460–478.

Hunt, M. G., & Fenton, M. (2007). Imagery rescripting versus in vivo exposure in the treatment of snake fear. *Journal of Behavior Therapy and Experimental Psychiatry, 38,* 329–344.

Hunter, J. A., Button, M. L., & Westra, H. A. (2014). Ambivalence and alliance ruptures in cognitive behavioral therapy for generalized anxiety. *Cognitive Behaviour Therapy, 43,* 201–208.

Huppert, J. D., Bufka, L. F., Barlow, D. H., Gorman, J. M., Shear, M. K., & Woods, S. W. (2001). Therapies, therapist variables, and cognitive behavioral therapy outcome in a multicenter trial for panic disorder. *Journal of Consulting and Clinical Psychology, 69,* 747–755.

Irwin, M. R., Cole, J. C., & Nicassio, P. M. (2006). Comparative meta-analysis of behavioral interventions for insomnia and their efficacy and middle-aged adults and in older adults 55+ years of age. *Health Psychology, 25,* 3–14.

Jacobson, E. (1934). *You must relax.* New York, NY: Whittlesey House.

Jacobson, E. (1938). *Progressive relaxation.* Chicago, IL: University of Chicago Press.

Jacobson, N. S., & Addis, M. E. (1993). Research on couples and couple therapy: What do we know? Where are we going? *Journal of Consulting and Clinical Psychology, 61,* 85–93.

Jacobson, N. S., & Christensen, A. (1996). *Acceptance and change in couple therapy: A therapist's guide to transforming relationships.* New York, NY: W. W. Norton.

Jacobson, N. S., Dobson, K. S., Truax, P. A., Addis, M. E., Koerner, K., . . ., & Prince, S. E. (1996). A component analysis of cognitive-behavioral treatment for depression. *Journal of Consulting and Clinical Psychology, 64,* 295–304.

Jacobson, N. S., Follette, W. C., Revenstorf, D., Hahlweg, K., Baucom, D. H., & Margolin, G. (1984). Variability in outcome and clinical significance of behavioral marital therapy: A reanalysis of outcome data. *Journal of Consulting and Clinical Psychology, 52,* 497–504.

Jacobson, N. S., & Hollon, S. D. (1996). Prospects for future comparisons between drugs and psychotherapy: Lessons from the CBT-versus-phamacotherapy exchange. *Journal of Consulting and Clinical Psychology, 64,* 104–108.

Jacobson, N. S., & Margolin, G. (1979). *Marital therapy: Strategies based on social learning and behavior exchange principles.* New York, NY: Bruner/Mazel.

Jacobson, N. S., Schmaling, K. B., Holzworth-Monroe, A., Katt, J. T., Wood, L. F., & Folette, V. M. (1989). Research-structured vs. clinically flexible versions of social learning-based marital therapy. *Behaviour Research and Therapy, 27,* 173–180.

Jaimes, A., Larose-Hébert, K., & Moreau, N. (2015). Current trends in theoretical orientation of psychologists: The case of Quebec clinicians. *Journal of Clinical Psychology, 71,* 1042–1048.

Jakupcak, M., Roberts, L. J., Martell, C., Mulick, P., Michael, S., . . ., & McFall, M. (2006). A pilot study of behavioral activation for veterans with posttraumatic stress disorder. *Journal of Traumatic Stress, 19,* 387–391.

Johansson, R., Sjöberg, E., Sjögren, M., Johnsson, E., Carlbring, P., . . ., & Andersson, G. (2012). Tailored vs. structured Internet-based cognitive behavior therapy for depression and comorbid symptoms: A randomized trial. *PLoS ONE, 7,* e36905.

Kabat-Zinn, J. (2003). Mindfulness-based interventions in context: Past, present, and future. *Clinical Psychology: Science and Practice, 10,* 144–156.

Kafka, F. (1998). *The Trial.* New York, NY: Schoken Books. (Original work published 1925)

Kamphuis, J. H., & Telch, M. J. (2000). Effects of distraction and guided threat reappraisal on fear reduction during exposure-based treatments for specific fears. *Behaviour Research and Therapy, 38,* 1163–1181.

Kanter, J. W., Dieguez-Hurtado, G., Rusch, L. C., Busch, A. M., & Santiago-Rivera, A. (2008). Behavioral activation for Latinos with depression. *Clinical Case Studies, 7,* 491–506.

Kanter, J. W., Manos, R. C., Bowe, W. M., Baruch, D. E., Busch, A. M., & Rusch, L. C. (2010). What is behavioral activation? A review of the empirical literature. *Clinical Psychology Review, 30,* 608–620.

Kanter, J. W., Santiago-Rivera, A. L., Rusch, L. C., Busch, A. M., & West, P. (2010). Initial outcomes of a culturally adapted Behavioral Activation for Latinas diagnosed with depression at a community clinic. *Behavior Modification, 34,* 120–144.

Kanter, J. W., Santiago-Rivera, A. L., Santos, M. M., Nagy, G., López, M., . . ., & West, P. (2015). A randomized hybrid efficacy and effectiveness trial of behavioral activation for Latinos with depression. *Behavior Therapy, 46,* 177–192.

Karlin, B. E., Brown, G. L., Trockel, M., Cunning, D., Zeiss, A. M., & Taylor, C. B. (2012). National dissemination of cognitive behavioral therapy for depression in the Department of Veterans Affairs Health Care System: Therapist and patient level outcomes. *Journal of Consulting and Clinical Psychology, 80,* 707–718.

Karlin, B. E., Ruzek, B. E., Chard, K. M., Eftekhari, A., Monson, C. M., . . ., & Foa, E. B. (2010). Dissemination of evidence-based psychological treatments for posttraumatic stress disorder in the Veterans Health Administration. *Journal of Traumatic Stress, 23,* 663–673.

Kendall, P. C., & Bemis, K. M. (1983). Thought and action in psychotherapy: The cognitive behavioral approaches. In M. Mersen, A. E. Kazdin, & A. S. Bellack (Eds.), *The clinical psychology handbook* (pp. 565–592). New York, NY: Pergamon Press.

Kendall, P. C., & Kriss, M. R. (1983). Cognitive behavioral interventions. In C. E. Walker (Ed.), *The handbook of clinical psychology: Theory, research, and practice* (pp. 770–819). Homewood, IL: Dow Jones-Irwin.

Key, B., & Bieling, P. J. (2015). Beyond DSM diagnosis: The pros and cons of cognitive case formulation. In G. P. Brown and D. A. Clark (Eds.), *Assessment in cognitive therapy* (pp. 221–239). New York, NY: Guilford Press.

Khoury, B., Sharma, M., Rush, S. E., & Fournier, C. (2015). Mindfulness-based stress reduction for healthy individuals: A meta-analysis. *Journal of Psychosomatic Research, 78,* 519–528.

Kircanski, K., Lieberman, M. D., & Craske, M. G. (2012). Feelings into words: Contributions of language to exposure therapy. *Psychological Science, 23,* 1086–1091.

Klein, D. F. (1993). False suffocation alarms, spontaneous panics, and related conditions: An integrative hypothesis. *Archives of General Psychiatry, 50,* 306–317.

Kozak, M. J., Foa, E. B., & Steketee, G. (1988). Process and outcome of exposure treatment with obsessive-compulsives: Psychophysiological indicators of emotional processing. *Behavior Therapy, 19,* 157–169.

Kushner, M. G., Kim, S. W., Donahue, C., Thuras, P., Adson, D., . . ., & Foa, E. B. (2007). D-cycloserine augmented exposure therapy for obsessive compulsive disorder. *Biological Psychiatry, 62,* 835–838.

Kuyken, W., Beshai, S., Dudley, R., Abel, A., Görg, N., . . ., & Padesky, C. A. (2016). Assessing competence in collaborative case conceptualization: Development and preliminar psychometric properties of the Collaborative Case Conceptualization Rating Scale (CCC-RS). *Behavioural and Cognitive Psychotherapy, 44,* 179–192.

Kuyken, W., Byford, S., Taylor, R. S., Watkins, E., Holden, E., . . ., & Teasdale, J. D. (2008). Mindfulness-based cognitive therapy to prevent relapse in recurrent depression. *Journal of Consulting and Clinical Psychology, 76,* 966–978.

Kuyken, W., Fothergill, C. D., Musa, M., & Chadwick, P. (2005). The reliability and quality of cognitive case formulation. *Behaviour Research and Therapy, 43,* 1187–1201.

Kuyken, W., Padesky, C. A., & Dudley, R. (2009). *Collaborative case conceptualization: Working effectively with clients in cognitive behavioral therapy.* New York, NY: Guilford Press.

Kyrios, M. (2009). Cognitive behaviour therapy in medical illness. In G. Simons (Ed.), *Cognitive behaviour therapy: A guide for the practicing clinician, vol. 2* (pp. 127–143). New York, NY: Routledge.

Ladouceur, R., Talbot, F., & Dugas, M. J. (1997). Behavioral expressions of intolerance of uncertainty in worry: Experimental findings. *Behavior Modification, 21,* 355–371.

Lang, A. J., & Craske, M. G. (2000). Manipulations of exposure-based therapy to reduce return of fear: A replication. *Behaviour Research and Therapy, 38,* 1–12.

Lang, P. J., Melamed, B. G., & Hart, J. (1970). A psychophysiological analysis of fear modification using an automated desensitization procedure. *Journal of Abnormal Psychology, 76,* 220–234.

Lappalainen, R., Lehtonen, T., Skarp, E., Taubert, E., Ojanenm, M., & Hayes, S. C. (2007). The impact of CBT and ACT models using psychology trainee therapists: A preliminary controlled effectiveness trial. *Behavior Modification, 31,* 488–511.

Le, H.-N., Perry, D. F., & Stuart, E. A. (2011). Randomized controlled trial of a preventive intervention for perinatal depression in high-risk Latinas. *Journal of Consulting and Clinical Psychology, 79,* 135–141.

Leahy, R. L. (2003). *Cognitive therapy techniques: A practitioner's guide.* New York, NY: Guilford Press.

Leahy, R. L. (2014). *Keeping your head after losing a job: How to survive unemployment.* North Fayette, PA: Behler.

Ledgerwood, L., Richardson, R., & Cranney, J. (2003). Effects of D-cycloserine on extinction of conditioned freezing. *Behavioral Neuroscience, 117,* 341–349.

Lee, S. W., & Kwon, J.-H. (2013). The efficacy of imagery rescripting (IR) for social phobia: A randomized controlled trial. *Journal of Behavior Therapy and Experimental Psychiatry, 44,* 351–360.

Lejuez, C. W., Hopko, D. R., Acierno, R., Daughters, S. B., & Pagoto, S. L. (2011). Ten year revision of the brief behavioral activation treatment for depression (BATD): Revised treatment manual (BATD-R). *Behavior Modification, 35,* 111–161.

Lejuez, C. W., Hopko, D. R., & Hopko, S. D. (2001). A brief behavioral activation treatment for depression. *Behavior Modification, 25,* 255–286.

Lejuez, C. W., Hopko, D. R., LePage, J., Hopko, S., & McNeil, D. (2001). A brief behavioral activation treatment for depression. *Cognitive and Behavioral Practice, 8,* 164–175.

Levin, M. E., Hildebrandt, M. J., Lillis, J., & Hayes, S. C. (2012). The impact of treatment components suggested by the psychological fl exibility model: A meta-analysis of laboratorybased component studies. *Behavior Therapy, 43,* 741–756.

Lewinsohn, P. M. (1974). A behavioral approach to depression. In R. M. Friedman & M. M. Katz (Eds.), *The psychology of depression: Contemporary theory and research* (pp. 157–185). New York, NY: John Wiley and Sons.

Lewinsohn, P. M., Biglan, A., & Zeiss, A. S. (1976). Behavioral treatment of depression. In P. O. Davidson (Ed.), *The behavioral management of anxiety, depression, and pain* (pp. 91–146). New York, NY: Brunner/Mazel.

Ley, R. A. (1985). Blood, breath, and fears: A hyperventilation theory of panic attacks and agoraphobia. *Clinical Psychology Review, 5,* 271–285.

Lieberman, M. D., Eisenberger, N. I., Crockett, M. J., Tom, S. M., Pfi effer, J. H., & Way, B. M. (2007). Putting feelings into words. *Psychological Science, 18,* 421–428.

Lilienfeld, S. O., Ritschel, L. A., Lynn, S. J., Cautin, R. L., & Latzman, R. D. (2013). Why many clinical psychologists are resistant to evidence-based practice: Root causes and constructive remedies. *Clinical Psychology Review, 33,* 883–900.

Lincoln, T. M., Ziegler, M., Mehl, S., Kesting, M.-L., Lüllman, E., . . ., & Rief, W. (2012). Moving from efficacy to effectiveness in cognitive behavioral therapy for psychosis: A randomized clinical practice trial. *Journal of Consulting and Clinical Psychology, 80,* 674–686.

Linehan, M. M. (1993a). *Cognitive behavioral therapy for borderline personality disorder.* New York, NY: Guilford Press.

Linehan, M. M. (1993b). *Skills training manual for treating borderline personality disorder.* New York, NY: Guilford Press.

Linehan, M. M. (2015). *DBT skills training manual.* New York, NY: Guilford Press.

Linehan, M. M., Armstrong, H. E., Suarez, A., Allmon, D., & Heard, H. L. (1991). Cognitive behavioral treatment of chronically parasuicidal borderline patients. *Archives of General Psychiatry, 48,* 1060–1064.

Linehan, M. M., Comtois, K. A., Murray, A. M., Brown, M. Z., Gallop, R. J., . . ., & Lindenboin, N. (2006). Two-year randomized controlled trial and follow-up of dialectical behavior therapy vs. therapy by experts for suicidal behaviors and borderline personality disorder. *Archives of General Psychiatry, 63,* 757–766.

Locke, E. A., & Latham, G. P. (1990). *A theory of goal setting and task performance.* Englewood Cliffs, NJ: Prentice-Hall.

Lombardi, D. R., Button, M. L., & Westra, H. A. (2014). Measuring motivation: Change talk and counter-change talk in cognitive behavioral therapy for generalized anxiety. *Cognitive Behaviour Therapy, 43,* 12–21.

Longmore, R. J., & Worrell, M. (2007). Do we need to challenge thoughts in cognitive behavioral therapy? *Clinical Psychology Review, 27,* 173–187.

Ludgate, J. (2016). CBT training and supervision: An overview. In D. M. Sudak, R. T. Codd III, J. W. Ludgate, L. Sokol, M. G. Fox, . . ., & Milne, D. (Eds.), *Teaching and supervising cognitive behavioral therapy* (pp. 1–24). Hoboken, NJ: John Wiley and Sons.

Lundgren, T., Dahl, J., & Hayes, S. C. (2008). Evaluation of mediators of change in the treatment of epilepsy with acceptance and commitment therapy. *Journal of Behavioral Medicine, 31,* 225–235.

Ma, S. H., & Teasdale, J. D. (2004). Mindfulness-based cognitive therapy for depression: Replication and exploration of differential relapse prevention effects. *Journal of Consulting and Clinical Psychology, 72,* 31–40.

McGaugh, J. L. (2004). The amygdala modulates the consolidation of memories of emotionally arousing stimuli. *Annual Review of Neurosciences, 27,* 1–28.

McGlynn, F. D., Soloman, G. S., & Barrios, B. A. (1979). Graded imagination and relaxation as components of experimental desensitization: A psychophysiological evaluation. *Journal of Clinical Psychology, 35,* 542–546.

McGuire, J. F., Lewin, A. B., & Storch, E. A. (2014). Enhancing exposure therapy for anxiety disorders, obsessive compulsive disorder, and posttraumatic stress disorder. *Expert Review of Neurotherapeutics, 14,* 893–910.

McGuire, J. F., Wu, M. S., & Storch, E. A. (2015). Cognitive behavioral therapy for 2 youths with misophonia. *Journal of Clinical Psychiatry, 76,* 573–574.

MacPherson, T., Tull, M. T., Matusiewicz, A., Rodman, S., Strong, D. R., . . ., & Lejuez, C. W. (2010). Randomized controlled trial of behavioral activation smoking cessation treatment for smokers with elevated depressive symptoms. *Journal of Consulting and Clinical Psychology, 78,* 55–71.

MacPhillamy, D. J., & Lewinsohn, P. M. (1971). *The pleasant events schedule.* Unpublished manuscript. University of Oregon, Eugene.

Mahoney, M. J. (1974). *Cognitive and behavior modification.* Cambridge, MA: Ballinger.

Maltby, N., & Tolin, D. F. (2005). A brief motivational intervention for treatment-refusing OCD patients. *Cognitive Behaviour Therapy, 34,* 176–184.

Marks, I. M., Lovell, K., Noshirvani, H., Livanous, M., & Thrasher, S. (1998). Treatment of posttraumatic stress disorder by exposure and/or cognitive restructuring: A controlled study. *Archives of General Psychiatry, 55,* 317–325.

Marlatt, G. A., & Gordon, J. R. (1985). *Relapse prevention: Maintenance strategies in the treatment of addictive behaviors.* New York, NY: Guilford Press.

Martell, C. R., Addis, M. E., & Jacobson, N. S. (2001). *Depression in context: Strategies for guided action.* New York, NY: Norton.

Martell, C. R., Dimidjian, S., & Herman-Dunn, R. (2010). *Behavioral activation for depression: A clinician's guide.* New York, NY: Guilford Press.

Masley, S. A., Gillanders, D. T., Simpson, S. G., & Taylor, M. A. (2012). A systematic review of the evidence base for schema therapy. *Cognitive Behaviour Therapy, 41,* 185–202.

Masuda, A., Hayes, S. C., Sackett, C. F., & Twohig, M. P. (2004). Cognitive defusion and self-relevant negative thoughts: Examining the impact of a ninety year old technique. *Behaviour Research and Therapy, 42,* 477–485.

Matthews, A., Naran, N., & Kirkby, K. C. (2015). Symbolic online exposure for spider fear: Habituation of fear, disgust, and physiological arousal and predictors of symptom improvement. *Journal of Behavior Therapy and Experimental Psychiatry, 47,* 129–137.

Mazzucchelli, T., Kane, R., & Rees, C. (2009). Behavioral activation treatments for depression in adults: A meta-analytic review. *Clinical Psychology: Science and Practice, 16,* 383–411.

Meichenbaum, D. H. (1969). The effects of instructions and reinforcement on thinking and language behaviors of schizophrenics. *Behaviour Research and Therapy, 7,* 101–114.

Meichenbaum, D. H. (1973). Cognitive factors in behavior modification: Modifying what clients say to themselves. In C. M. Franks & G. T. Wilson (Eds.), *Annual review of behavior therapy, theory, and practice* (pp. 416–432). New York, NY: Brunner/Mazel.

Meichenbaum, D. H. (1977). *Cognitive behavior modification.* New York, NY: Plenum.

Meichenbaum, D. H. (1985). *Stress inoculation training: A clinical guidebook.* New York, NY: Pergamon Press.

Meichenbaum, D. H. (1993). Stress inoculation training: A twenty-year update. In R. L. Woolfolk & P. M. Lehrer (Eds.), *Principles and practice of stress management* (pp. 152–174). New York, NY: Guilford Press.

Meichenbaum, D. H. (2007). Stress inoculation training: A preventative and treatment approach. In P. M. Lehrer, R. L. Woolfolk, & W. E. Sime (Eds.), *Principles and practice of stress management* (3rd ed., pp. 497–516). New York, NY: Guilford Press.

Mennin, D. S. (2007). Emotion regulation therapy: An integrative approach to treatment resistant anxiety disorders. *Journal of Contemporary Psychotherapy, 36,* 95–105.

Mennin, D. S., & Fresco, D. M. (2014). Emotion regulation therapy. In J. J. Gross (Ed.), *Handbook of emotion regulation* (2nd ed., pp. 469–490). New York, NY: Guilford Press.

Mennin, D. S., Fresco, D. M., Ritter, M., & Heimberg, R. G. (2015). An open trial of emotion regulation therapy for generalized anxiety disorder and cooccuring depression. *Depression and Anxiety, 32,* 614–623.

Merrill, K. A., Tolbert, V. E., & Wade, W. A. (2003). Effectiveness of cognitive therapy for depression in a community mental health center: A benchmarking strategy. *Journal of Consulting and Clinical Psychology, 71,* 404–409.

Meuret, A. E., & Ritz, T. (2010). Hyperventilation in panic disorder and asthma: Empirical evidence and clinical strategies. *International Journal of Psychophysiology, 78,* 68–79.

Meuret, A. E., Ritz, T., Wilhelm, F. H., & Roth, W. T. (2005). Voluntary hyperventilation in the treatment of panic disorder—functions of hyperventilation, their implications for brea thing training, and recommendations for standardization. *Clinical Psychology Review, 25,* 285–306.

Meuret, A. E., Rosenfield, D., Hofmann, S. G., Suvak, M. K., & Roth, W. T. (2009). Changes in respiration mediate changes in fear of bodily sensations in panic disorder. *Journal of Psychiatric Research, 43,* 634–641.

Meuret, A. E., Rosenfield, D., Seidel, A., Bhaskara, L., & Hofmann, S. G. (2010). Respiratory and cognitive mediators of treatment change in panic disorder: Evidence for intervention specificity. *Journal of Consulting and Clinical Psychology, 78,* 691–704.

Meuret, A. E., Wilhelm, F. H., Ritz, T., & Roth, W. T. (2003). Breathing training for treating panic disorder: Useful intervention or impediment? *Behavior Modification, 27,* 731–754.

Meuret, A. E., Wilhelm, F. H., Ritz, T., & Roth, W. T. (2008). Feedback on end-tidal pCO 2 as a therapeutic approach for panic disorder. *Journal of Psychiatric Research, 42,* 731–754.

Meuret, A. E., Wilhelm, F. H., & Roth, W. T. (2001). Respiratory biofeedback-assisted therapy in panic disorder. *Behavior Modification, 25,* 584–605.

Meuret, A. E., Wilhelm, F. H., & Roth, W. T. (2004). Respiratory feedback for treating panic disorder. *Journal of Clinical Psychology: In Session, 60,* 197–207.

Metzger, R. L., & Borkovec, T. D. (1990). Development and validation of the Penn State Worry Questionnaire. *Behaviour Research and Therapy, 28,* 487–495.

Miller, W. R. (1983). Motivational interviewing with problem drinkers. *Behavioural Psychotherapy, 11,* 147–172.

Miller, W. R., & Arkowitz, A. (2015). Learning, applying, and extending motivational interviewing. In H. Arkowitz, W. R. Miller, & S. Rollnick (Eds.), *Motivational interviewing in the treatment of psychological problems* (2nd ed., pp. 1–32). New York, NY: Guilford Press.

Miller, W. R., & Baca, L. M. (1983). Two-year follow-up of bibliotherapy and therapistdirected controlled drinking training for problem drinkers. *Behavior Therapy, 14,* 441–448.

Miller, W. R., & Rollnick, S. (1991). *Motivational interviewing: Preparing people to change addictive behavior.* New York, NY: Guilford Press.

Miller, W. R., & Rollnick, S. (2002). *Motivational interviewing: Preparing people for change* (2nd ed.). New York, NY: Guilford Press.

Miller, W. R., & Rollnick, S. (2009). Ten things that motivational interviewing is not. *Behavioural and Cognitive Psychotherapy, 37,* 129–140.

Miller, W. R., & Rollnick, S. (2013). *Motivational interviewing: Helping people change* (3rd ed.). New York, NY: Guilford Press.

Miller, W. R., & Rose, G. S. (2009). Toward a theory of motivational interviewing. *American Psychologist, 64,* 527–537.

Mitchell, J. E., Crosby, R. D., Wonderlich, S. A., Crow, S., Lancaster, K., . . ., & Myers, T. C. (2008). A randomized trial comparing the efficacy of cognitive behavioral therapy for bulimia nervosa delivered via telemedicine versus face-to-face. *Behaviour Research and Therapy, 46,* 581–592.

Mitte, K. (2005). Meta-analysis of cognitive behavioral treatments for generalized anxiety disorder: A comparison with pharmacotherapy. *Psychological Bulletin, 131,* 785–795.

Morina, N., Ijntema, H., Meyerbröker, K., & Emmelkamp, P. M. G. (2015). Can virtual reality exposure therapy gains be generalized to real-life? A meta-analysis of studies applying behavioral assessments. *Behaviour Research and Therapy, 74,* 18–24.

Morrison, N. (2001). Group cognitive therapy: Treatment of choice or sub-optimal option. *Behavioural and Cognitive Psychotherapy, 29,* 311–322.

Moscovitch, D. A., Antony, M. M., & Swinson, R. P. (2008). Exposure-based treatments for anxiety disorders: Theory and process. In M. M. Antony & M. B. Stein (Eds.), *Oxford handbook of anxiety and related disorders* (pp. 461–475). New York, NY: Oxford University Press.

Moyers, T. B. (2014). The relationship in motivational interviewing. *Psychotherapy, 51,* 358–363.

Moyers, T. B., Houck, J., Rice, S. L., Longabaugh, R., & Miller, W. R. (2016). Therapist empathy, combined behavioral intervention, and alcohol outcomes in the COMBINE research project. *Journal of Consulting and Clinical Psychology, 84,* 221–229.

Moyers, T. B., & Martin, T. (2006). Therapist influence on client language during motivational interviewing sessions: Support for a potential causal mechanism. *Journal of Substance Abuse Treatment, 30,* 245–251.

Moyers, T. B., Martin, T., Christopher, P. J., Houck, J. M., Tonigan, J. S., & Amrhein, P. C. (2007). Client language as a mediator of motivational interviewing efficacy: Where is the evidence? *Alcoholism: Clinical and Experimental Research, 31* (Suppl 3), 40–47.

Moyers, T. B., Martin, T., Houck, J., Christopher, P. J., & Tonigan, J. S. (2009). From insession behaviors to drinking outcomes: A causal chain for motivational interviewing. *Journal of Consulting and Clinical Psychology, 77,* 1113–1124.

Muñoz, R. F., Le, H.-L., Ippen, C. G., Diaz, M. A., Urizar Jr., G. G., . . ., & Lieberman, A. (2007). Prevention of postpartum depression in low-income women: Development of the Mamás y Bebés/Mothers and Babies Course. *Cognitive and Behavioral Practice, 14,* 70–83.

Muñoz, R. F., & Mendelson, T. (2005). Toward evidence-based interventions for diverse populations: The San Francisco General Hospital prevention and treatment manuals. *Journal of Consulting and Clinical Psychology, 75,* 790–799.

Murphy, R. T., Thompson, K. E., Murray, M., Rainey, Q., & Uddo, M. M. (2009). Effect of a motivation enhancement intervention on Veterans' engagement in PTSD treatment. *Psychological Services, 6,* 264–278.

Mussell, M. P., Crosby, R. D., Knopke, A. J., Peterson, C. B., & Mitchell, J. E. (2000). Utilization of empirically supported psychotherapy treatments for individuals with eating disorders: A survey of psychologists. *International Review of Eating Disorders, 22,* 230–237.

Naar-King, S., Earnshaw, P., & Breckon, J. (2013). Toward a universal maintenance intervention: Integrating cognitive behavioral treatment with motivational interviewing for maintenance of behavior change. *Journal of Cognitive Psychotherapy: An International Quarterly, 27,* 126–137.

Nadort, M., Arntz, A., Smith, J. H., Giesen-Bloo, J., Eikelenboom, M., . . ., & van Dyck, R. (2009). Implementation of outpatient schema therapy for borderline personality disorder with versus without crisis support by the therapist outside offi ce hours: A randomized trial. *Behaviour Research and Therapy, 47,* 961–973.

Neimeyer, R. A., Kazantzis, N., Kassler, D. M., Baker, K. D., & Fletcher, R. (2008). Group cognitive behavioural therapy for depression outcomes predicted by willingness to engage in homework, compliance with homework, and cognitive restructuring skill acquisition. *Cognitive Behaviour Therapy, 37,* 199–215.

Neisser, U. (1967). *Cognitive psychology.* New York, NY: Appleton-Century-Crofts.

Newman, C. F. (2007). The therapeutic relationship in cognitive therapy with diffi cult-toengage clients. In P. Gilbert & R. L. Leahy (Eds.), *The therapeutic relationship in the cognitive behavioral psychotherapies* (pp. 165–184). New York, NY: Routledge.

Newman, C. F. (2013). *Core competencies in cognitive behavioral therapy: Becoming a highly effective and competent cognitive behavioral therapist.* New York, NY: Routledge.

Nezu, C. M., & Nezu, A. M. (Eds.). (2016). *The Oxford handbook of cognitive and behavioral therapies.* New York, NY: Oxford University Press.

Nolen-Hoeksema, S. (2000). The role of rumination in depressive disorders and mixed anxiety/depressive symptoms. *Journal of Abnormal Psychology, 109,* 504–511.

Nolen-Hoeksema, S., Wisco, B. E., & Lyubomirsky, S. (2008). Rethinking rumination. *Perspectives on Psychological Science, 3,* 400–424.

Norberg, M. M., Krystal, J. H., & Tolin, D. F. (2008). A meta-analysis of D-cycloserine and the facilitation of fear extinction and exposure therapy. *Biological Psychiatry, 63,* 1118–1126.

Norcross, J. C., & Karpiak, C. P. (2012). Clinical psychologists in the 2010s: 50 years of the APA Division of Clinical Psychology. *Clinical Psychology: Science and Practice, 19,* 1–12.

Norcross, J. C., & Rogan, J. D. (2013). Psychologists conducting psychotherapy in 2012: Current practices and historical trends among Division 29 members. *Psychotherapy, 50,* 490–495.

Normann, N., van Emmerik, A. A. P., & Morina, N. (2014). The efficacy of metacognitive therapy for anxiety and depression: A meta-analytic review. *Depression and Anxiety, 31,* 402–411.

Norton, P. J. (2012a). *Group cognitive-behavioral treatment of anxiety: A transdiagnostic treatment manual.* New York, NY: Guilford Press.

Norton, P. J. (2012b). A randomized clinical trial of transdiagnostic cognitive behavioral treatments for anxiety disorder by comparison to relaxation. *Behavior Therapy, 43,* 506–517.

Norton, P. J., & Price, E. C. (2007). A meta-analytic review of adult cognitive-behavioral treatment outcome across the anxiety disorders. *Journal of Nervous and Mental Disease, 195,* 521–531.

O'Donohue, W. T., & Cucciare, M. A. (Eds.). (2008). *Terminating psychotherapy: A clinician's guide.* New York, NY: Routledge.

O'Hare, T. (1996). Readiness for change: Variation by intensity and domain of client distress. *Social Work Research, 20,* 13–17.

Olatunji, B. O., Deacon, B. J., & Abramowitz, J. S. (2011). The cruelest cure? Ethical issues in the implementation of exposure-based treatments. *Cognitive and Behavioral Practice, 33,* 172–180.

Olatunji, B. O., Huijding, J., de Jong, P. J., & Smits, J. A. J. (2011). The relative contributions of fear and disgust reductions to improvements in spider phobia following exposurebased treatment. *Journal of Behavior Therapy and Experimental Psychiatry, 42,* 117–121.

Olatunji, B. O., Smits, J. A. J., Connolly, K., Willems, J., & Lohr, J. M. (2007). Examination of the decline in fear and disgust during exposure to threat-relevant stimuli in bloodinjury-injection phobia. *Journal of Anxiety Disorders, 21,* 445–455.

Olatunji, B. O., Wolitzky-Taylor, K. B., Willems, J., Lohr, J. M., & Armstrong, T. (2009). Differential habituation of fear and disgust during exposure during repeated exposure to threat-relevant stimuli in contamination-based OCD: An analogue study. *Journal of Anxiety Disorders, 23,* 118–123.

Opriş, D., Pintea, S., García-Palacios, C., Botella, C., Szamosközi, Ş., & David, D. (2012). Virtual reality exposure therapy in anxiety disorders: A quantitative meta-analysis. *Depression and Anxiety, 29,* 85–93.

Öst, L.-G. (2008). Efficacy of the third wave behavioral therapies: A systematic review and meta-analysis. *Behaviour Research and Therapy, 46,* 296–321.

Öst, L.-G. (2014). The efficacy of acceptance and commitment therapy: An updated systematic review and meta-analysis. *Behaviour Research and Therapy, 61,* 105–121.

Öst, L.-G., Fellenius, J., & Sterner, U. (1991). Applied tension, exposure in vivo, and tensiononly in the treatment of blood phobia. *Behaviour Research and Therapy, 29,* 561–574.

Öst, L.-G., & Sterner, U. (1987). Applied tension: A specific behavioral method for the treatment of blood phobia. *Behaviour Research and Therapy, 25,* 25–29.

Öst, L.-G., Sterner, U., & Fellenius, J. (1989). Applied tension, applied relaxation, and the combination in the treatment of blood phobia. *Behaviour Research and Therapy, 27,* 109–121.

Otto, M. W., Tolin, D. F., Simon, N. M., Pearlson, G. D., Basden, S. A., . . ., & Pollack, M. H. (2010). Efficacy of D-cycloserine for enhancing response to cognitive behavior therapy for panic disorder. *Biological Psychiatry, 67,* 365–370.

Owen, M., Sellwood, W., Kan, S., Murray, J., & Sarsam, M. (2015). Group CBT for psychosis: A longitudinal, controlled trial with inpatients. *Behaviour Research and Therapy, 65,* 76–85.

Padesky, C. A. (1993). *Socratic questioning: Changing minds or guiding discovery?* Keynote address delivered at the European Congress of Behavioral and Cognitive Therapies, London, UK.

Padesky, C. A., & Mooney, K. A. (1990). Clinical tip: Presenting the cognitive model to clients. *International Cognitive Therapy Newsletter, 6,* 13–14.

Pagato, S. L., Spring, B., Coups, E. J., Mulvaney, S., Coutu, M. F., & Ozakinci, G. (2007). Barriers and facilitators of evidence-based practice perceived by behavioral science professionals. *Journal of Clinical Psychology, 63,* 695–705.

Paunovic, N., & Öst, L.-G. (2001). Cognitive behavior therapy vs. exposure therapy in the treatment of PTSD in refugees. *Behaviour Research and Therapy, 39,* 1183–1197.

Penzien, D. B., & Holroyd, K. A. (1994). Psychosocial interventions in the management of recurrent headache disorders II: Description of treatment techniques. *Behavioral Medicine, 20,* 64–73.

Persons, J. B. (1989). *Cognitive therapy in practice: A case formulation approach.* New York, NY: W. W. Norton.

Persons, J. B. (2008). *The case-formulation approach to cognitive-behavior therapy.* New York, NY: Guilford Press.

Persons, J. B., Davidson, J., & Tompkins, M. (2001). *Essential components of cognitivebehavior therapy for depression.* Washington, DC: APA Books.

Persons, J. B., & Hong, J. J. (2016). Case formulation and the outcome of cognitive behaviour therapy. In N. Tarrier & J. Johnson (Eds.), *Case formulation in cognitive behaviour therapy: The treatment of challenging and complex cases* (2nd ed., pp. 14–37). New York, NY: Routledge.

Persons, J. B., & Silberschatz, G. (1998). Are results of randomized controlled trials useful to psychotherapists? *Journal of Consulting and Clinical Psychology, 66,* 126–135.

Peterson, C., & Villanova, P. (1988). An expended attributional style questionnaire. *Journal of Abnormal Psychology, 97,* 87–89.

Piet, J., & Hougaard, E. (2011). The effect of mindfulness-based cognitive therapy for prevention of relapse in recurrent major depressive disorder: A systematic review and metaanalysis. *Clinical Psychology Review, 31,* 381–388.

Pitman, R. K., Orr, S. P., Altman, B., & Longpre, R. E. (1996a). Emotional processing and outcome of imaginal fl ooding therapy in Vietnam Veterans with chronic posttraumatic stress disorder. *Comprehensive Psychiatry, 37,* 409–418.

Pitman, R. K., Orr, S. P., Altman, B., & Longpre, R. E. (1996b). Emotional processing during eye movement desensitization and reprocessing therapy of Vietnam Veterans with chronic posttraumatic stress disorder. C *omprehensive Psychiatry, 37,* 409–418.

Pizzagalli, D. A., Iosifescu, D., Hallett, L. A., Ratner, K. G., & Fava, M. (2008). Reduced hedonic capacity in major depressive disorder: Evidence from a probabilistic reward task. *Journal of Psychiatric Research, 43,* 76–87.

Powers, M. B., & Emmelkamp, P. M. G. (2008). Virtual reality exposure therapy for anxiety disorders: A meta-analysis. *Journal of Anxiety Disorders, 22,* 561–569.

Powers, M. B., Halpern, J. M., Ferenschak, M. P., Gillihan, S. J., & Foa, E. B. (2010). A metaanalytic review of prolonged exposure for posttraumatic stress disorder. C *linical Psychology Review, 30,* 635–641.

Powers, M. B., Smits, J. A. J., Otto, M. W., Sanders, C., & Emmelkamp, P. M. G. (2009). Facilitation of fear extinction in phobic participants with a novel cognitive enhancer: A randomized placebo controlled trial of yohimbine augmentation. *Journal of Anxiety Disorders, 23,* 350–356.

Powers, M. B., Zum Vörde Sive Vörding, M. B., & Emmelkamp, P. M. G. (2009). Acceptance and commitment therapy: A meta-analytic review. *Psychotherapy and Psychosomatics, 78,* 73–80.

Prochaska, J. P. P., & DiClemente, C. C. (1983). Stages and processes of self-change smoking: Toward an integrative model of change. *Journal of Consulting and Clinical Psychology, 40,* 432–440.

Prochaska, J. O. P., DiClemente, C. C., & Norcross, J. C. (1992). In search of how people change: Applications to addictive behaviors. *American Psychologist, 47,* 1102–1114.

Prochaska, J. O. P., & Prochaska, J. M. (1991). Why don't people change? Why don't continentes move? *Journal of Psychotherapy Integration, 9,* 83–102.

Quero, S., Campos, D., Riera Del Amo, A., Bretón-López, J., Torella-Feliu, M., . . ., & Botella, C. (2015). NO-FEAR Airlines: A computer-aided self-help treatment for fl ying phobia. *Annual Review of CyberTherapy and Telemedicine, 13,* 197–201.

Rachman, S. (1997). The evolution of cognitive behaviour therapy. In D. M. Clark & C. G. Fairburn (Eds.), *Science and practice of cognitive behaviour therapy* (pp. 3–26). New York, NY: Oxford University Press.

Rachman, S. (2015). The evolution of behaviour therapy and cognitive behaviour therapy. *Behaviour Research and Therapy, 64,* 1–8.

Rachman, S., Craske, M., Tallman, K., & Solyom, C. (1986). Does escape behavior strengthen agoraphobic avoidance? A replication. *Behavior Therapy, 17,* 366–384.

Rakovshik, S. G., & McManus, F. (2010). Establishing evidence-based training in cognitive behavioral therapy: A review of current empirical findings and theoretical guidance. *Clinical Psychology Review, 30,* 496–516.

Ramnerö, J., Folke, F., & Kanter, J. W. (2016). A learning theory account of depression. *Scandinavian Journal of Psychology, 57,* 73–82.

Rapee, R. M. (1985). A case of panic disorder treated with breathing retraining. *Journal of Behavior Therapy and Experimental Psychiatry, 16,* 63–65.

Rauch, S. A. M., Foa, E. B., Furr, J. M., & Filip, J. C. (2004). Imagery vividness and perceived anxious arousal in prolonged exposure treatment for PTSD. *Journal of Traumatic Stress, 17,* 461–465.

Rehm, L. (1977). A self-control model of depression. *Behavior Therapy, 8,* 787–804.

Rescorla, R. A. (2000). Extinction can be enhanced by a concurrent exciter. *Journal of Experimental Psychology: Animal Behavior Processes, 26,* 251–260.

Ressler, K. J., Rothbaum, B. O., Tannenbaum, L., Anderson, P., Graap, K., . . ., & Davis, M. (2004). Cognitive enhancers as adjuncts to psychotherapy: Use of D-cycloserine in phobic individuals to facilitate extinction of fear. *Archives of General Psychiatry, 61,* 1136–1144.

Roemer, L., & Orsillo, S. M. (2002). Expanding our conceptualization of and treatment for generalized anxiety disorder: Integrating mindfulness/acceptance-based approaches with existing cognitive behavioral models. *Clinical Psychology: Science and Practice, 9,* 54–68.

Roemer, L., & Orsillo, S. M. (2007). An open trial of acceptance-based behavior therapy for generalized anxiety disorder. *Behavior Therapy, 38,* 72–85.

Roemer, L., & Orsillo, S. M. (2009). *Mindfulness- and acceptance-based behavioral therapies in practice.* New York, NY: Guilford Press.

Rogers, C. R. (1959). A theory of therapy, personality, and interpersonal relationships as developed in the client-centered framework. In S. Koch (Ed.), *Psychology: The study of a science, Vol. 3. Formulations of the person and the social context* (pp. 184–256). New York, NY: McGraw-Hill.

Rollnick, S., & Miller, W. R. (1995). What is motivational interviewing? *Behavioural and Cognitive Psychotherapy, 23,* 325–334.

Romano, M., & Peters, L. (2015). Evaluating the mechanisms of change in motivational interviewing in the treatment of mental health problems: A review and meta-analysis. *Clinical Psychology Review, 38,* 1–12.

Rowe, M. K., & Craske, M. G. (1998a). Effects of an expanding-spaced vs massed exposure schedule on fear reduction and the return of fear. *Behaviour Research and Therapy, 36,* 701–717.

Rowe, M. K., & Craske, M. G. (1998b). Effects of varied-stimulus exposure training on fear reduction and return of fear. *Behaviour Research and Therapy, 36,* 719–734.

Rush, A. J., Beck, A. T., Kovacs, M., & Hollon, S. D. (1977). Comparative efficacy of cognitive therapy and pharmacotherapy in the treatment of depressed outpatients. *Cognitive Therapy and Research, 1,* 17–37.

Ryba, M. M., Lejuez, C. W., & Hopko, D. R. (2014). Behavioral activation for depressed breast cancer patients: The impact of therapeutic compliance and quantity of activities completed on symptom reduction. *Journal of Consulting and Clinical Psychology, 82,* 325–335.

Salkovskis, P. M. (1985). Obsessional compulsive problems: A cognitive behavioural analysis. *Behaviour Research and Therapy, 25,* 571–583.

Salkovskis, P. M., Jones, D. R., & Clark, D. M. (1986). Respiratory control in the treatment of panic attacks: Replication and extension with concurrent measurement of behaviour and pCO 2. *British Journal of Psychiatry, 148,* 526–532.

Salmon, P. G., Sephton, S. E., & Dreeben, S. J. (2011). Mindfulness-based stress reduction. In J. D. Herbert & E. M. Forman (Eds.), *Acceptance and mindfulness in cognitive behavior therapy: Understanding and applying the new therapies* (pp. 132–163). Hoboken, NJ: John Wiley and Sons.

Santiago-Rivera, A., Kanter, J. W., Benson, G., DeRose, T., Illes, R., & Reyes, W. (2008). Behavioral activation as an alternative treatment approach for Latinos with depression. *Psychotherapy: Theory, Research, Practice, Training, 45,* 173–185.

Schmidt, N. B., Woolaway-Bickel, K., Trakowski, J., Santiago, H., Storey, J, . . ., & Cook, J. (2000). Dismantling cognitive behavioral treatment for panic disorder: Questioning the utility of breathing retraining. *Journal of Consulting and Clinical Psychology, 68,* 417–424.

Schulte, D., Kuenzel, R., Pepping, G., & Schulte, B. T. (1992). Tailor-made versus standardized therapy of phobic patients. *Advances in Behaviour Research and Therapy, 14,* 67–92.

Segal, Z. V., Bieling, P., Young, T., MacQueen, G., Cooke, R., . . ., & Levitan, R. D. (2010). Antidepressant monotherapy vs. sequential pharmacotherapy and mindfulness-based cognitive therapy, or placebo, for relapse prophylaxis in recurrent depression. *Archives of General Psychiatry, 58,* 381–388.

Segal, Z. V., Williams, J. M. G., & Teasdale, T. D. (2002). *Mindfulness-based cognitive therapy for depression.* New York, NY: Guilford Press.

Segal, Z. V., Williams, J. M. G., & Teasdale, T. D. (2013). *Mindfulness-based cognitive therapy for depression* (2nd ed.). New York, NY: Guilford Press.

Serfaty, M. A., Haworth, D., Blanchard, M., Buszewicz, M., Murad, S., & King, M. (2009). Clinical effectiveness of individual cognitive behavioral therapy for depressed older people in primary care: A randomized control trial. *Archives of General Psychiatry, 66,* 1332–1340.

Sholomskas, D. E., Syracuse-Siewart, G., Rounsaville, B. J., Ball, S. A., Nuro, K. F., & Carroll, K. M. (2005). We do not train in vain: A dissemination trial of three strategies of training clinicians in cognitive behavioral therapy. *Journal of Consulting and Clinical Psychology, 73,* 106–115.

Shurick, A. A., Hamilton, J. R., Harris, L. T., Roy, A. K., Gross, J. J., & Phelps, E. A. (2012). Durable effects of cognitive restructuring on conditioned fear. *Emotion, 12,* 1393–1397.

Siev, J., & Chambless, D. L. (2007). Specificity of treatment effects: Cognitive therapy and relaxation for generalized anxiety and panic disorders. *Journal of Consulting and Clinical Psychology, 75,* 513–522.

Simpson, H. B., Zuckoff, A., Maher, M. J., Page, J., Franklin, M., . . ., & Wang, Y. (2010). Challenges using motivational interviewing as an adjunct to exposure therapy for obsessive compulsive disorder. *Behaviour Research and Therapy, 48,* 941–948.

Simpson, H. B., Zuckoff, A., Page, J., Franklin, M. E., & Foa, E. B. (2008). Adding motivational interviewing to exposure and ritual prevention for obsessive compulsive disorder: An open pilot trial. *Cognitive Behaviour Therapy, 37,* 38–49.

Smits, J. A. J., Julian, K., Rosenfield, D., & Powers, M. B. (2012). Threat reappraisal as a mediator of symptom change in cognitive behavioral treatment of anxiety disorders: A systematic review. *Journal of Consulting and Clinical Psychology, 80,* 624–635.

Smits, J. A., Rosenfield, D., Davis, M. L., Julian, K., Handelsman, P. R., . . ., & Powers, M. B. (2014). Yohimbine enhancement of exposure therapy for social anxiety disorder: A randomized controlled trial. *Biological Psychiatry, 75,* 840–846.

Smits, J. A. J., Telch, M. J., & Randall, P. K. (2002). An examination of the decline in fear and disgust during exposure-based treatment. *Behaviour Research and Therapy, 40,* 1243–1253.

Snyder, D. K., Wills, R. M., & Grady-Fletcher, A. (1991). Long-term effectiveness of behavioural vs. insight-oriented marital therapy: Effects on individual and interspousal functioning. *Journal of Consulting and Clinical Psychology, 59,* 138–141.

Sockol, L. E., Epperson, C. N., & Barber, J. P. (2011). A meta-analysis of treatments for perinatal depression. *Clinical Psychology Review, 31,* 839–849.

Soravia, L. M., Heinrichs, M., Aerni, A., Maroni, C., Schelling, G., . . ., & de Quervain, D. J. (2006). Glucocorticoids reduce phobic fear in humans. *Proceedings of the National Academy of Sciences, 103,* 5585–5590.

Soravia, L. M., Heinrichs, M., Winzeler, L., Eisler, M., Schmitt, W., . . ., & de Quervain, D. J.-F. (2014). Glucocorticoids enhance in vivo exposure-based therapy of spider phobia. *Depression and Anxiety, 31,* 429–435.

Spanier, G. B. (1976). Measuring dyadic adjustment: New scales for assessing the quality of marriage and similar dyads. *Journal of Marriage and the Family, 38,* 15–28.

Strachan, M., Gros, D. F., Ruggiero, K. J., Lejuez, C. W., & Acierno, R. (2012). An integrated approach to delivering exposure-based treatment for symptoms of PTSD and depression in OIF/OEF veterans: Preliminary findings. *Behavior Therapy, 43,* 560–569.

Stice, E., Rohde, P., Seeley, J. R., & Gau, J. M. (2010). Testing mediators of intervention effects in randomized controlled trials: An evaluation of three depression prevention programs. *Journal of Consulting and Clinical Psychology, 78,* 273–280.

Stirman, S. W., Buchhofer, R., McLaulin, J. B., Evans, A. C., & Beck, A. T. (2009). The Beck Initiative: A partnership to implement cognitive therapy in a community behavioral health system. *Psychiatric Services, 60,* 1302–1304.

Stirman, S. W., Calloway, A., Toder, K., Miller, C. J., DeVito, A. K., . . ., & Crits-Cristoph, P. (2013). Community mental health provider modifications to cognitive therapy: Implications for sustainability. *Psychiatric Services, 64,* 1056–1059.

Strauss, J. L., Hayes, A. M., Johnson, S. L., Newman, C. F., Brown, G. K., . . ., & Beck, A. T. (2006). Early alliance, alliance ruptures, and symptom change in a non-randomized trial of cognitive therapy for avoidant and obsessive compulsive personality disorders. *Journal of Consulting and Clinical Psychology, 74,* 337–345.

Stuart, G. L., Treat, T. A., & Wade, W. A. (2000). Effectiveness of an empirically based treatment for panic disorder delivered in a service clinic setting: 1-year follow-up. *Journal of Consulting and Clinical Psychology, 68,* 506–512.

Sudak, D. M., Codd, R. T. III, Ludgate, J. W., Sokol, L., Fox, M. G., . . ., & Milne, D. (2016). *Teaching and supervising cognitive behavioral therapy.* Hoboken, NJ: John Wiley and Sons.

Suinn, R. M., & Richardson, F. (1971). Anxiety management training: A nonspecific behavior therapy program for anxiety control. *Behavior Therapy, 2,* 498–510.

Takano, K., & Tanno, Y. (2009). Self-rumination, self-Reflection, and depression: Self-rumination counteracts the adaptive effect of self-Reflection. *Behaviour Research and Therapy, 47,* 260–264.

Tandon, S. D., Perry, D. F., Mendelson, T., Kemp, K., & Leis, J. A. (2011). Preventing perinatal depression in low-income home visiting clients: A randomized controlled trial. *Journal of Consulting and Clinical Psychology, 79,* 707–712.

Teasdale, J. D. (1993). Emotion and two kinds of meaning. *Behaviour Research and Therapy, 31,* 339–354.

Teasdale, J. D., Segal, Z. V., Williams, J. M. G., Ridgeway, V., Soulsby, L., & Lau, M. (2000). Prevention of relapse/recurrence in major depression by mindfulness-based cognitive therapy. *Journal of Consulting and Clinical Psychology, 68,* 615–623.

Telch, M. J., Valentiner, D. P., Ilai, D., Young, P. R., Powers, M. B., & Smits, J. A. J. (2004). Fear activation and distraction during the emotional processing of claustrophobic fear. *Journal of Behavior Therapy and Experimental Psychiatry, 35,* 219–232.

ter Kuile, M. M., Both, S., & van Lankveld, J. J. D. M. (2010). Cognitive behavioral therapy for sexual dysfunctions in women. *Psychiatric Clinics of North America, 33,* 595–610.

Thoma, N. C., & Cecero, J. J. (2009). Is integrative use of techniques in psychotherapy the exception or the rule? Results of a national survey of doctoral-level practitioners. *Psychotherapy: Theory, Research, Practice, Training, 46,* 405–417.

Thoma, N. C., & McKay, D. (2015). *Working with emotion in cognitive behavioral therapy: Techniques for clinical practice.* New York, NY: Guilford Press.

Thoma, N., Pilecki, B., & McKay, D. (2015). Contemporary cognitive behavior therapy: A review of theory, history, and evidence. *Psychodynamic Psychiatry, 43,* 423–462.

Tolin, D. F., & Maltby, N. (2008). Motivating treatment-refusing patients with obsessivecompulsive disorder. In H. A. Arkowitz, H. A. Westra, W. R. Miller, & S. Rollnick (Eds.), *Motivational interviewing in the treatment of psychological problems* (pp. 85–108). New York, NY: Guilford Press.

Trull, T. J., & Ebner-Priemer, U. W. (2009). Using experience sampling methods/ecological momentary assessment (ESM/EMA) in clinical assessment and clinical research: Introduction to the specific section. *Psychological Assessment, 21,* 457–462.

Tsao, J. C. I., & Craske, M. G. (2000). Timing of treatment and return of fear: Effects of massed, uniform-, and expanding-spaced exposure schedules. *Behavior Therapy, 31,* 479–497.

Vernmark, K., Lenndin, J., Bjärehed, J., Carlsson, M., Karlsson, J., . . ., & Andersson, G. (2010). Internet administered guided self-help versus individualized e-mail therapy: A randomized trial of two versions of CBT for major depression. *Behaviour Research and Therapy, 48,* 368–376.

Vrieze, E., Pizzagalli, D. A., Demyttenaere, K., Hompes, T., Sienaert, P., . . ., & Claes, S. (2013). Reduced reward learning predicts outcome in major depressive disorder. *Biological Psychiatry, 73,* 639–645.

Wade, W. A., Treat, T. A., & Stuart, G. L. (1998). Transporting an empirically supported treatment for panic disorder to a service clinic setting: A benchmarking study. *Journal of Consulting and Clinical Psychology, 66,* 231–239.

Wagner, A. W., Zatzick, D. F., Ghesquire, A., & Jurkovich, G. J. (2007). Behavioral activation as an early intervention for posttraumatic stress disorder and depression among physically injured trauma survivors. *Cognitive and Behavioral Practice, 14,* 341–349.

Warren, R., & Zgourdies, G. D. (1991). *Anxiety disorders: A rational-emotive perspective.* Elmsford, NY: Pergamon Press.

Watkins, E. R. (2016). *Rumination-focused cognitive behavioral therapy for depression.* New York, NY: Guilford Press.

Watkins, E., Scott, J., Wingrove, J., Rimes, K., Bathurst, N., . . ., & Malliaris, Y. (2007). Rumination-focused cognitive behaviour therapy for residual depression: A case series. *Behaviour Research and Therapy, 45,* 2144–2154.

Watson, J. P., & Raynor, R. (1920). Conditioned emotional reactions. *Journal of Experimental Psychology, 3,* 1–14.

Webb, C. A., DeRubeis, R. J., Amsterdam, J. D., Shelton, R. C., Hollon, S. D., & Dimidjian, S. (2011). Two aspects of the therapeutic alliance: Differential relations with depressive symptom change. *Journal of Consulting and Clinical Psychology, 79,* 279–283.

Weertman, A., & Arntz, A. (2007). Effectiveness of treatment of childhood memories in cognitive therapy for personality disorders: A controlled study contrasting methods focusing on the present and methods focusing in childhood memories. *Behaviour Research and Therapy, 45,* 2133–2143.

Weissman, A. N., & Beck, A. T. (1980). *The dysfunctional attitudes scale.* Unpublished manuscript. University of Pennsylvania, Philadelphia, PA.

Wells, A. (2009). *Metacognitive therapy for anxiety and depression.* New York, NY: Guilford Press.

Wells, A. (2016). Cognitive and metacognitive therapy case formulation in anxiety disorders. In N. Tarrier & J. Johnson (Eds.), *Case formulation in cognitive behaviour therapy: The treatment of challenging and complex cases* (2nd ed., pp. 90–118). New York, NY: Routledge.

Wells, A., Welford, M., King, P., Papageorgiou, C., Wisely, J., & Mendel, E. (2008). A pilot randomized trial of metacognitive therapy versus applied relaxation in the treatment of adults with generalized anxiety disorder. *Behaviour Research and Therapy, 48,* 429–434.

Wenzel, A. (2012). Modification of core beliefs in cognitive therapy. In I. R. de Oliveira (Ed.), *Cognitive behavioral therapy* (pp. 17–34). Rijeka, Croatia: Intech (available online at www.intechopen.com).

Wenzel, A. (2013). *Strategic decision making in cognitive behavioral therapy.* Washington, DC: APA Books.

Wenzel, A. (2015). *Cognitive behavioral therapy for perinatal distress.* New York, NY: Routledge.

Wenzel, A., Brown, G. K., & Beck, A. T. (2009). *Cognitive therapy for suicidal patients: Scientific and clinical applications.* Washington, DC: APA Books.

Wenzel, A., Brown, G. K., & Karlin, B. E. (2011). *Cognitive behavioral therapy for depressed veterans and military servicemembers: Therapist manual.* Washington, DC: U.S. Department of Veterans Affairs.

Wenzel, A., Dobson, K. S., & Hays, P. A. (2016). *Cognitive behavioral therapy techniques and strategies.* Washington, DC: APA Books.

Wenzel, A., Liese, B. S., Beck, A. T., & Friedman-Wheeler, D. (2012). *Group cognitive therapy for addictions.* New York, NY: Guilford Press.

Westen, D., & Morrison, K. (2001). A multi-dimensional meta-analysis of treatments for depression, panic, and generalized anxiety disorder: An empirical examination of the status of empirically supported therapies. *Journal of Consulting and Clinical Psychology, 69,* 875–899.

Westen, D., Novotny, C. M., & Thompson-Brenner, H. (2004). The empirical status of empirically supported psychotherapies: Assumptions, findings, and reporting in controlled clinical trials. *Psychological Bulletin, 130,* 631–663.

Westra, H. A. (2012). *Motivational interviewing in the treatment of anxiety.* New York, NY: Guilford Press.

Westra, H. A., & Arkowitz, H. (2011). Introduction to the special series: Integrating motivational interviewing with cognitive behavioral therapy for a range of mental health problems. *Cognitive and Behavioral Practice, 19,* 1–4.

Westra, H. A., Arkowitz, H., & Dozois, D. J. A. (2009). Adding a motivational interviewing pretreatment to cognitive behavioral therapy for generalized anxiety disorder: A preliminary randomized controlled trial. *Journal of Anxiety Disorders, 23,* 1106–1117.

Westra, H. A., Aviram, A., & Doell, F. K. (2011). Extending motivational interviewing to the treatment of major mental health problems: Current directions and evidence. *The Canadian Journal of Psychiatry, 56,* 643–650.

Wheatley, J., Brewin, C. R., Patel, T., & Hackmann, A. (2007). "I'll believe it when I can see it": Imagery rescripting of intrusive sensory memories in depression. *Journal of Behavior Therapy and Experimental Psychiatry, 38,* 371–385.

Wild, J., Hackmann, A., & Clark, D. M. (2008). Rescripting early memories linked to negative images in social phobia: A pilot study. *Behavior Therapy, 39,* 47–56.

Wilhelm, S., Buhlmann, U., Tolin, D., Meunier, S. A., Pearlson, G. D., . . ., & Rauch, S. L. (2008). Augmentation of behavior therapy with D-cycloserine for obsessive compulsive disorder. *American Journal of Psychiatry, 165,* 335–341.

Williams, A. D., & Andrews, G. (2013). The effectiveness of Internet cognitive behavioural therapy (iCBT) for depression in primary care: A quality assurance study. *PLoS One, 8,* e57447.

Williams, J. M. G., Barnhofer, T., Crane, C., Hermans, D., Raes, F., . . ., & Dalgleish, T. (2007). Autobiographical memory specificity and emotional disorder. *Psychological Bulletin, 133,* 122–148.

Williams, J. M. G., & Broadbent, K. (1986). Autobiographical memory in suicide attempters. *Journal of Abnormal Psychology, 95,* 144–149.

Williams, J. M. G., Ellis, N. C., Tyers, C., Healy, H., Rose, G., & MacLeod, A. K. (1996). The specificity of autobiographical memory and imageability of the future. *Memory & Cognition, 24,* 116–125.

Wilson, G. T. (2007). Manual-based treatment: Evolution and evaluation. In T. A. Treat, R. R. Bootzin, & T. B. Baker (Eds.), *Psychological clinical science: Papers in honor of Richard M. McFall* (pp. 105–132). New York, NY: Psychology Press.

Wilson, J. J., & Gil, K. M. (1996). The efficacy of psychological and pharmacological interventions for the treatment of chronic disease-related and non-disease-related pain. *Clinical Psychology Review, 16,* 573–597.

Wilson, K. G., Bordieri, M. J., Flynn, M. K., Lucas, N. N., & Slater, R. M. (2011). Understanding acceptance and commitment therapy in context: A history of similarities and differences with other cognitive behavior therapies. In J. D. Herbert & E. M. Forman (Eds.), *Acceptance and mindfulness in cognitive behavior therapy: Understanding and applying the new therapies* (pp. 233–263). Hoboken, NJ: John Wiley and Sons.

Winterowd, C., Beck, A. T., & Gruener, D. (2003). *Cognitive therapy with chronic pain patients.* New York, NY: Springer.

Witkiewitz, K., & Bowen, S. (2010). Depression, craving, and substance use following a randomized trial of mindfulness-based relapse prevention. *Journal of Consulting and Clinical Psychology, 78,* 362–374.

Witkiewitz, K., Bowen, S., Douglas, H., & Hsu, S. H. (2013). Mindfulness-based relapse prevention for substance craving. *Addictive Behaviors, 38,* 1563–1571.

Witkiewitz, K., Marlatt, G. A., & Walker, D. D. (2005). Mindfulness-based relapse prevention for alcohol use disorders: The meditative tortoise wins the race. *Journal of Cognitive Psychotherapy, 19,* 211–228.

Wolitzky-Taylor, K. B., Horowitz, J. D., Powers, M. B., & Telch, M. B. (2008). Psychological approaches in the treatment of specific phobias: A meta-analysis. *Clinical Psychology Review, 28,* 1021–1037.

Wolpe, J. (Ed.). (1959). *Psychotherapy based on the principle of reciprocal inhibition.* Oxford, UK: Prentice-Hall.

Yalom, I., & Leszcz, M. (2005). *The theory and practice of group psychotherapy* (5th ed.). New York, NY: Basic Books.

Young, J. E. (1990). *Cognitive therapy for personality disorders.* Sarasota, FL: Professional Resources Press.

Young, J. E. (1993). *The schema diary.* New York, NY: Cognitive Therapy Center of New York.

Young, J. E. (1999). *Schema-focused therapy for personality disorders: A schema-focused approach* (3rd ed.). Sarasota, FL: Professional Resources Press.

Young, J. E., Klosko, J. S., & Weishaar, M. E. (2003). *Schema therapy: A practitioner's guide.* New York, NY: Guilford Press.

Young, J. E., & Beck, A. T. (1980). *Cognitive therapy scale rating manual.* Unpublished manuscript. University of Pennsylvania, Philadelphia.

Yovel, I., Mor, N., & Shakarov, H. (2014). Examination of the core cognitive components of cognitive behavioral therapy and acceptance and commitment therapy: An analogue investigation. *Behavior Therapy, 45,* 482–494.

Zainal, N. Z., Booth, S., & Huppert, F. A. (2013). The efficacy of mindfulness-based stress reduction on mental health of breast cancer patients: A meta-analysis. *Psycho-Oncology, 22,* 1457–1465.

Zajonc, R. B. (1984). On the primacy of affect. *American Psychologist, 39,* 117–123.

Zettle, R. D., & Hayes, S. C. (1986). Dysfunctional control by client verbal behavior: The context of reason giving. *Analysis of Verbal Behavior, 4,* 30–38.

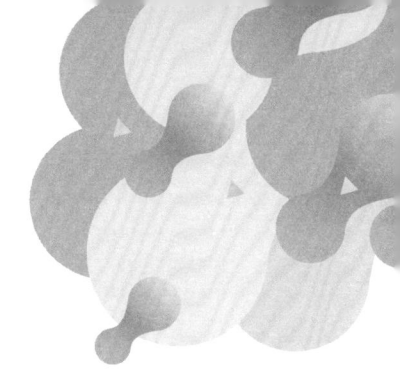

Índice

A

ABBT *ver* terapia comportamental baseada em aceitação
abordagens e estratégias baseadas em aceitação, 147-9, 167-8
Abramowitz, Jonathan S. 112-5, 120-2, 124-5
Academy of Cognitive Therapy, 16-7
aceitação 16-7, 73-4, 132-3, 143-4, 145-6, 166-8, 175
    abordagem tradicional da, 148-51
    de emoções (ferramentas para alcançar) 156-7
    processos de, 156-7
    radical 150-2
    vs. mudança 148-9
aceitação radical 150-2
acrônimo ACTION 100-1
ACT *ver* terapia de aceitação e compromisso
Addis, Michael 99-100
adesão empática 165-6
afirmação 44-7
agências de saúde mental comunitárias 2-3
agendamento de atividades 96-7, 99-100, 108-9
    adaptações do 97-100
agir "como se" 78-9
agorafobia 8-9, 84-5, 117-8, 136-7
Allmon, D. 138-9
Alpañés-Freitag, M. 68-9
análise de vantagens e desvantagens 80-1
apenados do sexo masculino 11-2
aprendizagem corretiva 11-3, 84-5, 114-5, 136-7
aprendizagem inibitória 115-7, 121-2
    alcançando o melhor espaçamento das tentativas de exposição 120-2
    apresentação de múltiplos estímulos temidos 117-8
    extinção reforçada ocasional 120-1
    introdução de variações nos exercícios de exposição 119-20
    prevenção de sinais e comportamentos de segurança 117-9
    processamento linguístico 119-21
    resultado de violação de expectativas 116-8
aprendizagem observacional 28-9
Arch, J. J. 118-9
Arkowitz, H. 50-1
Armstrong, H. E. 138-9
Arntz, Arnoud 85-6
Association for Behavioral and Cognitive Therapies 16-7
ativação comportamental (AC) 15-7, 70-3, 80-1, 95-7, 159-60, 173-4, 176-8
    abordagem beckiana da 96-8
    abordagem tradicional 96-8
    abordagens inovadoras da 97-108
    alvos da mudança inovadores 105-8
    contemporânea (ACc) 99-100
atividade da amígdala 119-22
atribuição de tarefas graduadas 97-8
autoacusação 86-7
autoconsciência 49-50
autocontrole 6-9, 43-4, 173-4
autocrítica 6-7
autocuidado 1-2, 23-4, 26-8, 51-2, 66-7, 81-3, 106-7, 109-10, 165-6
autoeficácia 7-8, 43-5, 105-8
autoimagens 85-6
automonitoramento 29-30, 133-4, 143-4, 163-4
autorrespeito 138-9
autovalidação 138-9
avaliação: comportamental 124-5
    abordagens inovadoras da 36-8
    abordagens tradicionais da 29-30

de imagens 63, 83-4
de seguimento 88-9, 101-2, 121-2, 136-7, 141-2, 164-7
de valores 159-60
diagnóstica 23-5
do progresso 10-1, 112-3
funcional 105-6
psicofisiológica 142-3
psicológica 19-20

B

Baca, L. M. 43-4
Barlow, David 8-9, 136-7
Barrera Jr., M. 95-6
BATD *ver* Tratamento de ativação comportamental para depressão breve
BDI *ver* Inventário de Depressão de Beck
Beck, Aaron T. 5-6, 9-11, 19-20, 34-5, 37-9, 63, 71-2, 96-9
Beck Institute for Cognitive Behavior Therapy 37-8, 66-7
Beck, Judith S. 19-23, 75-8
Booth, S. 149-50
Bowen, S. 154-5
Bridges, L. J. 131-2
budismo 148-9, 167-8
Burns, D. D. 76-7, 86-7
busca de segurança 162-3

C

Calero-Elvira, A. 68-9
cartões de enfrentamento 60-1
catastrofismo 58-60
Chadwick, P. 38-9
Chambless, D. L. 112-3
Christensen, A. 164-6
Clark, David M. 8-9
classificações de expectativa 116-7
claustrofobia 122-3
clientes: comportamento dos 30-2, 55-8, 68-9, 77-9, 99-101, 103-4, 138-9, 159-60, 174-5
  colaboração com 18
  prontidão para mudança 47-8
  resistência do 44-50
Clore, G. L. 131-2
Cockram, D. M. 84-5
cognição 175
  camadas da 21-2, 24-5
  catastrófica 141-2

como reação à situação 20-1
e mudança comportamental 8-9
irracional 4-5
manifestações da 62-3
comportamento 20-1, 30-1, 175
  "abordagem" 143-4
  adaptativo 6-7, 37-8, 60-1, 68-9, 84-5, 92-3, 99-100, 143-4, 176-7
  aditivo 64-5
  alternativo 31-2, 101-2
  autocuidado 1-2, 23-4, 26-8, 51-2, 66-7, 81-3, 106-7, 109-10, 165-6
  autodestrutivo 138-9
  compulsivo 70-1
  contraproducente 28-9, 83-4, 132-3, 144-6
  de segurança 117-9
  do cliente 30-2, 55-8, 68-9, 77-9, 99-101, 103-4, 138-9, 159-60, 174-5
  do terapeuta 55-6, 171-2
  evitação 100-4, 111-15, 123-4, 143-4, 155-6
  impulsivo 132-3
  insalubre 35-6
  mudanças no 4-5, 8-9, 11-2, 49-56, 173-4, 174-5
  normal 22-3
  novos padrões de 44-8
  oculto vs. visível 7-8
  problemático 1-2, 29-30, 36-8, 42-3, 44-8, 53-5, 83-4, 144-5, 165-6, 172-3
  ritualista 118-9
  saudável 83-4, 93-6, 99-100, 103-4
  sexual 36-7
  suicida e parassuicida 3-4, 10-1, 35-6, 84-5, 138-9
  terapêutico 168
  ver também estratégias de enfrentamento
comportamento parassuicida 84-5, 138-9
comportamento suicida 10-1, 84-5, 169-70
  ver também ideação suicida
comportamentos de segurança 117-9
comportamentos e estratégias de evitação 1-2, 87-8, 95-6, 100-4, 107-8, 111-15, 123-6, 143-4, 147-8, 155-7, 161-2
computação gráfica 123-4
comunidade latina 15-6, 102-4
conceitualização de caso 16-7, 19-20, 173-4
  abordagem beckiana do 19-31, 37-8

abordagem comportamental 27–9
abordagem de formulação de caso de Persons 29–32
abordagem tradicional da 25–8
abordagem transversal 31–3
abordagens inovadoras da 35–8
 colaborativa 31–5, 37–8
 de grupos de TCC 34–8
 incorporação de processos metacognitivos na 36–7
 necessidade de treinamento adicional em 38–9
conceitualização de caso colaborativa 31–5, 37–8
 diagrama 32–3
 diagrama com habilidades 33–4
condicionamento clássico 4–5, 27–9, 120–21
condicionamento direto 112–3
condicionamento operante 28–9
conflito 4–5, 8–9, 113–4, 163–6
confrontação empática 81–3
conselheiros (para dependentes químicos) 43–4
construção de tolerância 165–6
construtivismo social 3–4
continuum cognitivo 78–9
conversa de continuidade 42–4, 48–52, 55–9
córtex pré-frontal 119–22
Craske, Michelle G. 116–22, 127–8, 136–7
crenças intermediárias 21–2, 24–5, 27–8, 30–1
crenças nucleares 21–7, 30–1, 89–90
 reestruturação 27–8
crenças que não ajudam 75–80, 85–93
 identificando 75–7
 ver também crenças subjacentes
crenças subjacentes 1–2, 17–8, 21–2, 57–8, 75–9, 85–6, 92–3, 147–8
 ver também crenças que não ajudam
Cuijpers, P. 108–9
curso de mães e bebês (Mamás y Bebés) 15–6

D

DBT *ver* terapia comportamental dialética (DBT)
D-cicloserina (DCS), acréscimo de 121–3
de Oliveira, Irismar 93–4
Decenteceo, E. T. 7–8
declarações de missão 91–2
defusão 155–61, 167–8

defusão cognitiva 157–61
Denham, S. A. 131–2
depressão 50–1, 85–6, 95–7, 98–9, 102–3, 112–3, 155–6
 e MBCT 151–2
 e tratamento de relaxamento 134–5
 pós-parto 15–6
 terapia cognitiva para 5–6
 terapia de aceitação e compromisso para 159–61
 terapia de autocontrole para 7–8
 tratamento de ativação comportamental breve (BATD) para 103–5
 tratamento medicamentoso para 9–11, 24–5, 102–3, 153–4
 tratamento usando ABBT 161–2
 tratamento usando AC 105–10
 tratamento usando TCC 9–11
 tratamento usando TCCi 12–3
 vulnerabilidade genética para 35–6
 ver também transtorno depressivo maior
DeRubeis, Robert 10–1
desadaptativos 83–5
desemprego 3–4
desipramina 10–1
desmaio emocional 142–3
desprendimento unificado 165–6
desqualificando aspectos positivos 58–9
desregulação emocional 131–2
dessensibilização sistemática 113–4, 127–8
diário do esquema 83–4
DiClemente, Carlos 34–5, 44–8
Dimidjian, Sona 95–6, 99–100, 102–4
discriminação 2–3, 35–6
disfunção sexual 10–1
disposição vs. falta de disposição 151–2
dispositivos de rastreio corporal 123–4
dispositivos móveis e TCC 176–7
 usados para avaliação 36–7
 usados para reestruturação cognitiva 67–9, 72–3
 uso em tratamento de exposição 122–4
distorções cognitivas 6–7, 58–9, 65–6, 72–3
Dobson, Keith S. 8–9, 75–6, 173–4
doenças médicas 10–1
dor crônica 10–1, 135–6
dor de cabeça 135–6
Douglas, H. 154–5
Dozois, D. J. A. 8–9, 50–1, 173–4

Driessen, E. 55-6
Drummond, P. D. 84-5
Dudley, Robert 31-2
Dugas, Michel 126-7

E

EC *ver* estímulo condicionado
efetividade 13-5
efetividade interpessoal 138-9
eficácia 13-5
EIC *ver* estímulo incondicionado
Ellis, Albert 4-6, 10-1, 71-2
emetofobia 11-2
Emmelkamp, P. M. G. 123-5, 159-60
empatia 42-5, 49-56, 81-3, 165-6
enfrentamento antecipado 139-40
Entrevista clínica estruturada para os transtornos do DSM-5 29-30
entrevista motivacional (EM) 16-7, 41-2
   aplicação de 51-5
   com tratamento de ativação comportamental para depressão (BATD) breve 104-5
   contemporânea 48-50
   e terapia cognitivo-comportamental 42-3, 50-5
   fundamentos e história da 42-7
   hipótese relacional 49-50
   hipótese técnica 49-50
   quatro princípios elementares 44-5
   técnicas comuns de entrevista 44-7
EPR *ver* exposição com prevenção de resposta (EPR)
Escala de Adaptação Diádica 165-7
Escala de Atitudes Disfuncionais (DAS) 76-7
Escala de Avaliação de Depressão de Hamilton 102-3
Escala de Classificação da Terapia Cognitiva 49-50, 71-2
Escala de Classificação de Conceituação de Caso Colaborativa 38-9
Escala de Sociotropia-Autonomia (SAS) 76-7
Escalas Beck 29-30
escaneamento corporal 149-50
esclarecimento e implementação de valores 88-93, 104-5, 158-62
esquemas 81-2
   iniciais desadaptativos 81-3;
esquizofrenia 10-1, 169-70

estimulantes cognitivos 121-3
estímulo condicionado (CS) 27-9, 120-1
estímulo incondicionado (EIC) 27-9, 120-1
estratégia de intervenção 16-7
estratégias compensatórias 22-3, 38-9
estratégias de enfrentamento 22-3, 26-8, 30-2, 83-4, 87-8, 92-3
estresse no local de trabalho 159-60
estrutura do medo 114-5
Exercício de Avaliação de Valores 159-60
exibições visuais 123-4
experimentos comportamentais 60-2, 69-70, 87-8
exposição 16-7, 111-3, 159-60
   à incerteza 126-7
   a percalços sociais 124-7
   à repulsa 126-8
   abordagens histórica e tradicional da 112-6
   abordagens inovadoras da 115-28
   aos medos mais centrais 124-8
   baseada em internet 123-4
   cobertura do seguro para 172-3
   direções para futura pesquisa 128-9
   imagística 111-2, 119-20
   in vivo 111-2, 117-8, 123-5
   interoceptiva 111-2, 117-8, 136-7
   melhor espaçamento de 120-2
   na TCC 111-3
   realidade aumentada 129
   realidade virtual 123-5, 128-9
   tratamento medicamentoso para 128-9
exposição baseada em internet 123-4
exposição por imaginação 111-2, 119-20
exposição *in vivo* 111-2, 117-8, 123-5
exposição interoceptiva 111-2, 117-8, 136-7
exposição por realidade aumentada 129
exposição por realidade virtual 123-5, 128-9
exposição com prevenção de resposta (EPR) 51-3, 118-9
extinção 28-9, 111-2
   aprofundada 117-8
   reforçada 120-21
Eysenck, Hans 4-5

F

fala contrária à mudança 42-3
fala sobre mudança 42-3, 44-7, 49-50
fatores ambientais 15-6

fatores de vulnerabilidade 35-6
Fedoroff, I. C. 112-3
Ferster, C. B. 95-6
filtros 21-2, 63
Finley, E. P. 171-2
fissura (por substâncias) 154-6
flexibilidade psicológica 160-1
fobia de sangue, ferimento e injeção 111-2, 127-8, 141-5
fobia de voar 123-5
fobias 11-2
  aranha 120-24, 127-8
  cobra 85-6
  específica 134-5, 141-2
  tratamento medicamentoso para 121-3
  ver também transtorno de ansiedade social
foco no momento presente 155-6, 167-8
Forman, E. M. 172-3
formulação de caso 29-32
  ver também conceitualização de caso
Fothergill, C. D. 38-9
Fournier, C. 149-50
Fresco, David 143-5, 163-4
Friedman-Wheeler, D. 34-5
Froján-Parga, M. 68-9
Fuchs, C. Z. 7-8

G

Ganiban, J. M. 131-2
Gawrysiak, M. 104-5
Giesen-Bloo, J. 84-5
Gilbert, Paul 36-7
glicocorticoides 122-3
Goldfried, M. R. 7-8
Gordon, J. R. 154-5
gráficos setoriais 90-2
Greenberger, D. 65-6, 86-7
Gross, J. J. 131-2
Grossman, P. 149-50
Grupo C 84-5
  ver também transtorno da personalidade *borderline* (TPB)
grupos de adição 34-5
grupos de adição em terapia cognitiva 34-5
grupos de terapia cognitivo-comportamental, conceitualização de caso nos 37-8

H

habilidades de resolução de problemas 35-6, 159-60

habituação 113-5
  dentro da sessão 114-5
  entre as sessões 114-5
Harris, Russ 90-1, 157-9
hatha yoga 149-50
Hayes, Steven C. 16-7, 159-62
Hayes-Skelton, S. A. 161-2
Hays, Pamela 14-6
Heard, H. L. 138-9
Heimberg, Richard G. 11-2, 163-4
Herbert, J. D. 172-3
Herman-Dunn, R. 95-6
Hildebrandt, M. J. 160-1
hiperventilação 135-6, 137-8
hipocampo 121-2
hipocapnia 135-6, 140-1
hipotensão 142-3
hipótese do mecanismo 30-1
hipótese relacional 49-50
hipótese técnica 49-50
Hofmann, Stefan G. 149-50, 172-3
Hollon, Steven 10-1, 55-6, 61-2
Hopko, D. R. 104-5
hostilidade 35-6
Hsu, S. H. 154-5
Huppert, F. A. 149-50

I

IBCT *ver* terapia de casal comportamental integrativa (IBCT)
ideação dissociativa 84-5
ideação paranoide 84-5
ideação suicida 12-3 *ver também* comportamento suicida
imipramina 9-10
impulsividade 35-6, 84-5
incerteza 24-5, 64-5, 70-1, 115-6, 118-20, 128-9, 159-60
  exposição a 126-7, 143-4
  intolerância à 35-6, 64-5, 126-7
informações colaterais 29-30
inibição recíproca 113-4
insônia 135-6
integração da psicoterapia 81-3
interpretações catastróficas errôneas 8-9
intervenções baseadas em *mindfulness* 155-6, 167-8
intervenções de Gestalt 3-4, 83-4, 93-4
intolerância à incerteza 35-6, 64-5, 126-7

intolerância ao mal-estar 147–8
inundação 113–4
Inventário de Depressão de Beck (BDI) 59–60, 104–5, 154–5
Inventário de Qualidade de Vida (QOL) 29–30
Inventário Obsessivo-compulsivo de Maudsley 112–3
inventários de autorrelato 29–30, 36–7, 112–3
ioimbina 122–3

J

Jacobson, Neil S. 99–104, 109–10, 164–5
Jones, Mary Cover 112–4

K

Kabat-Zinn, Jon 148–9, 151–4
Kafka, Franz 85–6
Kanter, Jonathan 102–4
Khoury, B. 149–50
Klosko, J. S. 41–2, 81–2
Kuyken, Willem 31–2, 34–5, 37–9

L

lançar âncora 156–7
Lang, A. J. 119–20
Leahy, Robert L. 3–4, 75–6
Lee, C. W. 84–5
Lejuez, C. W. 104–5
Levin, M. E. 160–1
Lewin, A. B. 121–2, 136–7
Lewinsohn, Peter M. 15–6, 95–7
Lieberman, M. D. 119–20
Liese, B. S. 34–5
Lillis, J. 160–1
Linehan, Marsha 131–3, 138–40, 144–6, 150–2
lítio 10–1

M

Ma, S. H. 153–4
manejo do afeto 16–7, 131–4, 137–8, 143–6
    abordagens inovadoras do 135–44
    abordagens tradicionais do 133–6
    pesquisa futura em 145–6
manejo do diabetes 159–60
manuais de tratamento 13–4
Manual diagnóstico e estatístico de transtornos mentais, quinta edição (DSM-5) 23–4
mãos dispostas 139–40

Marks, Isaac 113–4
Marlatt, G. A. 154–5
Martell, Christopher 95–6, 99–102, 103–4
MBCT *ver* terapia cognitiva baseada em *mindfulness* (MBCT)
MBRP *ver* prevenção de recaída baseada em *mindfulness* (MBRP)
MBSR *ver* redução de estresse baseada em *mindfulness* (MBSR)
McGuire, J. F. 121–2
medicação antidepressiva 9–11
meditação *mindfulness* 148–9, 167–8
    sentado 149–50
medo
    autorrelatado 116–7
    de abandono 84–5
    de altura 123–4
    de aranhas 70–1, 121–4, 126–7
    de cobras 70–1
    de contaminação 126–8, 112–3
    de ratos brancos 27–9
    de voar 123–5
    hierarquia de 53, 114–6
        níveis de 114–7
    tolerância ao 116–7
Meichenbaum, Donald 6–8
memória supergeneralizada 106–7
memórias antigas, reestruturação de 80–1
memórias emocionais 122–3
memórias:
    antigas 80–1, 92–3
    consciência de 87–8
    consolidação de 117–8, 122–3
    e cognição 4–5
    e reestruturação cognitiva 72–3
    emocionais 122–3
    estímulo de 119–20
    evitação de 85–6, 156–7
    supergeneralizadas 106–8
    traumáticas 85–6
Mennin, Douglas 143–5, 163–4
metacognição, e sofrimento emocional 88–9
metáfora da bola de neve 162–3
metáfora da programação de computador 157–8
metáfora da travessia do pântano 156–7
metáfora do céu e tempo 158–9
metáfora do exímio contador de histórias 157–8

metáfora dos passageiros de ônibus 156-7
metáforas 15-6, 85-9, 93-4, 148-9, 155-62, 162-3
Meuret, Alicia E. 136-7, 144-5
Miller, William R. 42-4, 48
mindfulness 16-7, 137-9, 143-4, 160-1, 163-4, 166-7
   abordagem tradicional 148-51
   abordagens inovadoras 150-67
   detached 87-8
   na DBT 150-1
modelagem do terapeuta 28-9, 31-2, 113-4
modelo transteórico da mudança 44-9
modelos ABC
   em TCC 29-30, 100-1
   em TREC 5-6
modificação comportamental 4-5, 7-8
modificação de crenças 67-8, 75-6, 80-1, 85-94
   crenças inúteis
   crenças nucleares errôneas 87-8
   intermediárias 21-2, 24-5, 27-8, 30-1
   subjacentes 1-2, 17-8, 21-2, 57-8, 75-9, 85-6, 92-3, 147-8
   testes históricos de 78-80
   úteis vs. inúteis 21-2, 24-5
   ver também reestruturação cognitiva
modificação de viés cognitivo 175-6
modificação do viés atencional 175-6
monitoramento de atividades 96-7, 99-100, 105-7
   adaptações do 97-100
Montaño-Fidalgo, M. 68-9
Moyers, Theresa 49-50
mudança
   cinco etapas da 44-8
   comportamental 4-5, 8-9, 11-2, 49-56, 173-5
mudando a temperatura 139-40
Muñoz, Ricardo 15-6, 95-6
Musa, M. 38-9

N

Newman, Cory 174-5
Nicholas, C. 104-5
Niemann, L. 149-50
N-metil-*D*-aspartato (NDMA) 121-2
norepinefrina 122-3
Noriega-Dimitri, R. 136-7

Norton, P. J. 111-2

O

obesidade 10-1, 159-60
observação comportamental 29-30
Oh, D. 149-50
Orsillo, Susan 161-2
Öst, Lars-Goran 141-4, 160-1

P

Padesky, Christine 31-2, 65-6, 86-7
paroxetina 10-1
patologia crônica da personalidade 85-6
pensamento dicotômico 58-9
pensamento do tipo tudo ou nada 58-9
pensamento preto e branco 58-9
pensamentos automáticos 27-8, 30-1
   maneiras inovadoras de conceituar 62-3
   reestruturação cognitiva (abordagem tradicional) 57-62
   reestruturação cognitiva (abordagens inovadoras) 61-70
   reestruturação cognitiva (dois princípios) 69-72
   reestruturação de 101-2
   situacional 92-3
   ver também cognição
perfeccionismo 11-2, 35-6
perguntas abertas 44-7
Persons, Jacqueline 29-32, 37-8, 75-6
perturbação da identidade 84-5
Planilha de Crenças Nucleares 77-8
Planilha de Testagem de seus Pensamentos 66-7
Powers, M. B. 123-5, 159-60
prevenção de recaída baseada em *mindfulness* (MBRP) 154-5
prevenção de recaída cognitivo-comportamental 154-5
   ver também prevenção de recaída baseada em *mindfulness* (MBRP)
previsão do futuro 58-9
Price, E. C. 111-2
processamento linguístico 119-21
processo, O (Kafka) 85-6
processos de compromisso 155-6, 159-60
processos de valores 158-9
processos do *self* 158-9
processos metacognitivos 36-8
Prochaska, James 34-5, 44-8

Programa de Pesquisa Colaborativa dos Tratamentos da Depressão (TDCRP) 9-10
Programação de Eventos Agradáveis 109-10
projeto experimental de desmantelamento 61-2
psicanálise 6-7
psicoeducação 7-9, 12-3, 53, 136-7, 140-1, 143-4, 149-50, 155-6, 173-6
psicologia clínica 2-3, 69-70
psicologia cognitiva 4-5, 120-1, 128-9
psicose 11-2
psicoterapia interpessoal (TIP) 9-10, 172-3
psicoterapia psicodinâmica 3-5, 113-4
  ver também psicanálise
psiquiatria 2-7
punição 28-9
  auto- 7-8

Q

qualidade de vida 84-5, 112-3, 161-2, 164-5
  e regulação emocional 131-2
questionamento socrático 57-8, 68-9, 79-80
  abordagens inovadoras do 63-5
Questionário de Crenças da Personalidade (PBQ) 29-30, 76-7
Questionário de Estilo Atributivo Expandido 109-10
Questionário de Pensamentos Automáticos 109-10
Questionário de Preocupação Penn State 50-1, 88-9
Questionário de Saúde do Paciente 105-6

R

RA *ver* relaxamento aplicado
Rachman, Stanley "Jack" 60-1, 113-4
raiva 10-1, 131-3, 144-5, 165-6
Randall, P. K. 126-7
Raynor, R. 112-3
reavaliação cognitiva 68-70
receptores de glutamato 121-2
redução de estresse baseada em *mindfulness* (MBSR) 148-51
reenquadramento cognitivo 163-4
reestruturação cognitiva 15-7, 92-3, 109-10, 157-8, 176-7
  abordagem tradicional da 57-62
  adaptações à 62-9
  na TCC 57-8, 71-4
pesquisa inovadora sobre 68-70, 72-4
veículos inovadores para 67-9
reestruturação cognitiva de crenças
  abordagem tradicional da 75-81
  abordagens inovadoras da 80-93
  definindo antigas e novas 76-8
reestruturação racional sistemática 7-8
reestruturando memórias antigas 80-1
reforço negativo 28-9, 95-6
reforço positivo 28-9, 41-2, 95-7, 99-100, 105-10
registro de dados positivos 77-9, 86-7, 92-3
registros de evidências 66-8
registros de pensamento 59-61, 86-7
  abordagens inovadoras dos 64-6
  alternativas inovadoras aos 66-8
regra dos dois minutos 101-2
regulação emocional 131-4, 138-9, 143-5
  e tolerância ao sofrimento 132-3
  ver também manejo do afeto
Rehm, L. P. 7-8
relação terapêutica 51-2, 55-6, 174-5
relacionamentos pessoais 15-6, 34-5
  problemas com 84-5
relaxamento aplicado (RA) 88-9, 133-5, 161-3
relaxamento muscular 133-6, 144-6
relaxamento muscular progressivo (RMP) 133-5
  grupos musculares atingidos 134-5
reparentalização limitada 81-3
reprocessamento de imagens 85-6, 93-4
repulsa 126-8
resolução de problemas sociais 15-6
respiração controlada 118-9, 135-8, 145-6
resposta bifásica 142-3
resposta do sistema nervoso simpático 142-3
resposta incondicionada (RI) 27-8
respostas adaptativas 54-5, 59-61, 64-8, 71-4
respostas alternativas 59-60
respostas equilibradas 59-60
respostas racionais 59-60, 175-6
  ver também respostas adaptativas; respostas alternativas; respostas equilibradas
RI *ver* resposta incondicionada
Richardson, F. 7-8
Ritter, M. 163-4
Robichaud, Melisa 126-7

Robinson, M. D. 131-2
Roemer, Lizabeth 161-2
Rogers, Carl 42-3, 49-50
role-play
  experiencial 163-4
  intelectual-emocional 79-80
  na reestruturação de memórias antigas 80-1
Rollnick, Stephen 43-4, 48-9
Rowe, M. K. 119-22, 136-7
Ruiz-Sancho, E. M. 68-9
ruminação 87-8, 100-4, 106-8, 155-6, 162-3
Rush, S. E. 149-50

S

saúde mental
  base evolucionária 36-7
  fatores biológicos 35-6
  fatores culturais 35-6
  fatores psicológicos 35-6
  problemas crônicos 3-4
Sawyer, A. T. 149-50
Schmidt, N. B. 136-7
Schmidt, S. 149-50
Segal, Zindel 151-2, 169-70
segurança em primeiro lugar 162-3
sensibilidade cultural 14-7
Sharma, M. 149-50
Siev, J. 112-3
Simpson, Helen 53
sinais de segurança 117-9
síncope vasovagal 142-3
síndrome cognitiva atencional 87-8
sintomas de preocupação 23-5, 31-2, 36-7, 50-1, 87-9, 143-4, 155-6, 161-3
sintomas na doação de sangue 142-4
Smits, J. A. J. 126-7
sofrimento perinatal 15-6, 175-6
Stirman, S. W. 171-2
Storch, E. A. 121-2
Suarez, A. 138-9
Suinn, R. M. 7-8
superextinção 117-8

T

TAG *ver* transtorno de ansiedade generalizada (TAG)
tarefa de casa 5-6, 8-9, 12-3, 47-8, 50-2, 55-6, 65-8, 72-3, 84-5, 98-9, 104-5, 115-6, 128-9, 133-4, 140-4, 159-60, 168, 173-4
Taylor, F. 112-3
TCC *ver* Terapia cognitivo-comportamental (TCC)
TCCi (Terapia cognitivo-comportamental aplicada via internet) 12-3, 171-3
TCE *ver* terapia centrada na emoção
Teasdale, John D. 151-4, 169-70
técnica da cadeira vazia 83-7, 92-4
técnica da seta ascendente 86-7
técnica da seta descendente 76-7, 86-7
técnica de repetição de palavras 160-1
técnica de tradução de palavras 157-8
técnica do meio sorriso 139-40
tecnologia e TCC 176-7
  usada para avaliação 36-7
  usada para reestruturação cognitiva 67-9
  uso no tratamento de exposição 122-4, 128-9
Telch, M. J. 126-7
telemedicina 171-2
tensão aplicada 141-4
tentativas de exposição 114-5
teoria comportamental 27-9
teoria do processamento emocional 114-5
terapeutas cognitivo-comportamentais
  como cientistas praticantes 3-4, 144-5
  contribuições para sessões de terapia 11-4
  e agendamento de atividades 98-9
  e avaliação 29-30, 36-8
  e conceitualização de caso 19-20, 24-5, 27-31, 34-5
  e entrevista motivacional 41-4, 51-2, 54-6
  e esclarecimento de valores 92-3
  e manejo do afeto 133-4, 144-5
  e *mindfulness* 148-9, 151-2
  e monitoramento de atividade 98-9
  e prontidão dos clientes para mudança 47-8
  e reestruturação cognitiva 57-73, 75-8, 92-3
  e relacionamento terapêutico 51-2, 55-6, 174-5
  e relaxamento muscular 132-4, 144-5
  e sensibilidade cultural 14-7
  e TCCs de terceira geração 16-7
  e terapia de aceitação e compromisso 90-4

empatia expressada por 42–5, **49–56**, 81–3, 165–6
estratégias usadas por 16–20
praticando aceitação 147–8, 151–2, 161–2, 167–8
treinamento para 17–8, 34–5, 38–9, 62–3, 169–73
uso de ativação comportamental 106–40
uso de ativação comportamental contemporânea 99–101
uso de estratégias inovadoras por 35–7, 167–8, 177–8
uso de exposição 111–2, 116–8, 121–2, 124–5, 127–8
uso de outras técnicas terapêuticas 3–4
uso de questionamento socrático por 57–8, 63–5, 68–9, 79–80
uso de tratamento de ativação comportamental breve para depressão 104–5
terapia centrada na emoção (TCE) 172–3
terapia centrada no cliente 42–4, 49–51, 56
terapia cognitiva 4–6, 8–11, 172–3
terapia cognitiva baseada em *mindfulness* (MBCT) 16–7, 151–5, 166–7, 169–70
  exercícios e práticas 152–4
terapia cognitiva processual 85–8
terapia cognitivo-comportamental (TCC)
  abordagens inovadoras do trabalho motivacional na 48–55
  ação-orientação da 1–2, 147–8
  aplicação pela internet da (TCCi) 12–3, 171–3
  características centrais da 173–5
  como alternativa para medicação antidepressiva 9–11
  e relaxamento muscular 134–5
  e treinamento respiratório 136–7
  em grupo 11–3, 34–6, 84–9
  estratégia de intervenção, 16–8
  estratégias cognitivas 1–3
  estratégias comportamentais 1–3
  estratégias emocionais 2–3
  etapa de manutenção e 35–6
  evolução da 3–4, 9–17
  expansão da eficácia para efetividade 13–5
  expansão para diversos problemas de saúde mental 10–2
  expansão para protocolos flexíveis 13–4
  expansão para sensibilidade cultural 14–7

expansão para TCCs de terceira geração 16–7
expansão para várias modalidade de aplicação 11–3
flexível 1–3, 5–6, 38–9, 66–7
futuro da 177–8
implementação da 16–8
implementação não estratégica da 176–8
integradora 8–9, 16–7, 38–9, 167–8, 174–8
na terapia de casal e família 12–3
natureza estratégica da 174–5
natureza individualizada e flexível da 38–9
origens da 4–10
padrão 38–9
prontidão do cliente para 41–2
reconsideração da definição 67–74
retorno da 169–78
semiestruturada 1–2
sensível ao tempo 1–3, 173–4
surgimento da 7–9
treinamento e disseminação da 16–7, 170–3
uso de exposição com 111–3
uso e aplicação da 2–3
visão dos profissionais de saúde mental da 2–3, 9–10
terapia cognitivo-comportamental do esquema 3–4
  ver também terapia do esquema
terapia cognitivo-comportamental em grupo 11–3, 84–9
  conceitualizações de caso 34–6
terapia cognitivo-comportamental focada na ruminação 177–8
Terapia cognitivo-comportamental: teoria e prática (J. Beck) 19–21
terapia comportamental baseada em aceitação (ABBT), 161–3
terapia comportamental dialética (DBT) 16–7, 131–2, 137–41, 144–5, 150–2, 167–8, 172–3
terapia de aceitação e compromisso (ACT), 16–7, 88–9, 92–3, 148–9, 155–62, 173–4
  seis processos centrais, 155–6, 160–2
terapia de casal 12–3
  baseada em aceitação 164–7
terapia de casal comportamental integrativa (IBCT) 164–7

terapia de casal comportamental tradicional 164-7
terapia de regulação emocional (TRE) 144-5, 162-5
　para transtorno de ansiedade generalizada 143-4
　quatro fases da 162-4
terapia do esquema 3-4, 41-2, 81-6, 92-4
terapia familiar 12-3
terapia focada na transferência 84-5
terapia implosiva 113-4
terapia metacognitiva 16-7, 87-9, 93-4
terapia racional emotiva comportamental (TREC) 4-6, 10-1, 71-2
terapias cognitivo-comportamentais
　contextuais 16-7
　de terceira geração 16-7
　psicoeducativas 175-6
TIP *ver* psicoterapia interpessoal
tolerância ao sofrimento 17-8, 49-50, 131-4, 138-40, 143-6, 150-1
TPB *ver* transtorno da personalidade *borderline*
traços psicológicos 35-6
transtorno bipolar 10-1
transtorno da personalidade *borderline* (TPB) 84-5, 138-9, 167-70
　ver também transtornos da personalidade
transtorno de ansiedade generalizada (TAG) 23-5, 36-7, 50-2, 88-9, 126-7, 134-5, 144-5, 161-3
　terapia de regulação emocional para 143-4
　tratamento TRE para 162-5
　ver também transtornos de ansiedade (e relacionados à ansiedade)
transtorno de ansiedade social 11-2, 28-9, 53, 85-7, 108-9, 122-9, 134-5
transtorno de estresse pós-traumático (TEPT) 84-9, 105-6, 108-9, 112-3, 122-3, 134-5, 170-2
transtorno de pânico 8-9, 112-3, 116-8, 120-3, 134-8, 140-2
transtorno depressivo maior 84-5, 101-2, 105-6, 108-9, 151-4
　ver também depressão
transtorno do jogo 105-9
transtorno obsessivo-compulsivo (TOC) 24-5, 51-3, 70-1, 88-9, 112-3, 118-9, 122-3, 126-8, 134-5
transtornos alimentares 10-1, 53, 108-10

transtornos da personalidade 10-2, 92-3, 109-10;
transtornos de ansiedade (e relacionados à ansiedade) 8-12, 16-7, 23-5, 50-1, 109-10, 112-3, 116-7, 134-6, 140-4, 159-61, 164-5
　manejo dos 7-8, 117-9
　ver também transtorno de ansiedade generalizada (TAG)
transtornos do humor 164-5
transtornos relacionados a substâncias 10-1, 154-6, 159-60
tratamento de ativação comportamental para depressão (BATD) breve 103-5
tratamentos manualizados 13-4
tratamentos medicamentosos 169-70
　na terapia de exposição 128-9
　para depressão 9-11, 24-5, 102-3, 153-4
　para fobias 121-2-18
TRE *ver* terapia de regulação emocional (TRE)
TREC *ver* terapia racional emotiva comportamental (TREC)
treinamento da atenção 87-8
treinamento de autoinstrução (TAI) 7-8
treinamento de habilidades de enfrentamento 92-3
treinamento de inoculação de estresse 7-8
treinamento respiratório 135-6
　assistido por capnometria (CART) 140-2, 144-5
　questão da utilidade 136-8

U

Unidades Subjetivas de Desconforto (USD) 114-7, 127-9

V

VA *ver* Veterans Affairs
valores fundamentais 89-90, 159-60
van Straten, A. 108-9
Veterans Affairs (VA), 170-1
Veterans Affairs Medical Centers 2-3, 170-1
viver pautado por valores 89-91

W

Walach, H. 149-50
Warmerdam, L. 108-9
Watkins, Edward R. 176-7
Watson, J. P. 112-3

Weertman, Anoek 85–6
Weinberg, L. 7–8
Weishaar, M. E. 41–2, 81–2
Wells, A. 87–8
Wenzel, A. 34–5
Westra, Henny 50–1
Williams, Mark 151–2, 169–70
Witkiewitz, K. 154–5
Witt, A. A. 149–50
Wolpe, Joseph 113–4, 127–8

Y

Young, Jeffrey 3–4, 41–2, 81–4, 92–3
Young Schema Questionnaire (YSQ) 76–7

Z

Zainal, N. Z. 149–50
zen-budismo 148–9, 167–8
Zum Vörde Sive Vörding, M. B. 159–60